braumüller

DR. BURKHARD JAHN

# Der gesunde Mensch

## Wege zu körperlicher, geistiger und seelischer Fitness

braumüller

**Bibliografische Information der Deutschen Nationalbibliothek**
Die Deutsche Nationalbibliothek verzeichnet diese Publikation in der
Deutschen Nationalbibliografie; detaillierte bibliografische Daten
sind im Internet über http://dnb.d-nb.de abrufbar.

1. Auflage 2020
© 2020 Braumüller GmbH
Servitengasse 5, A-1090 Wien
www.braumueller.at

Lektorat: Annerose Sieck
Coverillustration: Shutterstock/© Mega Pixel, Bildleiste: Shutterstock/© Dragon
Images, Shutterstock/© Jack Frog, Shutterstock/© olegius, Shutterstock/© StockLite
Druck: EuroPB, Dělostřelecká 344, CZ 261 01 Příbram
ISBN 978-3-99100-309-0

# Inhalt

## DER GROSSE GESUNDHEITSCHECK

*„Da flehen die Menschen die Götter an um
Gesundheit und wissen nicht,
dass sie die Macht darüber selbst besitzen."*
Demokrit (459–370 v. Chr.)

# Vorwort

Als Arzt begleite ich mittlerweile seit 25 Jahren viele Menschen mit teilweise schweren Erkrankungen und starken Schmerzen. Für die Betroffenen und ihre Familien sind Krankheiten und daraus resultierende Einschränkungen eine große Herausforderung. Für vieles gibt es Therapien wie Medikamente oder Operationen. Und viele Krankheiten und Beschwerdebilder können erfolgreich behandelt werden. Aber immer wieder erlebe ich auch, dass Erkrankungen oder Einschränkungen durch die etablierten Therapien nur zum Teil und manchmal auch völlig unzureichend gebessert werden.

Viel attraktiver ist es, gar nicht erst krank zu werden, sondern gesund zu bleiben. Und das möglichst bis ins hohe Alter. Mit 80, 85 oder auch 90 Jahren noch geistig und körperlich fit zu sein. Vielleicht sogar mit 80 Jahren noch an einem Volkslauf über fünf oder zehn Kilometern teilzunehmen, oder mit 85 Jahren Yogaübungen machen zu können. Um das zu erreichen, gibt es einiges, was Sie tun können. Und es gibt einiges, was Sie unterlassen sollten.

Das hat mich bewogen, für meine Patienten und alle Interessierten dieses Buch zu schreiben. Wer Verantwortung für sich und für seine Gesundheit übernehmen möchte, muss wissen, wie und wodurch Krankheiten entstehen. Nur wer weiß, was er oder sie tun kann, kann auch handeln. Wer zudem noch weiß, welche Möglichkeiten die Medizin bietet, um einen Überblick über die eigene Gesundheit zu bekommen, wird zum mündigen Patienten.

Sie können dieses Buch von vorn bis hinten durchlesen. Sie können sich aber auch einige Kapitel heraussuchen, die Sie besonders interessieren. Wenn sich Themen auch in anderen Kapiteln wiederfinden, verweise ich darauf, in welchem Kapitel Sie Ihr Wissen weiter vertiefen können.

Ich wünsche Ihnen ein gesundes, langes Leben

Ihr
Dr. Burkhard Jahn

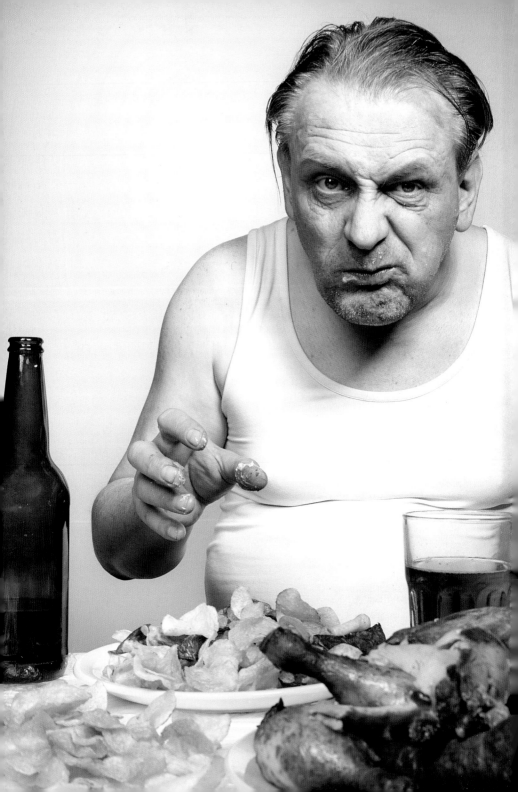

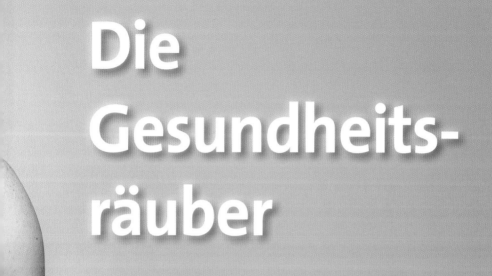

# Die Gesundheits-räuber

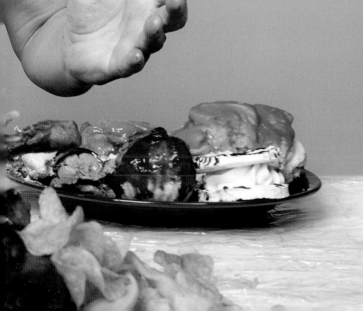

# Zucker, die legale Droge

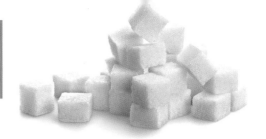

Zucker macht high. Er macht glücklich, gibt Power und sofort neue Energie. „Mit Zucker lacht das Leben", warb die Zuckerindustrie noch vor Jahren. Und es ist tatsächlich etwas dran: Zucker aktiviert – genau wie Drogen – das Belohnungszentrum im Gehirn und kann abhängig machen.[1] Bei manchen Menschen entsteht eine regelrechte Gier nach Zucker, die eindeutig Suchtcharakter hat.

Essen wir Süßes, reagiert der Körper, indem er Neurotransmitter wie Dopamin, Serotonin und Kortisol ausschüttet. Diese Hormone sorgen dafür, dass wir uns energiegeladen und rundum glücklich fühlen – leider jedoch nur für kurze Zeit. Denn je einfacher und unverfälschter der Zucker in unserer Nahrung daherkommt, desto schneller lässt seine aufputschende Wirkung nach. Die Folge: Wir brauchen Nachschub, der Heißhunger auf Süßes überfällt uns. Schon stecken wir mittendrin im Dilemma: Wir sind voll auf dem Zuckertrip. Unser zuckerhungriges Hirn will immer mehr von dem tollen Zeug und möchte regelmäßig neue Zufuhr. Das ist charakteristisch für Drogen.

Vielleicht denken Sie sich jetzt: Na, und? Ist doch super. Ich bin ja selbst ein ganz Süßer, eine kleine Naschkatze oder eine leidenschaftliche Hobbybäckerin, und ab und zu mal ein Stück Kuchen muss doch wohl erlaubt sein. Wie so oft gilt auch hier der Satz von Paracelsus: Die Dosis macht das Gift. Die Dosis Zucker, die wir pro Tag zu uns nehmen, ist schwindelerregend hoch: Ein durchschnittlicher Deutscher trinkt und isst jeden Tag so viel Zucker, dass er auf 24 Teelöffel passen würde.[2] Die Weltgesundheitsorganisation (WHO) empfiehlt einen Verzehr von nicht mehr als sechs Teelöffeln Zucker täglich.[3] Und das aus gutem Grund. Denn Zucker hat eine desaströse Wirkung auf unsere Gesundheit. Ein hoher Zuckerkonsum kann zur Entstehung diverser Krankheiten beitragen: Diabetes Typ 2, Fettleber, Herz-Kreislauf-Erkrankungen, Karies und Entzündungen in Darm oder Gelenken. Seit einiger Zeit wird auch ein Zusammenhang zwischen Zuckerkonsum und der Entstehung von Demenz vermutet. Wir essen uns buchstäblich krank oder, krasser gesagt, zu Tode.

Vielleicht halten Sie das für übertrieben und denken: So schlimm wird Zucker schon nicht sein, oder: Jetzt hat man mal wieder einen neuen Sündenbock gefunden. Doch Zucker kann der Grund dafür sein, dass wir krank werden. Sehen wir uns die Erkrankungen und deren Entstehung im Folgenden einmal etwas genauer an.

## Zucker „macht" Diabetes

Der Fachbegriff für die Zuckerkrankheit heißt Diabetes mellitus. Wörtlich übersetzt bedeutet dies „Honigsüßer Durchfluss". Dieser honigsüße Durchfluss, also die Zuckerkrankheit, ist heute längst keine Rarität mehr, sondern eine Volkskrankheit. Nach Angabe der Barmer Ersatzkasse gibt es in Deutschland knapp acht Millionen Menschen mit Diabetes.[4] Dazu kommt eine hohe Dunkelziffer von fast zwei Millionen. Also zwei Millionen Menschen, die noch nicht wissen, dass sie zuckerkrank sind.[5] Rund 90 Prozent aller Zuckerpatienten haben einen Typ-2-Diabetes, früher als Altersdiabetes bezeichnet – eine verwirrende und falsche Bezeichnung, zumal heute bereits viele junge Menschen darunter leiden.

Und so entsteht der Diabetes: Schwimmt Zucker im Blut, schüttet die Bauchspeicheldrüse das Hormon Insulin aus. Befindet sich viel Zucker im Blut, steigt auch der Anteil des Insulins im Blut. Insulin transportiert den Zucker in die Zellen. Stellen Sie sich das Ganze wie den Transport einer Ladung, die verarbeitet werden muss, vor. Der Transport erfolgt mithilfe von Lkw. Die Lkw (Insulin) bekommen die Ladung (Zucker) auf ihre Ladefläche und bringen sie zu einer Fabrik (Körperzelle, die den Zucker aufnehmen soll). Befindet sich viel Zucker im Blut, werden auch viele Lkw benötigt.

Jetzt passiert jedoch etwas Seltsames: Je mehr Lkw, also Transporter, im Blut unterwegs sind, desto mehr reduzieren die Fabriken, also die Körperzellen, die Anzahl ihrer Tore, durch die die Lkw in die Fabriken fahren können. Es kommt also zu einem Stau von Lkw, die ihre Ladung nicht mehr loswerden. Warum das passiert, weiß bis heute kein Mensch. Bezogen auf Ihren Körper heißt das: Viel Zucker im Blut gleich viel Insulin im Blut! Die Behandlung: verschiedene

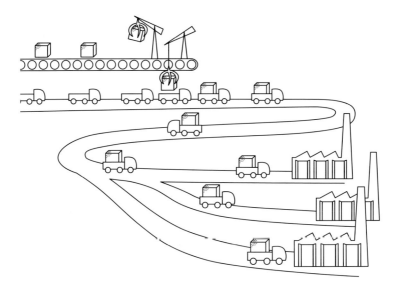

*Wenig Zucker, geringes Verkehrsaufkommen, alle Tore sind geöffnet*

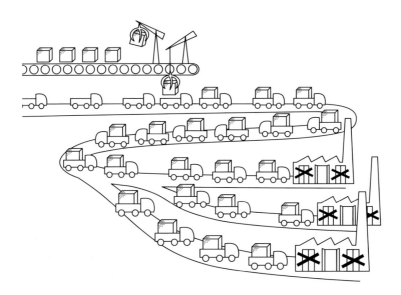

*Viel Zucker, hohes Verkehrsaufkommen (viele Insulin-Lkw), einzelne Fabriktore schließen sich = viel Zucker und viel Insulin im Blut (Insulinresistenz)*

Medikamente, als Tablette oder Spritze. Das Spritzen von Insulin senkt zwar den Blutzucker, verschärft den Insulinstau aber noch weiter.

Eine einfache Behandlung, ganz ohne Nebenwirkungen, besteht darin, Zucker zu meiden. Bleibt der Zuckernachschub aus oder wird zumindest deutlich geringer, beruhigt sich die gesamte Stoffwechselsituation: Der Zuckerspiegel fällt und genauso auch der Insulinspiegel. Fasten bringt aus genau diesem Grund oft schon in wenigen Tagen signifikante Erfolge. Gibt es null Zuckernachschub, hat der Körper genügend Zeit, den noch nicht transportierten Zucker in die Fabriken beziehungsweise Zellen zu verladen.

Diabetes ist aber nicht nur ein Problem, weil der Körper von Zuckerpatienten verzweifelt gegen die Flut von Zucker und Insulin ankämpft, sondern die Erkrankung hat eine Reihe von unangenehmen Folgen: Der dauerhaft erhöhte Blutzucker schädigt vor allem Blutgefäße und Nerven. Die Blutgefäße altern schneller, werden steifer und härter. Bluthochdruck, Durchblutungsstörungen an Augen (Erblindung), Nieren (Nierenversagen) und letztlich im ganzen Körper sind die Folge. Das Risiko für Herzinfarkt, Schlaganfall und vorzeitigen Tod steigt. Die Nerven leiten Reize schlechter weiter. Das heißt, Diabetiker nehmen Dinge im Laufe der Zeit nicht mehr so gut wahr und spüren Kribbeln und Missempfindungen an Füßen und Händen. Sind Nerven und Durchblutung massiv geschädigt, können Teil- oder auch Vollamputationen von Füßen oder auch Beinen notwendig werden. Diabetes ist die häufigste Ursache für Fußamputationen.

## Fettleber durch zu viel Zucker

Eine durchschnittliche Leber wiegt etwa 1,5 Kilogramm. Sie spielt eine zentrale Rolle für den gesamten Stoffwechsel. Bei vielen Menschen ist die Leber heutzutage allerdings verfettet. Eine verfettete Leber arbeitet wie ein Auto, bei dem ständig das Bremspedal getreten wird. Sie ist blockiert und kann ihre Arbeit nur noch in verlangsamtem Tempo verrichten. Deshalb oder zumindest auch deshalb sind heute so viele Menschen müde und leistungsschwach. Der Schmerz der Leber ist Müdigkeit! Eine verfettete Leber kann ihre lebenswichtige Aufgabe, die Entgiftung des Körpers, nicht mehr vollständig erfüllen. Schreitet die Verfettung voran, kann es zum Untergang von Leberzellgewebe kommen oder auch zu Leberkrebs.

Der Arzt diagnostiziert eine Fettleber über erhöhte Leberwerte, und er sieht sie auch im Ultraschall. Durch die vielen Fetttröpfchen erscheint sie dort hell. Anders als allgemein angenommen, sind nicht nur sichtbar übergewichtige Menschen von einer Verfettung der Leber betroffen. Nein, auch schlanke und sogar sehr schlanke Menschen können darunter leiden. Sie sind von der Statur her dünn, aber ihre Organe sind verfettet. Es gibt für diese Menschen sogar einen Fachbegriff: TOFI. *Thin outside, fat inside* (auf Deutsch: außen dünn, innen fett).

Die Behandlung einer Fettleber ist schwer für den Arzt, denn es gibt kein Medikament dagegen. Dabei ist die Therapie eigentlich ganz einfach, und das ohne Nebenwirkungen: Verändern Sie Ihre Ernährungsgewohnheiten. Reduzieren Sie vor allem den Zucker. Denn es ist der Zucker, der unsere Leber fett werden lässt. Genau genommen, macht Zucker das sogar in doppelter Hinsicht: Haushaltszucker – Saccharose – besteht aus zwei Zuckermolekülen: Glukose und Fruktose. Fruktose heißt im Volksmund Fruchtzucker. Glukose verarbeitet unser Organismus in mehreren komplizierten Schritten zu Palmitinsäure. Diese Verarbeitung findet überwiegend in der Leber statt. Palmitinsäure ist Fett. Glukose wird also in Fett umgewandelt. Was wird das Fett wohl mit der Leber machen? Richtig, es wird sie verfetten. Die Fette in unserer Ernährung enthalten nur zu einem kleinen Teil Palmitinsäure, weshalb Nahrungsfett eben nicht oder allenfalls in ganz geringem Maß zu einer Fettleber beiträgt.

Fruchtzucker, also Fruktose, ist ein „besonderes Früchtchen". Er lässt unsere Leber auf direktem Wege verfetten und braucht dafür keine komplizierten Stoffwechselschritte. Auch Obst enthält Fruchtzucker, sogar in großer Menge. Das ist aber eigentlich kein Problem. Eigentlich. Obst enthält neben Fruchtzucker nämlich zusätzlich viele Ballaststoffe. Diese sorgen dafür, dass der Fruchtzucker in gebremster Form in unseren Körper gelangt. Und sie sorgen für noch etwas: für Sättigung. Deshalb können Sie allenfalls zwei oder drei Äpfel am Stück essen.

Viele holen sich ihre Portion Obst heute aber über Säfte, und da ist die Situation eine andere. Das gilt auch für frisch gepresste Säfte. Was ins Glas kommt, ist nämlich nicht das Beste aus sechs Äpfeln oder Orangen, sondern der Zucker aus sechs Äpfeln oder Orangen. Dabei natürlich auch der Fruchtzucker. Die Bremse, also die Ballaststoffe, fehlt. Diese bleiben im Entsaftungsgerät und landen schließlich im Müll. Säfte überschwemmen den Körper geradezu mit Zucker. Wie bei einer Sturmflut das Wasser das Land. Genau das Gleiche passiert bei Agavendicksaft und Fruktosesirup. Agavendicksaft besteht zum Großteil aus Fruktose. Sie können ihn also getrost mit Fruktosesirup gleichsetzen. Die Leber ist vom plötzlich so hohen Fruchtzuckeraufkommen völlig überfordert. Viele Menschen trinken über den ganzen Tag verteilt immer wieder Säfte oder Saftschorlen, in dem Glauben, ihrer Gesundheit etwas Gutes zu tun. Das Gegenteil ist der Fall. Die Natur hat in ihrer Genialität den Fruchtzucker für uns Menschen in Äpfel, Birnen, Beeren oder Ananas verpackt. Es ist sinnvoll, sich an der Natur zu orientieren und Lebensmittel zu wählen, die unverarbeitet und naturbelassen sind. Der Mensch macht es in der Regel nicht besser als die Natur, sondern meist schlechter.

Genauso ist es auch bei der Zuckerherstellung. Zucker wird aus Zuckerrüben oder aus Zuckerrohr produziert. Das Süßeste, das unsere Vorfahren kannten, war Honig.

Und den gab es nur in geringer Menge. Heute haben wir Zucker immer und überall verfügbar. Es ist überaus schwierig, keinen Zucker zu essen. Die Nahrungsmittelindustrie hat uns so auf süß programmiert, dass viele Menschen gar nicht mehr schmecken können, ob Zucker in einem Lebensmittel steckt, und wenn ja, in welchem Ausmaß. Unsere Programmierung auf süß geht so weit, dass vielen Zeitgenossen natürlich süße Dinge wie Möhren, Erbsen, Äpfel oder Erdbeeren nicht mehr süß genug sind, es sei denn, man gibt Zucker hinzu!

Die gute Nachricht: Wir Menschen sind Gewohnheitstiere. Das gilt auch für unsere Geschmacksknospen. Wenn Sie Zucker weitgehend aus Ihrem Leben streichen, dauert es nicht lange und Ihr Süßempfinden normalisiert sich wieder. Also so, wie von der Natur vorgesehen. Sie werden dann viele gezuckerte Nahrungsmittel wie Fruchtjoghurt oder Frühstücksflocken als unangenehm und künstlich süß empfinden.

Als eine Sünde empfinde ich persönlich, wenn man Kaffee mit Zucker versüßt. Kaffee hat einen wunderbaren Eigengeschmack. Den kann man sogar variieren, indem man ihn mit etwas Zimt oder Kardamom bestreut. Geben Sie aber Zucker in Ihren Kaffee, schmeckt er nur noch süß und verliert alle feinen Geschmacksnuancen.

## Das Zuckerhirn

Das Gehirn ist unsere Schaltzentrale: Denken, Gefühle, Emotionen und die Regulation sämtlicher Körperfunktionen werden dort gesteuert. Um diese Aufgaben erledigen zu können, besitzt unser Gehirn verschiedene Hilfsmittel, unter anderem Hormone und hormonähnliche Substanzen wie Endorphine. Bei Letzteren handelt es sich um körpereigene Opioide, Substanzen, die glücklich machen oder zumindest das Gefühl von Glück und ein angenehmes Körpergefühl vermitteln. Zucker bewirkt wie Drogen, dass unser Gehirn mit einer Ausschüttung von Endorphinen antwortet. Aber nicht nur das: Zur Reaktion unseres Körpers auf Drogen gehört ein ganzes Ensemble von Hormonen wie Dopamin, Serotonin und Kortisol. Zucker lässt dieses Orchester ebenso aufspielen. Dopamin sorgt unter anderem für Freude und Antrieb. Auch deshalb gibt der Zuckerkick zumindest kurzzeitig ein Gefühl von Energie. Dann kommt Kortisol ins Spiel. Kortisol ist eigentlich ein Stresshormon (siehe auch Kapitel 16), und unser Körper braucht es, um den Tag meistern zu können. Es folgt in seiner Ausschüttung einem bestimmten Rhythmus mit einem Maximum am Morgen und einem langsamen Abfall über Stunden bis zum Abend hin.

Wer ständig unter Stress steht, weist dauernd einen erhöhten Kortisolspiegel auf, den ganzen Tag über. Jeden Tag. Kortisol wird in der Nebennierenrinde gebildet. Wie viel Kortisol aus der Nebennierenrinde ausgeschüttet wird, wird wesentlich von zwei Strukturen in unserem Gehirn – Hypothalamus und Hypophyse – gesteuert. Diese Kaskade Hypothalamus-Hypophyse-Nebennierenrinde wird als Stressachse bezeichnet. Unter Dauerstress erschöpft sich die Stressachse irgendwann und der Kortisolspiegel fällt. Schließlich wird das Hormon kaum noch ausgeschüttet. Diesen Zustand erleben Patienten als Burn-out.

Der Verzehr von Zucker lässt das Kortisol ebenfalls ansteigen. Und genau wie beim Insulin steigt der Spiegel nicht einfach an, sondern er schießt regelrecht in die Höhe. Das sorgt für Unruhe, Nervosität, Stimmungsschwankungen und Schlafstörungen.

Nochmal zur Erinnerung: Bei Stress steigt das Kortisol an, mehr als normal. Zucker bewirkt das Gleiche, verursacht also für unser Gehirn nichts weiter als Stress. Die Folge: Wir verhalten uns wie echte Junkies. Wer ständig Süßes isst oder trinkt, gibt sich also nicht nur den Endorphinkick, sondern drückt auch das Gaspedal für die Ausschüttung von Dopamin und Kortisol.

Komplizierter ist es mit dem Glückshormon Serotonin. Das Glückshormon ist – etwas vereinfacht gesagt – der Gegenspieler zum Stresshormon Kortisol. Süßes lässt Kortisol ansteigen und bremst die Ausschüttung von Serotonin. Das ist aber nur die halbe Wahrheit. Die Vorstufe von Serotonin ist die Aminosäure Tryptophan, die ohne Hilfe nicht über die sogenannte Blut-Hirn-Schranke ins Gehirn gelangt. Die Hilfe für Tryptophan ist das Hormon Insulin, das immer ausgeschüttet wird, wenn wir Zucker essen. Der Zuckerkick führt also auch zu einem Serotoninkick, weil durch das Insulin kurzzeitig viel Tryptophan ins Gehirn strömt, wo es zu Serotonin umgewandelt wird. Menschen, die viel Zucker essen, haben zwar insgesamt einen niedrigen Level des Glückshormons Serotonin, bekommen aber immer wieder kurze Serotoninspitzen. Der Serotoninpeak nach dem Zuckerkonsum ist eine der Ursachen für die Zuckersucht.

---

### Ein Teufelskreis

Wenn Sie Zucker essen, steigt Ihr Blutzuckerspiegel rapide an. Sie fühlen sich gut und energiegeladen, doch dann wird sehr viel Insulin ins Blut ausgeschüttet, das den Zucker rasch wieder eliminiert. Die Folge: Der Blutzuckerspiegel stürzt ab. Und damit Ihre Stimmung. Sie fühlen sich schlapp, müde, unkonzentriert, nervös. Sensible Menschen reagieren sogar reizbar oder ängstlich. Das Gehirn will diesen fantastischen Kick wiederhaben, es will sich wieder so super fühlen wie vorher. Sie bekommen Heißhunger und essen erneut Zuckerhaltiges. Der Blutzuckerspiegel steigt an, und der Teufelskreis beginnt von vorn. Zucker macht kurzfristig glücklich, langfristig macht er krank und abhängig. Glauben Sie mir, wahres Glück sieht anders aus.

Wenn Patienten mit Stimmungsproblemen, Konzentrations- oder Schlafstörungen zu mir kommen, ist eine der Basistherapien, Zucker zu reduzieren oder besser noch, ihn weitgehend vom Speiseplan zu streichen. Immer wieder erlebe ich, dass sich Stimmungsschwankungen und Konzentrations- oder Schlafstörungen nach der Reduzierung oder dem Weglassen von Zucker bessern, manchmal sogar schlagartig. Und das ganz ohne Pharmaka mit ihren vielen Nebenwirkungen.

Am meisten beeindrucken mich die Verbesserungen beim Aufmerksamkeitsdefizit-Syndrom (ADS) und bei der Aufmerksamkeitsdefizit-Hyperaktivitätstörung (ADHS). Beide sind bei Kindern heute weitverbreitet. Die Patienten kommen in Begleitung ihrer Eltern zu mir, und sie sind es, auf die es ankommt. Die Eltern muss ich überzeugen. Sie müssen selbst Vorbild sein, auf Süßes, Säfte und andere zuckerhaltige Lebensmittel verzichten. Fasziniert bin ich, wenn die Eltern einige Zeit später wieder in die Praxis kommen und mir berichten, dass ihr Kind konzentrierter, ruhiger geworden ist und es ihm insgesamt besser geht. Am meisten beeindruckt mich aber, wenn mir die Eltern sagen: „Es ist sofort besser geworden, nachdem wir den Zucker weggelassen haben." Sofort! Und viele Eltern erzählen mir, dass sie – ebenfalls sofort – merken, wenn ihr Kind wieder mehr Zucker zu sich genommen hat. Im Übrigen gibt es ADS und ADHS auch bei Erwachsenen.

Und als ob all das noch nicht reicht, scheint es so zu sein, dass Zucker Entzündungen fördert. Das ist deswegen spannend, weil schleichende und über Jahre anhaltende Entzündungen die Grundlage für nahezu alle chronischen Krankheiten sind (siehe auch Kapitel 2).

Seit einiger Zeit wird sogar ein Zusammenhang zwischen hohem Zuckerkonsum und der Entstehung von Demenz vermutet. Bei der Alzheimer-Krankheit sprechen einige Wissenschaftler mittlerweile von einem Typ-3-Diabetes.[6] Sie erinnern sich, beim Typ-2-Diabetes liegt eine Insulinresistenz vor. Die Schlösser der Körperzellen sind defekt, und das Schlüsselhormon Insulin kann den Zucker nicht in die Zellen schleusen. Insulin verharrt im Blut, und es kommt zu einem hohen Insulinspiegelstau im ganzen Körper. Durch diese große Menge Insulin wird die Blut-Hirn-Schranke geschädigt – also die Schranke, die die Blutversorgung des Körpers von der des Gehirns trennt. Welche Folgen das für die Versorgung des Gehirns mit Insulin hat, ist bis heute nicht eindeutig geklärt.[7] Was fest steht ist, dass die Zellen im Gehirn nicht ausreichend Energie geliefert bekommen.

## Sirup in der Blutbahn

Wissen Sie, was AGEs sind? AGE steht für *Advanced Glycation End-products*.[8] Auf Deutsch: Endprodukte, die fortgeschritten glykiert sind. Glykosilierung heißt ganz einfach Verklebung. AGEs sind verklebte Eiweiße. Sie können sich das vorstellen wie Kunststoffbällchen, die Sie mit Klebstoff aneinanderkleben. Die Kunststoffbällchen sind die Eiweiße in den Wänden unserer Blutgefäße, der Klebstoff ist der Zucker. Zucker sorgt also dafür, dass die Wände unserer Blutgefäße verkleben und diese damit schneller altern.

Diese Eiweißverklebungen in den Blutgefäßwänden gehören mit zu den Hauptverantwortlichen, die Blutgefäße hart und starr oder steif werden lassen. Von Natur aus sind Blutadern elastisch. Sie können sich dehnen und wieder zusammenziehen. Das ist wichtig für den Bluttransport. Die Dehnung sorgt dafür, dass sich die Blutgefäße mit Blut füllen können. Durch das Zusammenziehen, das auf die Dehnung folgt, wird das Blut weitertransportiert. Das ist ein dynamischer Prozess, der in unserem Herzen beginnt und sich bis in die letzte kleine Ader in Füßen, Zehen, Händen und Fingern fortsetzt.

Steife Blutgefäße verlieren ihre Beweglichkeit. Es entsteht Arteriosklerose. Die Folgen: Bluthochdruck und ein erhöhtes Risiko für Schlaganfall und Herzinfarkt. Früher ist man davon ausgegangen, dass Arteriosklerose allein die Folge von zu viel Cholesterin und Fetten ist. Cholesterin spielt in der Tat eine wesentliche Rolle (siehe auch Kapitel 14). Zucker wurde als Mitverursacher von Arteriosklerose jedoch jahrelang völlig unterschätzt. Dabei ist er direkt und indirekt wesentlich – direkt durch die AGEs, also die Verklebungen – beteiligt. Wenn Sie einen Luftballon von innen dick mit Klebstoff einschmieren könnten, wäre es nur schwer möglich, den Ballon danach noch aufzublasen. Er würde seine Elastizität, seine Beweglichkeit, verlieren. Genauso wirkt Zucker in den Blutbahnen. Er verkleistert die Zellen in den Blutgefäßwänden.

Machen Sie selbst den Zuckerklebetest: Stecken Sie einen Finger in ein volles Glas Konfitüre. Wie fühlt sich Ihr Finger nach dem Herausziehen an? Richtig, klebrig. Das Gleiche funktioniert mit Honig, süßen Säften oder allen anderen Zuckerbomben, welche die Industrie Ihnen anbietet. Was die Zuckerprodukte mit Ihrem Finger machen, machen sie mit allen Zellen und natürlich auch mit den Wänden der Blutgefäße.

Aber auch indirekt spricht Zucker ein gehöriges Wörtchen mit, wenn es um die Verhärtung und Versteifung der Blutgefäße geht. Zucker ist die Ausgangssubstanz für eine Fettgruppe, die an der Versteifung der Gefäßwände beteiligt ist: die Triglyzeride. Arteriosklerose ist ein komplizierter Prozess, bei dem viele Mitspieler eine Rolle spielen, eben auch Blutfette, die Triglyzeride. Nur, diese Triglyzeride kommen nicht oder kaum aus unserer Nahrung. Das heißt, es sind eben nicht die Fette aus Butter, Sahne, Kokos- oder Olivenöl, die Ihnen die Blutgefäße verkleistern. Die Fette, die an diesem Prozess beteiligt sind, stellt unser Körper selbst her. In mehreren Stoffwechselkreisläufen wandelt der Organismus Zucker in Triglyzeride um. Das heißt: Je mehr Zucker wir essen, desto höher fällt der Triglyzeridwert im Blut aus (siehe Grafik S. 243).

## Zucker lässt Sie alt aussehen

Für ein jugendliches, frisches und gesundes Aussehen – dazu gehört eine strahlende Pfirsichhaut und ein straffer Körper – werden Millionen Euros für teure Cremes, Kosmetikbehandlungen und Schönheitsoperationen ausgegeben. Eine Feuchtigkeitscreme ist wichtig, keine Frage, möglichst in Bio- und Naturkosmetikqualität. Entscheidend für ein frisches, blendendes Aussehen ist aber Ihr Lebensstil: ausreichend schlafen, nicht rauchen, so oft wie möglich Sport treiben, die richtige Ernährung und genügend Flüssigkeit. Die Rolle der Ernährung kann gar nicht hoch genug eingeschätzt werden. Während Ihnen nicht verarbeitete Lebensmittel wie Gemüse, Kräuter, Vollkorngetreide, Hirse, gesunde Öle, Eiweiße und Obst helfen, gut auszusehen, lässt Sie Zucker sprichwörtlich alt erscheinen!

Wieder sind es die AGEs, die Ihre Zellen verkleben, dieses Mal die in Ihrer Haut. Das Resultat zeigt Ihnen der Spiegel: Das Bindegewebe verliert seine Elastizität, die Haut wird schlaff, sieht grau aus und bekommt Dellen.[9] Zucker kann aber noch mehr Schlechtes vollbringen: Er beschädigt Kollagen und Elastin. Beide Stoffe machen Ihre Haut prall und fest. Werden Kollagen und Elastin beschädigt und damit in ihrer Funktion beeinträchtigt, fällt die Haut zusammen: Es entstehen Falten. Schließlich fördert Zucker Entzündungsprozesse. Natürlich auch in Ihrer Haut. Die Hautzellen werden allgemein geschwächt und anfällig, etwa für Umwelteinflüsse wie zum Beispiel Sonnenschäden.

Wahre und nachhaltige Schönheit kommt bekanntermaßen von innen. Das Gute: Sie können Schönheit essen. Investieren Sie in Ihren Körper und Ihr Aussehen: Essen Sie lecker und natürlich, um Ihre Zellen von Grund auf gut zu versorgen. Kaufen Sie hochwertige Lebensmittel ohne oder mit wenig Nahrungsmittelzusätzen und besonders Gemüse und Obst – zumindest überwiegend – in Bioqualität (siehe weitere Infos in Kapitel 6), meiden Sie mit Zucker überfüllten Industriemüll wie Fruchtjoghurts, Ketchup, billige Konfitüre, Fertigsalate, Fertigcerealien oder Säfte. Und werfen Sie auch mal einen Blick auf die Zutatenlisten von Konserven und TK-Produkten: Auch darin versteckt sich jede Menge Zucker. Übrigens: Was gut für Ihre Haut ist, ist auch gut für ihre Haare und Fingernägel. Haut, Haare und Nägel bilden eine Einheit.

## *Von zwei Seiten: Angriff auf die Zähne*

Auf Zucker reagiert unser Mund sauer – im wahrsten Sinne des Wortes. Messen kann man das mit dem sogenannten pH-Wert. Der liegt im Mund normalerweise zwischen 6 und 7. Konfitüre, Kuchen, Schokolade, Süßigkeiten oder zuckerhaltige Lebensmittel wie Fruchtjoghurt, Apfelsaft oder Ketchup verschieben den pH-Wert in Richtung sauer. „Sauer macht lustig", heißt es. Unsere Zähne jedoch sehen das anders, besonders, wenn sie ständig in einem sauren Milieu leben müssen. Genau das entsteht, wenn wir regelmäßig und mehrmals am Tag Zucker zu uns nehmen. Die meisten Menschen in Deutschland und Österreich tun das. Die Säure löst Mineralien aus unseren Zähnen. Und das schwächt den Schutzmantel, der unsere Zähne umgibt.

Wissen Sie, welche Substanz die härteste in Ihrem Körper ist? Der Zahnschmelz.[10] Das ist die oberste Schicht Ihrer Zähne. Noch nicht mal der Zahnschmelz ist sicher vor Zucker. Zucker zerfrisst Ihre Zähne! Zugegeben, das passiert indirekt, nämlich über die Bildung von Bakterien, die sich von Zucker ernähren. Aber der Auslöser bleibt Zucker. Er macht die schädlichen Bakterien angriffslustig. Mithilfe der Bakterien greift Zucker zudem das Zahnfleisch an: Zahnfleischentzündung beziehungsweise Parodontitis ist die Folge.[11] Das Zahnfleisch ist der Halteapparat für unsere Zähne. Ist die Parodontitis weit genug fortgeschritten, haben die Zähne keinen Halt mehr im Mund. Zucker nimmt Ihre Zähne also regelrecht in die Zange und greift Zahnschmelz und Zahnfleisch an. Wer es dann auch noch mit seiner Zahnhygiene nicht so ernst nimmt, braucht sich um seine Zähne nicht mehr viele Gedanken zu machen. Er hat bald keine mehr.

Der Angriff auf Zähne und Zahnfleisch geht mit Entzündungsreaktionen einher. Denn natürlich wehrt sich der Körper. Er will seine Zähne behalten, und das möglichst in gutem Zustand. Diese Entzündungsreaktionen, der Kampf zwischen durch den Zucker gut ernährten Bakterien und dem Abwehrsystem unseres Körpers, werden über die Blutbahn im ganzen Körper verteilt. Eine Entzündung im Mund ist also immer auch eine Entzündung im ganzen Körper.

Einmal mehr heißt es: So wenig Zucker wie möglich! Und pflegen Sie Ihre Zähne. Putzen Sie sie regelmäßig, mehrmals am Tag. Reinigen Sie auch mindestens einmal täglich die Zahnzwischenräume mit Interdentalbürstchen. Lassen Sie Ihren Zahnstatus bei Ihrem Zahnarzt oder Ihrer Zahnärztin checken und ein- bis zweimal pro Jahr eine professionelle Zahnreinigung durchführen. Auch die bei Ihrem Zahnarzt oder Ihrer Zahnärztin. Bei meinen Patienten mache ich regelmäßig eine Gesundheitsuntersuchung. Dabei sehe ich auch immer in den Mund. Alte Menschen mit gut erhaltenen und gepflegten Zähnen imponieren mir besonders.

## Alarm im Darm

Der griechische Arzt Hippokrates hat einmal gesagt: „Alle Krankheiten kommen aus dem Darm." Man mag darüber streiten, ob dieser Satz so uneingeschränkt richtig ist. Ob wirklich „alle" Krankheiten aus dem Darm kommen. Ganz sicher aber ist der Darm ein wesentliches Organ für unser Wohlbefinden, die Abwehrkräfte und damit auch für die Gesundheit. Er ist sechs bis acht Meter lang und das größte innere Organ, das wir Menschen besitzen. Der Darm besteht aus vielen Falten, den Zotten, und seine Wand bildet eine klug organisierte Barriere zum Blut. Diese Barriere funktioniert wie ein Sieb. Was ins Blut soll, kommt durch, was ausgeschieden wird, bleibt im Darm und geht weiter Richtung Ausgang und Toilette. Und, unser Darm lebt. Er beherbergt Billionen von Bakterien, die genaue Zahl ist unklar. Einige sprechen von 30, andere von 100 Billionen![12] Eine irre Zahl: Eine Billion ist eine Eins mit zwölf Nullen. Dabei gehören diese vielen Bakterien verschiedenen Stämmen an, oder, wenn Sie so wollen, verschiedenen Völkern. Es gibt etwa 1000 verschiedene Stämme. Kein Mensch beherbergt sie alle, in der Regel beherbergt jeder „nur" 150 Bakterienstämme.

Wir leben mit unseren Mitbewohnern im Darm in Symbiose. Das heißt, sie profitieren von uns und wir von Ihnen. Wir ernähren sie, und sie spielen eine wesentliche Rolle für unsere Immunabwehr und für die funktionierende Barriere zum Blut. An welchen Funktionen die Darmflora beteiligt ist, ist seit einigen Jahren Gegenstand vieler Forschungsarbeiten. Sicher ist, dass die Darmflora bei der Frage, ob schlank oder dick oder gesund oder krank, die Finger im Spiel hat. Es gibt Keime, denen schreibt man günstige, gesundheitsförderliche Eigenschaften zu (siehe auch Kapitel 5 und 17). Sie heißen zum Beispiel Bifidobakterien, die zu den Actinobakterien gehören, oder Bakterien der Gattung Bacteroides. Und es gibt Bakterien, denen schreibt man ungünstige, krankmachende Eigenschaften zu. Eine solche Bakteriengruppe sind die Firmicutes, zu denen die Laktobazillen und Clostridien gehören.

Einige Krankheiten wie etwa entzündliche Darmerkrankungen sind möglicherweise sogar direkt durch eine ungünstige Keimflora verursacht. Sicher ist, dass eine Flora, die aus vielen verschiedenen Keimstämmen besteht, von Vorteil ist, und eine Flora, die aus wenigen verschiedenen Stämmen besteht, von Nachteil. Behandlungen mit Antibiotika sind deshalb ein Desaster, weil ein Antibiotikum nicht in der Lage ist, zwischen krankmachenden, körperfremden Bakterien und den wichtigen und gesundheitserhaltenden Bakterien im Darm zu unterscheiden. Wie ein „Bombenhagel" wütet ein Antibiotikum im Darm und zerstört, was sich ihm in den Weg stellt. Das Resultat: Ganze Bakterienstämme werden erlegt. Nach dem Antibiotika-Bombenhagel leben weniger Stämme als vorher. Übrig bleiben die besonders widerstandsfähigen. Was daraus resultiert, ist eine sogenannte Dysbiose, eine Störung der Darmflora. Aber die weniger widerstandsfähigen Bakterien brauchen wir auch.

Die verschiedenen Bakterienstämme haben, genau wie wir Menschen, unterschiedliche Vorlieben, was die Ernährung anbetrifft (siehe Kapitel 17). Einige Bakterienvölker lieben Zucker. Das sind aber leider meist die schlechten.

Neben den Bakterien tummeln sich in unserem Darm noch andere Lebewesen – Pilze. Einer davon heißt *Candida albicans*. Welche Rolle er für die Entstehung von Krankheiten spielt, wird in der Medizin heftig diskutiert. Klar ist, dass ein Zuviel von *Candida albicans* in unserem Darm schlecht ist. Und ganz sicher zu Blähungen führt, die sehr unangenehm sein können. Auch Verstopfung und Durchfall können die Folge einer Überbesiedelung sein. Sie sollten in jedem Fall dafür sorgen, dass Sie nicht zu viel von diesem Genossen im Darm haben. Sie ahnen es schon. Natürlich spielt wieder einmal Zucker eine Rolle, die Hauptrolle sogar. Denn von ihm ernährt sich unser pilziger Mitbewohner. Nimmt man weniger Zucker zu sich, muss *Candida albicans* hungern.

Ich habe tagtäglich Patienten mit unklaren Bauchschmerzen in meiner Sprechstunde: Blähbauch, Blähungen, Durchfall und auch Verstopfung gehören dazu. Vorher durchgeführte Untersuchungen wie Magen- und Darmspiegelung waren unauffällig. Viele dieser Patienten erleben schlagartig eine Besserung, wenn sie weniger oder fast keinen Zucker mehr essen. Die Blähungen verschwinden oft wie von Geisterhand, Blähbauch und Durchfall ebenfalls.

Auch für Ihren Darm gilt also: Viel Zucker richtet viel Unfug an (siehe auch Kapitel 5 und 17).

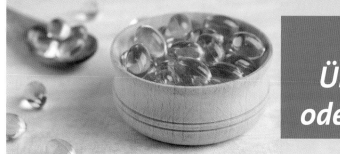

# Fette: Übeltäter oder nicht?

Kein anderer Nährstoff hat einen so schlechten Ruf. Jahrzehntelang wurden die vermeintlich bösen Fette für alles oder zumindest fast alles verantwortlich gemacht, was mit Krankheiten und erhöhtem Sterberisiko infolge von Bluthochdruck, Diabetes, Herzinfarkt und Schlaganfall zu tun hat. Auch für zu hohe Cholesterinwerte und Übergewicht mussten sie als Übeltäter herhalten. Bis heute erlebe ich in meiner Sprechstunde, dass Patienten peinlich berührt darauf hinweisen, wie wenig Fett sie essen, sobald wir über hohes Cholesterin sprechen. Aber ist der Nährstoff Fett wirklich der Bösewicht bei den sogenannten Zivilisationserkrankungen?

Low-Fat-Lebensmittel gibt es seit etwa 30 Jahren, und sie haben der Lebensmittelindustrie gute Umsätze beschert. Die Häufigkeit von Übergewicht, Diabetes, zu hohem Cholesterin, Bluthochdruck, Herzinfarkt und Schlaganfall haben sie jedoch nicht verringern können. Ganz im Gegenteil: Trotz fettarmer Lebensmittel haben heute deutlich mehr Menschen Übergewicht als noch vor 30 Jahren. Oder haben wir heute vielleicht sogar WEGEN der Low-Fat-Lebensmittel mehr Übergewichtige? Die wissenschaftliche Datenlage spricht schon lange gegen die These, dass Fett fett macht.[1] Auch was den Zusammenhang zwischen Fett und hohen LDL-Cholesterinwerten (LDL-Cholesterin gilt als das böse, das die Gefäßverkalkung fördert) betrifft, gehört heute mindestens ein dickes Fragezeichen.

In der Diskussion ums Fett gibt es ein weiteres Problem: Fett ist nicht gleich Fett. Wenn in der Öffentlichkeit über Fette gesprochen wird, denken wir meist an Butter, Sahne und vielleicht noch Fleisch, also an tierische Fette. In einigen Diskussionen darüber wird wenigstens ein Unterschied zwischen tierischen und pflanzlichen Fetten getroffen. Aber auch diese Unterscheidung greift zu kurz, kann sogar fatal sein, wenn als einfaches Ergebnis dabei herauskommt: Tierische Fette sind ungesund, pflanzliche Fette gesund. Wer den Fetten gerecht werden will, muss sie differenziert betrachten. Denn tatsächlich gibt es zumindest zwei Arten von Fetten, bei denen Sie Zurückhaltung walten lassen sollten. Die gute Nachricht aber ist: Es gibt gesunde Fette, die Sie unbedingt essen sollten, gern auch in größerer Menge.

## Industriell gehärtete Fette – eine Gefahr für den Organismus

Bei Verbrauchern genießen pflanzliche Lebensmittel einen guten Ruf. Das machen sich die Hersteller von gehärteten, pflanzlichen Fetten zunutze, wenn sie auf der Verpackung ihrer Produkte mit dem Hinweis „Pflanzlich" oder „Rein pflanzlich" werben. Aber der Reihe nach: Gehärtete Fette sind tatsächlich immer pflanzlichen Ursprungs. Und sie sind immer flüssig, sieht man einmal von Kokosöl ab. Das hervorragende, gesunde Fett hat bei Zimmertemperatur eine feste Konsistenz.

Abgesehen vom Kokosöl, sind alle anderen Pflanzenfette flüssig wie ein Öl. Die Lebensmittelindustrie braucht für die Herstellung einer Reihe von Nahrungsmitteln wie beispielsweise Kuchen, Plätzchen, Chips, vielen Margarinesorten, Schokoriegeln und diversen Fertigprodukten jedoch Pflanzenfett in fester Form. Viele industrielle Lebensmittel werden mit gehärteten Fetten hergestellt. Man erhitzt dafür die flüssigen Pflanzenöle über mehrere Stunden bei Temperaturen von 150 bis 250 Grad. Dadurch werden die flüssigen Fette fest, es entstehen gehärtete Fette. Dabei verändern sie ihre Struktur (für chemische Feinschmecker: H-Atome werden von der cis- in die trans-Form verschoben) und werden zu Transfetten. Mit natürlichen Fetten kann unser Körper umgehen und sie verarbeiten, Transfettsäuren dagegen gehören nicht in unseren Organismus und stehen mit sehr vielen gesundheitlichen Problemen in Zusammenhang. Künstliche Transfette gehören zu den ungesättigten Fettsäuren und fördern Entzündungen. Sie sind wahre Entzündungsbeschleuniger.[2]

Ein Zeitgenosse, dem sein schlechter Ruf vorauseilt, ist Frittierfett. Dieses besteht aus pflanzlichen Fetten, die stundenlang bei rund 180 bis 200 Grad erhitzt werden. Natürlich bilden sich dabei Transfette in großer Menge. Frittieren ist also ganz sicher die unsinnigste

Zubereitungsform von Essen überhaupt. Meiden Sie deshalb Frittiertes! Komplett. Der Bund für Umwelt und Naturschutz Heidelberg führt bezüglich der Entsorgung von Frittierfett auf seiner Internetseite aus: „Bloß nicht in den Ausguss. Dafür gibt es verschiedene Gründe (...) Frittieröle, die flüssig bleiben, gelangen (...) ungehindert in die Kanalisation. Dort bilden sie nicht nur eine schmierige Schicht an den Wänden der Rohre. Durch den Geruch werden auch Ratten angelockt."[3]

Fette, die Rohren und der Kanalisation schaden, wollen Sie doch ganz sicher nicht ihrem Körper zumuten, oder?

---

### Schleichende oder stille Entzündungen – Silent Inflammations

Alle oder zumindest nahezu alle chronischen Krankheiten sind das Ergebnis von jahrelangen, manchmal jahrzehntelangen schleichenden Entzündungsprozessen. Zu diesen Krankheiten gehören: Arteriosklerose, Herzinfarkt, Schlaganfall, Rheuma, entzündliche Darmerkrankungen wie Colitis ulcerosa oder Morbus Crohn, Krebs und Demenz. Möglicherweise sogar die Depression. Auch das Altern wird heute als ein chronischer und schleichender Entzündungsprozess verstanden. Entzündungen sind eigentlich für den Heilungsverlauf von Krankheiten notwendig. Es werden Immunzellen angelockt, die z. B. bei Halsinfekten dafür sorgen, dass Krankheitserreger eingeschlossen, bekämpft und abgetötet werden. Bei Entzündungen schüttet der Körper aber auch sogenannte Zytokine aus. Das sind die „Fackelträger", also die Zellen, welche die Entzündung am Lodern halten. Eine Entzündung können Sie sich so vorstellen: Sie halten Ihren Unterarm auf die heiße, brennende Herdplatte. Was passiert? Der Unterarm wird an der Stelle, die auf der Herdplatte liegt, rot, schwillt an, tut weh und ist in seiner Funktion eingeschränkt. Genau das sind die Kriterien einer Entzündung: Rötung, Schwellung, Schmerzen, Funktionseinschränkung. Kurzzeitig ist dieser Entzündungsprozess in unserem Körper sinnvoll. Läuft er dauerhaft oder zumindest über Jahre ab, wirkt er zerstörerisch. Krankheiten sind die Folge. Bei einer *Silent Inflammation,* einer schleichenden oder stillen Entzündung, handelt es sich um eine Entzündung, die in einer Arztpraxis nur schwierig zu messen ist. Der einzige Blutwert, der in der praktischen Medizin ein Hinweis auf eine stille Entzündung ist, ist das sogenannte hsCRP. hsCRP steht für Hochsensitives C-reaktives Protein (siehe auch Kapitel 11). Das C-reaktive Protein (CRP) ist ein Eiweiß, das in der Leber als Reaktion auf Entzündungen oder Tumore gebildet wird. In der Konsequenz heißt das: Alles, was in unserem Körper stille oder schleichende Entzündungen fördert, erhöht das Risiko für chronische Erkrankungen und beschleunigt den Alterungsprozess. Das Umgekehrte gilt aber auch: Alles, was stille und schleichende Entzündungen blockiert, reduziert das Risiko für chronische Erkrankungen und bremst den Alterungsprozess beziehungsweise verlangsamt ihn. Weil dieser Zusammenhang so wichtig ist für Krankheit und Gesundheit und schnelles oder langsames Altern, werden wir noch wiederholt darauf zurückkommen.

Da Entzündungsprozesse die Basis für alle oder nahezu alle chronischen Erkrankungen sind, erhöht der dauerhafte Konsum von gehärteten Fetten beziehungsweise Transfetten das Risiko für Krankheiten wie Arteriosklerose, Herzinfarkt und Rheuma. Das ist seit Jahren bekannt. Wenn Sie Ihren Konsum an Transfetten beispielsweise nur um etwa zwei Prozent erhöhen, steigt Ihr Risiko für Herzkreislaufkrankheiten um etwa 23 Prozent.4

Eine Reihe von Ländern hat schon vor Jahren auf das Gesundheitsrisiko durch Transfette reagiert: Dänemark hat 2003 in einem Gesetz geregelt, dass Lebensmittel maximal zwei Prozent Transfette enthalten dürfen. Auch andere Länder wie Island, Österreich oder die Schweiz haben die Menge an Transfetten in Lebensmitteln begrenzt. Mittlerweile hat die EU-Kommission reagiert: Ab April 2021 dürfen innerhalb der EU nur Lebensmittel mit einer maximalen Menge von zwei Prozent Transfetten vertrieben werden.

Transfette sind Krankmacher, ohne Wenn und Aber. In unserem Körper haben sie nichts zu suchen.

## Omega-6- und Omega-3-Fette – die beiden gegensätzlichen Brüder

Sie haben sicher schon von ihnen gehört, von Omega-6- und Omega-3-Fettsäuren. Es gibt sie in pflanzlicher und tierischer Form. Sie gehören zu den mehrfach ungesättigten Fetten (wieder für chemische Feinschmecker: Sie haben mehrere Doppelbindungen zwischen den C-Atomen). Sie entfalten gegensätzliche Wirkungen in unserem Organismus, und wir brauchen beide.

Omega-6-Fette bringen Reaktionen in Gang, die Sie wahrscheinlich spontan für schlecht halten: Sie erhöhen den Blutdruck, machen das Blut dicker und begünstigen Entzündungen. Tatsächlich sind das alles Reaktionen, auf die wir in bestimmten Situationen nicht verzichten können. Wenn Sie eine hohe Leistung abrufen müssen, muss Ihr Organismus mit einer Erhöhung des Blutdrucks reagieren. Damit Ihr Körper Infekte bekämpfen kann, ist eine – vorübergehende – Entzündungsreaktion als Teil der Immunabwehr notwendig. In diesem

Fall kann die Entwicklung einer Entzündung dabei helfen, gefährliche Krankheitserreger abzuwehren. Omega-3-Fette bewirken Reaktionen, die durchweg positiv sind: Sie senken den Blutdruck, verdünnen das Blut und hemmen Entzündungen. Omega-3- und Omega-6-Fette sind sogenannte essenzielle Fettsäuren, die der Körper benötigt. Sie könnten sich wunderbar ergänzen und, im richtigen Verhältnis vorhanden, die Waage halten: Hier ein bisschen Entzündungsförderung, wenn unser Körper es braucht, dort aber gleich wieder das Eindämmen der Entzündung, wenn der Infekt ausgeheilt ist. Hier etwas Blutdrucksteigerung, wenn wir uns ärgern oder gestresst sind, dort aber gleich wieder die Senkung des Blutdrucks, wenn die Situation gemeistert wurde. Die Natur hat alles wunderbar geregelt. Ein ausgeglichenes Verhältnis zwischen Omega-3- und Omega-6-Fettsäuren im Körper ist daher von hoher Bedeutung für die Gesundheit. Wenn nur der Mensch nicht wäre und sich allerlei künstliche Dinge einfallen lassen würde, die der Natur ins Handwerk pfuschen.

Leider essen wir viel zu viel „Industriemüll". Keine Frage: Die Nahrungsindustrie muss mit ihren Produkten Geld verdienen, denn daran hängen die Arbeitsplätze. Also wird möglichst billig produziert. Natürlich können Mayonnaise, Remouladensauce und pflanzliche Brotaufstriche auch mit Olivenöl oder Rapsöl hergestellt werden. Aber Sonnenblumenöl ist billiger und kommt deshalb in großer Menge bei der Herstellung zum Einsatz, auch bei der Produktion von Keksen und Gebäck. Leider enthält Sonnenblumenöl eine Riesenmenge von Omega-6-Fettsäuren, etwa 115-mal so viel Omega-6 wie Omega-3! Distelöl bringt es sogar auf etwa 150-mal so viele Omega-6-Fette wie Omega-3. Noch einmal zur Erinnerung: Omega-3-Fette blockieren Entzündungen, Omega-6-Fette fördern Entzündungen. Omega-3-Fette senken den Blutdruck, Omega-6-Fette erhöhen den Blutdruck. Wenn Sie also im Restaurant Matjes nach Hausfrauenart mit reichlich Remouladensauce verzehren, überschwemmen Sie Ihren Körper mit Omega-6-Fetten, mit lauter kleinen Entzündungsfeuerchen, obwohl Hering eigentlich ein Lieferant für Omega-3-Fette ist. Mit der Remouladensauce und ihren Omega-6-Fetten werden allerdings so viele Entzündungsfeuer entfacht, dass der Hering mit seinen Omega-3-Fetten nicht mehr in der Lage ist, diese zu löschen.

Unser Körper ist eine so geniale Konstruktion, dass er es mühelos wegstecken kann, wenn Sie hin und wieder Sonnenblumenöl essen, wenn Sie sich also hin und wieder Gebäck, Kuchen oder auch Mayonnaise schmecken lassen. Leider ernähren sich aber viele Menschen nahezu ausschließlich von industriell gefertigten Produkten. Das Resultat: eine tagtägliche Überschwemmung unseres Körpers mit Omega-6-Fetten. Mit Entzündungsbeschleunigern. Mit Brandbeschleunigern! In der heutigen westlichen Welt liegt das reale Verhältnis im Durchschnitt bei etwa 15:1 von Omega-6 zu Omega-3-Fettsäuren.[5] Folgt man den Empfehlungen der Deutschen Gesellschaft für Ernährung (DGE), sollte es bei maximal 5:1 liegen. Die heutige Ernährungsform begünstigt also ein entzündungsförderliches Milieu im Körper. Die Folgen sind weithin bekannt.

Es ist gesundheitsförderlich, den Anteil der Omega-6-Fettsäuren zu reduzieren. Wenn Sie Mayonnaise oder vegetarische Brotaufstriche kaufen, die mit Olivenöl statt mit Sonnenblumenöl hergestellt sind, müssen Sie ungefähr doppelt so viel bezahlen. Doch es lohnt sich. Ihre Konsequenz kann natürlich auch sein, alles weitgehend selbst zuzubereiten. Dann haben Sie es in der Hand, was in Ihren Lebensmitteln steckt und was nicht.

Die Reduzierung der Omega-6-Fette ist das eine, die höhere Zufuhr vom Omega-3-Fetten das andere. Essen Sie Omega-3-Fette: Tierische Lebensmittel wie fetter Seefisch oder Wild enthalten große Mengen des wertvollen Fettes. Aber auch Vegetarier und Veganer können sich in ausreichender Menge damit versorgen: Leinöl, Walnüsse, Chiasamen, Kürbiskerne oder Blattgemüse sind reich an den entzündungshemmenden Fetten. Wenn Sie gern Wild essen, achten Sie darauf, dass es wirklich Wild ist, dass sich seine Nahrung selbst sucht und sich von Omega-3-fettreichen Nüssen, Samen und Blattgemüse ernährt, und kein Gehege-Wild, das sein Futter vorgesetzt bekommt. Bedenken Sie: Sie essen letztlich das, was das Tier gegessen hat. Die Qualität des Futters, das die Tiere bekommen, bestimmt also wesentlich die Qualität des Fleisches, das Sie verspeisen.

Mal wieder zeigt sich: Das Tier frisst natürlicherweise die Dinge, die gesund sind und den Stoffwechsel in Schwung halten. Es ist vielleicht Zeit, dass wir unsere Haltung den Tieren gegenüber ändern.

Wir können sogar manches von ihnen lernen, also sollten wir sie auch achten. Und wenn sie schon gegessen werden, sollten sie vor Ihrem Tod zumindest ein gutes Leben haben. Ob Sie Fleisch und Fisch essen, müssen Sie letztlich selbst entscheiden. Ich bin irgendwann Vegetarier geworden und esse seitdem kein Fleisch und keinen Fisch, meine Frau ist Veganerin, verzichtet also auf sämtliche tierische Lebensmittel und isst somit z. B. auch keinen Käse und trinkt keine Kuhmilch.

## *Einfach ungesättigte Fette – Schutz für die Blutgefäße*

Mein persönlicher Favorit unter den Ölen ist das Olivenöl. Ich finde, es schmeckt gut, und probiere deshalb gern verschiedene Olivenöle. Es erstaunt mich immer wieder, wie viele Geschmacknuancen Olivenöl haben kann. Es gehört zur Gruppe der einfach ungesättigten Fette und enthält kaum Omega-3-Fette. Aber auch die einfach ungesättigten Fette sind sehr gesundheitsförderlich. Seit Jahrzehnten weiß man, dass Menschen in Südeuropa, in Griechenland, Spanien, Italien oder Frankreich seltener Schlaganfälle und tödliche Herz-Kreislauf-Erkrankungen haben, als Menschen in Nordeuropa. Die Ursache ist bekannt. Es sind die Fette in ihrer Nahrung![6] Fette sind lebenswichtige, unentbehrliche Nährstoffe. Die Südeuropäer machen es uns vor: Sie essen mehr einfach ungesättigte Fette als die Nordeuropäer. Südeuropäer lieben Olivenöl und Oliven. Zu einem frischen Salat in Spanien, Griechenland oder Italien gehört immer Olivenöl. Fett gibt ein angenehmes Mundgefühl und sättigt hervorragend. Wenn Sie sich das nächste Mal Salat machen, dann machen Sie es wie die Menschen in Südeuropa: Geben Sie eine ordentliche Portion Olivenöl darüber. Fertige Salatdressings, wie sie in den USA üblich sind und leider auch bei uns, enthalten oft Sonnenblumenöl. Was das für ein übler Zeitgenosse ist, wissen Sie bereits. Zurück zu den einfach ungesättigten Fetten: Sie ahnen es sicher schon. Entzündungen blockieren sie auch.

Viele Nüsse wie Haselnüsse, Macadamianüsse, Mandeln oder Cashewnüsse enthalten ebenfalls zu einem Großteil einfach ungesättigte Fette. Essen Sie einfach ungesättigte Fette, täglich, und gern in großer Menge. Übrigens: Wenn Sie nicht gerade Unmengen davon zu sich nehmen, machen Nüsse, Oliven und Olivenöl kein bisschen dick.

## Gesättigte Fette – besser als ihr Ruf

Die Nahrung, die wir zu uns nehmen, liefert die Bausteine für unsere Zellen und Gewebe. Das gilt auch für die Fette, die wir essen. Wenn in der öffentlichen Diskussion wieder über Fette diskutiert wird, geht es meist um die gesättigten (chemisch betrachtet sind das Fette ohne Doppelbindung). Und die wiederum werden mit den tierischen gleichgesetzt. Das ist allenfalls teilweise richtig. Tatsächlich bestehen Butter, Fleisch und Sahne zu einem Großteil aus gesättigten Fetten. Aber sie enthalten eben auch andere Fette. Milch und Butter zum Beispiel bestehen zwar zu rund 60 Prozent aus gesättigten Fetten, die anderen 40 Prozent machen aber einfach und mehrfach ungesättigte aus. Bei Rinder- oder Schweinefett ist das Verhältnis von gesättigten zu einfach und mehrfach ungesättigten Fetten ganz ähnlich. Die Gleichsetzung von tierischem Fett mit gesättigtem ist also mindestens ungenau. Zumal eines der besten Fette pflanzlich und gesättigt ist: Kokosöl. Die gesättigten Fette machen das ganze Dilemma der Diskussion um Fette deutlich. Es wird vereinfacht und dann auch schnell verfälscht.

Im Laufe der letzten Jahre und Jahrzehnte sind mehr und mehr Studien erschienen, welche die gesättigten Fette vom Übel freisprechen. Beispiel gefällig? Die Zeitschrift für Allgemeinmedizin hat für ihre Oktoberausgabe 2016 diverse weltweit erschienene Studien auf einen bewiesenen Zusammenhang zwischen dem Konsum gesättigter Fette und dem Risiko für Herzinfarkt (koronare Herzkrankheit) untersucht. Ergebnis: Es gibt keinen eindeutigen Beleg für einen Zusammenhang! Also keinen eindeutigen Beleg dafür, dass Milch, Butter oder Sahne auch nur in irgendeiner Weise das Risiko für Herzinfarkt erhöht.[7] Das Essen von Fleisch ist dagegen differenziert zu betrachten (siehe auch Kapitel 6).

Ebenso dünn ist die Beweislage für eine Cholesterinerhöhung durch gesättigte Fette. Gesättigte Fette gibt es eine ganze Reihe. Aber nur drei von den vielen erhöhen das Cholesterin beziehungsweise das böse LDL-Cholesterin, nämlich Laurinsäure, Myristinsäure und Palmitinsäure. Wir können also festhalten: Butter, Käse und Sahne beeinflussen Cholesterin nicht oder allenfalls in geringem Maße (zu Cholesterin siehe auch Kapitel 14).

Ein besonders gutes und gesundes gesättigtes Fett ist Kokosöl. In seinen warmen Heimatländern ist es flüssig und dient als Grundnahrungsmittel. Bei uns ist es streichfest. Dennoch ist meist die Rede von Kokosöl. Es bietet Schutz vor Bakterien und Viren. Sie können Kokosöl nicht nur essen oder zum Braten verwenden, sondern es auch bei Krankheiten der Haut einsetzen: Pickel, Akne oder Herpes sprechen oft gut an auf eine Behandlung. Kokosöl kann noch mehr. Es ist ein echter Allrounder. Es hilft Menschen mit Demenz. Unser Gehirn braucht zur Energieversorgung Zucker. Den stellt sich unser Körper selbst her und transportiert ihn in unser Oberstübchen. Viele wissenschaftliche Arbeiten zeigen, dass die Nervenzellen von Menschen mit Demenz den Zucker nicht mehr richtig aufnehmen können. Sie verhungern sozusagen vor vollen Tellern.[8] Kokosöl wird in sogenannte Ketonkörper umgewandelt. Ketonkörper, die unser Stoffwechsel über die Verbrennung von Fett auch selbst herstellt, können die kranken Nervenzellen von Menschen mit Demenz aufnehmen. Sie sind so wieder in der Lage, Energie herzustellen. Natürlich werden Demenzkranke durch Kokosöl nicht wieder gesund, aber die Krankheit kann in ihrem Voranschreiten aufgehalten werden.

Wenn Sie in Ihrer Familie Menschen mit Demenz haben, sollten Sie regelmäßig Kokosöl zu sich nehmen. Pur, in Ihr Müsli oder zum Anbraten von Gemüse.

Wieder einmal bewahrheitet sich: Was die Natur uns an Nahrungsmitteln bietet, ist gesund; krank macht uns nur verarbeiteter Industriemüll. Kokosnüsse sind in den Regionen, in denen Kokosbäume wachsen, für die Menschen gut erreichbar. Auch dabei dürfte die Natur sich was gedacht haben!

# Fette

| Gesättigte Fette | Gehärtete Fette | Ungesättigte Fette |
|---|---|---|
| Wurst | viele Margarinesorten | |
| Käse | Gebäck | |
| Butter | Frittierfett | |
| Sahne | billige Schokolade | |
| Schwein | industriell gehärtete, pflanzliche Fette | |
| Rind | | |
| Kokosöl | | |

| *Einfach ungesättigt* | *Mehrfach ungesättigt* | |
|---|---|---|
| Olivenöl | **Omega-3** | **Omega-6** |
| Rapsöl | Rapsöl | Sonnenblumenöl |
| Cashewkerne | fette Kaltwasserfische | (und damit oft |
| Walnüsse | Leinöl | Mayonnaise, |
| Mandeln | Chiasamen | Remouladensoße, |
| Paranüsse | Walnüsse | Chips, |
| Pistazien | Algen | Fertigprodukte) |
| Macadamianüsse | | Distelöl |
| Haselnüsse | | Kürbiskernöl |
| (reines) Cashewmus | | Maiskeimöl |
| (reines) Haselnussmus | | Viele Margarinesorten |

---

**Verwechseln Sie Kokosöl nicht mit Palmöl**

Palmöl ist das weltweit am meisten produzierte Pflanzenöl. Kaum eine der gängigen Schokocremes kommt ohne Palmöl aus, auch die meisten bekannten Schokoladesorten enthalten es, ebenso Margarine oder sogar Eiscreme, aber auch Biokraftstoff, Waschmittel oder Kosmetika. Es stammt aus dem Fruchtfleisch der Palmfrüchte. Um die hohe Nachfrage nach Palmöl befriedigen zu können, werden immer neue Plantagen angelegt. Dafür wurde und wird Regenwald abgeholzt, was dramatische ökologische Folgen hat.

Kokosöl wird aus dem Fruchtfleisch von Kokosnüssen gewonnen. Herkunftsland ist etwa Indonesien. Es ist für unsere Gesundheit von herausragender Bedeutung. Weil sich mittlerweile herumgesprochen hat, dass Palmöl problematisch ist, wächst seit Jahren die Nachfrage nach Kokosöl. Das hat mittlerweile ebenfalls zu Monokulturen geführt. Nur dieses Mal von Kokospalmen. In der Konsequenz: Meiden Sie Palmöl. Und achten Sie beim Kauf von Kokosöl darauf, dass es Bio ist. Kokosöl aus Bioproduktion stammt in aller Regel nicht aus Monokulturen und ist somit auch ökologisch weniger bedenklich.

## Essen Sie Fette, aber die guten

Fette gehören zur Nahrung des Menschen, seit es uns gibt. Und sie sind lebensnotwendig. Fett schmeckt gut, gibt ein angenehmes Mundgefühl und sättigt. Eben deswegen ist es sogar wichtig, dass Sie Fett essen, wenn Sie abnehmen möchten. Abnehmen gelingt nur, wenn Sie sich satt essen und Spaß am Essen haben. Überhaupt ist Essen etwas ganz Wichtiges: Es ist ein Stück Kultur, es gehört zum gesellschaftlichen Leben jeder Art. Oder können Sie sich ein gelungenes Treffen mit Freunden ohne Essen vorstellen? Damit schließt sich der Kreis: Wenn Essen lecker sein und Lust auf anregende Gespräche und gute Atmosphäre machen soll, geht es nicht ohne Fett! Machen wir uns nichts vor: Der Sahnequark mit 40 Prozent Fett schmeckt allemal besser als die magere Alternative. Und alles spricht dafür, dass er auch noch gesünder ist!

Es ist ganz einfach: Wenn Sie tierische Fette wie Butter, Sahne oder Käse essen, können Sie das aus gesundheitlichen Gründen guten Gewissens tun. Wenn Sie tierische Produkte und sogar Fleisch essen, dann sollten Sie jedoch darauf achten, dass der überwiegende Teil Ihrer Ernährung aus pflanzlichen Nahrungsmitteln besteht. Und wenn Sie tierische Fette wie etwa Käse essen, verzichten Sie auf Light-Produkte. Die sind teurer, schmecken schlechter und sind ganz sicher nicht gesünder.

Unbedingt auf Ihrem Speiseplan sollten gesunde Öle stehen: Olivenöl, Leinöl und Kokosöl, eventuell auch noch Rapsöl. Alle anderen Öle können Sie getrost vergessen. Ihr Salat sollte immer ein Dressing mit Olivenöl haben. Das ist nicht nur gesund, sondern sättigt auch besser. Sie wissen ja: Fett macht satt! Lecker und gesund sind auch Oliven und Avocados.

Wenn Sie Fisch essen, dann möglichst fette Kaltwasserfische wie Hering, Lachs oder Makrele. Sie enthalten die guten Omega-3-Fette. Fettarme Seefische wie Aal, Hering oder Schellfisch enthalten kaum Omega-3-Fette und sind deshalb nicht so gesund wie die fetten Kaltwasserfische. Omega-3-Fette sind für die Fische eine Art Frostschutz. Deshalb gilt: Je kälter das Wasser, in dem ein Fisch lebt, desto höher ist sein Anteil an Omega-3-Fetten.

Nehmen Sie als Snack zwischendurch Nüsse. Variieren Sie dabei. Verschiedene Nüsse wie Haselnüsse, Walnüsse, Mandeln oder Cashewnüsse haben ein unterschiedliches Fettsäuremuster. Aber alle sind gesund.

Nun zu den fettigen Lebensmitteln, die in Ihrem Stoffwechsel nichts oder möglichst wenig zu suchen haben. Es sind die gehärteten beziehungsweise Transfette und die Omega-6-Fette: Verzichten Sie auf billige Margarine. Wenn Sie Margarine kaufen, dann eine hochwertige, die aus Rapsöl und/oder Kokosöl besteht und möglicherweise noch etwas Möhrensaft und Mandelmus enthält. Solche Margarinearten sind vegan, und es gibt sie in Bioläden oder Biosupermärkten. Kaufen Sie wenig Gebäck und vor allem kein billiges. Das Gleiche gilt für Schokolade. Essen Sie auch davon möglichst wenig, und wenn, dann bitte hochwertige mit einem Kakaoanteil von 70 Prozent oder mehr. Frittierfett strotzt regelrecht vor Transfetten. Verzichten Sie auf Pommes, oder machen Sie sie selbst im Backofen. Wenn Sie Pommes aufbacken, achten Sie darauf, dass Sie keine vorfrittierten verwenden.

Meiden Sie Sonnenblumenöl und Distelöl. Fertiglebensmittel, in denen die Lebensmittelindustrie Öle benötigt, sind leider in aller Regel voll von Sonnenblumenöl, denn dieses ist billig! Es gibt sogar Restaurants, in denen als Öl für den Salat nicht Olivenöl verwendet wird, sondern Sonnenblumenöl. Fragen Sie nach, welches Öl verwendet wird. Sie sind der Kunde!

Einmal mehr gilt: Natürlich besser essen. Je mehr Sie selbst machen, desto mehr haben Sie es in der Hand, was in Ihr Essen reinkommt und was nicht.

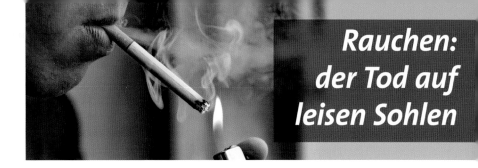

Einige Jahre ist es jetzt schon her, dass ich gemeinsam mit meiner Frau und zwei Freunden ein Fußball-Bundesligaspiel besucht habe. Meine Frau und ich fieberten für die eine Mannschaft, unsere beiden Freunde für die andere. Die Mannschaft unserer Freunde ging früh in Führung. Das freute beide so sehr, dass sie sich eine Zigarre ansteckten. Die Freude daran wurde ihnen weniger durch das rasche 1:1 vergällt, als vielmehr durch den lautstarken Protest einiger Zuschauer in der unmittelbaren Umgebung. Diese fühlten sich durch den Rauch gestört. Wohlgemerkt: unter freiem Himmel. Man mag das gut finden oder nicht. Es hat sich in der öffentlichen Haltung dem Rauchen gegenüber vieles verändert.

Das Fußballspiel ist übrigens 4:3 für die Mannschaft ausgegangen, der meine Frau und ich die Daumen gedrückt haben. Aber mehr als das Ergebnis ist uns – und unseren beiden Freunden – die Reaktion der Leute auf das Rauchen in Erinnerung geblieben. Früher hätte sich niemand beklagt. Und wenn, dann hätte es für den offensiven Verächter des Nikotins möglicherweise Hohn und Spott gegeben. Rauchen in Restaurants, öffentlichen Räumen und sogar in Betrieben war gang und gäbe. Wer gesundheitliche Probleme in verrauchten Räumen hatte, hatte einen schweren Stand, zumal manche Raucher auch nur wenig Rücksicht auf Nichtraucher genommen haben. Auch wenn ich es heute angenehm finde, in Restaurants mit klarer Luft zu sitzen, halte ich generelle Rauchverbote für diskussionswürdig. Letztlich muss jeder selbst entscheiden, ob er zum Glimmstängel greifen und damit sein Erkrankungs- und vorzeitiges Sterberisiko dramatisch erhöhen möchte oder nicht. Manchmal habe ich das Gefühl, dass einige Nichtraucher heutzutage ebenso wenig Rücksicht auf die Bedürfnisse von Rauchern nehmen wie früher umgekehrt.

Keine Frage: Rauchen ist ein Desaster. Es gibt keine legale Droge, die unserem Körper derart katastrophale Schäden zufügt wie Zigaretten. Dennoch: Für mich ist der Mensch ein freies Wesen. Zur

Freiheit gehört immer auch die Akzeptanz von unsinnigem oder krankheitsförderndem Verhalten.

Warum sich freiwillig in die Abhängigkeit begeben? Mit diesem Satz haben meine Eltern einst versucht, meinen Bruder und mich vom Rauchen abzuhalten. Der Satz ist ebenso klug wie wahr. Bei meinem Bruder hat er geholfen, bei mir leider nur bedingt. Immer wieder habe ich in meiner Jugend Zigarettenmarken ausprobiert und phasenweise auch geraucht. Sogar mit Freude. Ob ich es seinerzeit cool fand, weiß ich heute nicht mehr. Wahrscheinlich. Als junger Mann fand ich Gefallen an Zigarillos. Ja, ich habe gern geraucht. Nie im Stress oder zum Stressabbau, sondern weil ich es gemütlich fand oder mich für irgendwas belohnen wollte. Niemals viel und auch nicht täglich. Aber immer wieder. Bis heute rieche ich Zigarren gern. Sie ahnen es schon: Auch die habe ich natürlich probiert. Eine Zigarre zum Glas Rotwein und im Gespräch mit guten Freunden ist etwas Wunderbares. Und ein bis zwei Zigarren im Jahr gönne ich mir auch heute noch. Ich will ganz ehrlich sein: Wäre das Rauchen, natürlich auch das von Zigarren, nicht so schrecklich krankheitsfördernd, würde ich wahrscheinlich regelmäßig zur Zigarre greifen.

Aber ich möchte körperlich und geistig fit bleiben. Beweglich sein, gut durchatmen können, Ausdauer und eine möglichst glatte Haut haben. Im Optimalfall bis ins hohe Alter. Mit dem Rauchen von Zigarette, Zigarillo, Zigarre oder Pfeife verträgt sich das jedoch nicht. Schade, ist aber so!

## Nikotin – nur ein Schadstoff von vielen

Dass Nikotin süchtig macht, weiß heute jedes Kind. Nicht so bekannt ist wahrscheinlich, dass bei vielen Menschen schon wenige Zigaretten reichen, um abhängig zu werden. Nikotin gilt als eines der am schnellsten süchtig machenden Gifte. Schon nach wenigen Sekunden kommt das inhalierte Nikotin im Gehirn an, und dort beeinflusst es die Tätigkeit bestimmter Nervenzellen. Es werden Botenstoffe freigesetzt, die u. a. die Aufmerksamkeit beziehungsweise Konzentration steigern, anregend und aufputschend wirken, für ein Wohlgefühl sorgen und

Blutdruck und Puls erhöhen. Bei manchen Rauchern wirkt die Zigarette auch beruhigend – ebenfalls schon nach wenigen Sekunden.

Natürlich weiß auch die Zigarettenindustrie von den Auswirkungen und dem schlechten Ruf des Nikotins. Deshalb wurden irgendwann sogenannte Light-Zigaretten populär, also Zigaretten mit einem geringeren Nikotinanteil. Diese Light-Zigaretten gibt es noch heute, obwohl sie sich nicht mehr so nennen dürfen (man erkennt sie an Namenszusätzen wie „Blue" oder „Gentle"). Eine Mogelpackung sind sie zudem. Entscheidend ist nicht der Anteil des Nikotins in der Zigarette, sondern die Menge Nikotin, die in der Lunge ankommt, und damit im Organismus des Rauchers. Wie viel Nikotin im Menschen landet, ist abhängig davon, wie viele Zigaretten geraucht werden und wie tief pro Zug inhaliert wird. Raucher von leichteren Zigaretten rauchen oft mehr und inhalieren tiefer. Im Resultat ist die Nikotinmenge, die im Organismus landet, oft sogar höher als beim Rauchen von stärkeren Zigaretten.

Betroffene berichten mir in der Sprechstunde oft begeistert, dass sie jetzt weniger Zigaretten rauchen würden als früher. Und sind enttäuscht, wenn ich nicht in ihre Begeisterung einstimme. Auch hier gilt: Sechs tief inhalierte Zigaretten sind nicht unbedingt besser als 20 weniger tief inhalierte. Wir Menschen neigen dazu, uns etwas vorzumachen, gerade wenn es uns unangenehm ist. Wie wollen Sie die Tiefe einer Inhalation zuverlässig messen? Zumal gerade bei einer Sucht vieles unbewusst abläuft.

Die Zigarettenindustrie hat sich Verschiedenes ausgedacht, um Raucher zu täuschen: Das Mundstück der meisten Zigaretten ist nicht von ungefähr korkfarben. Dem Raucher soll auf diese Weise verborgen bleiben, dass Nikotin das Mundstück braun färbt. Ist bereits die Eigenfarbe braun, fällt die Verfärbung durch das Ziehen an der Zigarette nicht so auf. Zugesetzter Zucker soll den Geschmack zudem angenehmer machen. Dass Zucker selbst abhängig macht, ist dabei wahrscheinlich eine willkommene Begleiterscheinung. Auch Menthol, Lakritze, Kaffee, Kakao oder andere Zusätze finden sich in Zigaretten. Sie sollen die im Rauch befindlichen Reizstoffe verträglicher machen und die Abhängigkeit des Konsumenten kaschieren. Stattdessen soll eine Art Raucherlebnis vermittelt werden. Im Zigarettenrauch befinden sich neben dem Suchtstoff Nikotin rund 4800 chemische Substanzen, von denen mehr als 70 krebserregend sind oder im Verdacht stehen, es zu sein. Darunter: Teerstoffe, Chrom, Benzol, Arsen, Blei und das radioaktive Pollonium. Beispiele für toxische (hochgiftige) Substanzen sind: Kohlenmonoxid, Blausäure, Stickoxide und das Seveso-Gift Dioxin. Es ist erstaunlich, wie widerstandsfähig unser Organismus ist ...[1]

Zigaretten enthalten Gift. Das Wort trifft es. Gift. Dass es Menschen gibt, die über Jahre oder Jahrzehnte jeden Tag 20, 30, 40 oder mehr Zigaretten rauchen, dabei in Unmengen Nikotin, Arsen, Blausäure, Aceton, Formaldehyd und anderes ekelhaftes Zeug inhalieren und immer noch leben, ist fast ein Wunder. Aber kein Raucher sollte sich einer Illusion hingeben: Nur wenige von ihnen werden alt.

## Das Helmut-Schmidt-Phänomen

Wir Menschen sind schon eigenartige Wesen. Wir sind mit Vernunft und der Fähigkeit zum klaren Denken ausgestattet. Jeder weiß: Rauchen ist ungesund. Und trotzdem wird weitergeraucht. Tatsächlich haben Raucher ein dreimal so hohes Risiko für vorzeitigen Tod wie Nichtraucher und sterben im Durchschnitt mehr als zehn Jahre früher.[2]

Das Wissen um das Risiko nutzt aber nur bedingt. Fast jeder, der regelmäßig zur Kippe greift, kennt irgendeinen Raucher, der trotz seines hohen Zigarettenkonsums sehr alt geworden ist. Ein ehemaliger Nachbar von uns, ein Raucher, starb früh. Nach seinem Tod erzählte uns die tieftraurige Witwe, dass sie all das Gerede von den Helmut und Loki Schmidts, die auch in hohem Alter noch fröhlich schmöken würden, nicht mehr hören könne. Schon seit Jahren nicht mehr. Immer wieder hatte ihr verstorbener Mann diese Beispiele als Rechtfertigung vorgebracht. Genutzt hat es ihm nichts. Gevatter Tod ist früh zu ihm gekommen und hat ihn mitgenommen. Viel zu früh. Für ihn wie für so viele waren die Glimmstängel im wahrsten Sinne des Wortes Sargnägel.

Es stimmt trotzdem. Es gibt Raucher, die alt werden. Manch einer wird sogar sehr alt. Wie Helmut Schmidt eben, der auch mit über 90 noch qualmend in Talkshows saß. Was haben diese Menschen, was die weit überwiegende Mehrzahl der Raucher nicht hat? Diese Frage ist nicht so leicht zu beantworten. Und vielleicht werden diese gesund alt gewordenen Raucher ja auch genau deshalb immer wieder gern als Argument ins Feld geführt.

Doch Halt. Etwas stimmt an dieser Stelle ganz sicher nicht. Auch wenn es einige Menschen gibt, die rauchend alt werden, so werden sie das nicht in gesundem Zustand: Bronchien, Lunge, Magen, Blutgefäße und eigentlich alle Organe bis hin zu Gehirn und Genitalien werden in Mitleidenschaft gezogen. Regelmäßiger Husten und Schleimauswurf, Kurzatmigkeit, Magenbeschwerden, höheres Demenzrisiko und so weiter sind die Folgen. Halten wir fest: Hat der Raucher tatsächlich das Glück, alt zu werden, ist er kränker und weniger leistungsstark als der gleichaltrige Nichtraucher.

Ich ahne es schon: Irgendein Raucher wird an dieser Stelle irgendein Beispiel ins Feld führen können von irgendjemandem, der trotz regelmäßigen Konsums von Zigaretten nicht nur alt geworden ist, sondern sogar noch klar denken konnte und leistungsfähig war. Aber wahrscheinlich merken Sie selbst: Es werden immer weniger. Von den vielen Menschen, die ein Leben lang rauchen, werden nur wenige alt. Von den wenigen Rauchern, die alt werden, sind wiederum nur wenige im Alter noch körperlich und geistig fit.

Zurück zu der Frage, warum einige Raucher alt werden. Antwort: Die Medizin weiß es nicht. Oder zumindest nicht genau. Einige Menschen scheinen eine genetische Veranlagung dafür zu haben, trotz Rauchens alt werden zu können. Und, bei einigen Zeitgenossen ist wahrscheinlich die Reparaturfähigkeit ihrer Zellen überaus stark ausgeprägt. Schließlich kann es sein, dass einige Raucher den Rauch weniger tief inhalieren als andere, was deren Risiko etwas reduziert. Aber verlassen Sie sich nicht darauf. Das ist wieder ein Punkt, an dem wir Menschen uns gern etwas vormachen. Viele Raucher werden den Rauch tiefer inhalieren, als ihnen bewusst ist.

Beim Russischen Roulette wird ein Revolver mit einer Patrone geladen. Fünf von sechs Patronenfächern sind leer. Die todbringende Kugel ist nur in einem der Fächer. Dann wird die Trommel gedreht, und der erste Mitspieler hält sich den Revolver an die Schläfe und drückt ab. Die Wahrscheinlichkeit, dass er sich erschießt, liegt bei 1:5. Rauchen ist auch eine Art Russisches Roulette. Nur sind dabei – um im Bild zu bleiben – fünf Fächer mit Patronen gefüllt und das sechste nicht!

## *Nur Kokain und Heroin sind stärker*

Die Nikotinsucht ist ein starker Gegner. Lediglich Kokain und Heroin gelten als noch stärker suchterzeugend. Nikotin gelangt bereits wenige Sekunden nach dem Inhalieren ins Gehirn. Verschiedene Hormone werden dabei freigesetzt: Dopamin, Serotonin, aber auch Noradrenalin, Adrenalin und andere. Die erste Wirkung ist meist eine anregende, weshalb Raucher nach der ersten Zigarette das Gefühl haben, energiegeladen zu sein. Dafür verantwortlich sind in erster Linie Noradrenalin und Adrenalin. Die Neurotransmitter aktivieren den anregenden Teil unseres unbewussten Nervensystems, den sogenannten Sympathikus. Ist der Sympathikus aktiv, bremst das unser Hungergefühl. Das ist einer der Gründe, warum Raucher weniger Hunger haben als Nichtraucher und im Durchschnitt weniger wiegen. Schlanker sind sie übrigens nicht unbedingt. Zum Schlanksein gehört auch ein entsprechend geformter Körper. Den bekommt man durch sportliche Betätigung. Damit haben Raucher wiederum Probleme. Denn Ausdauer fehlt ihnen in aller Regel.

Zurück zur Sucht: Dopamin macht glücklich, aktiv, steigert die Leistungsfähigkeit, wirkt sogar entspannend. Serotonin gilt als das Glückshormon schlechthin. Klar, dass Körper und Seele des Rauchers diese Wirkungen wieder erleben wollen, so oft und so intensiv wie möglich. Damit sind wir erneut bei der Tiefe des Inhalierens und der Menge Nikotin pro Zigarette angekommen: Wenn die anregende, euphorisierende, glücklich machende und sogar entspannende Wirkung von der Menge Nikotin abhängt, die im Gehirn ankommt, wird kaum ein Raucher der Versuchung widerstehen können und nur leicht inhalieren. Insbesondere nicht, wenn die Menge Nikotin pro Zigarette auch noch geringer ist als gewohnt.

Wie bei jeder Sucht halten die positiven Wirkungen nur kurz an. Es ist ein Auf und Ab. Wird die Zigarette inhaliert, stellen sich die erwünschten Wirkungen und Gefühle ein: Energie, Euphorie, Entspannung, Ausgeglichenheit, vielleicht auch Zufriedenheit und sogar so etwas wie ein Glücksgefühl. Nach kurzer Zeit aber verkehrt sich die positive Wirkung ins Gegenteil. Aus Energie und Euphorie werden Antriebsschwäche und Stimmungstief, vielleicht sogar ein Anflug von depressiver Verstimmung. Aus Entspannung wird Anspannung. Natürlich erlebt der Raucher diese Gefühlsumkehrung nur im Ansatz, denn er weiß, wie er sich wieder in den vorhergehenden Gefühlszustand versetzen kann: mit dem erneuten Griff zum Glimmstängel. Im Resultat sind Raucher keineswegs glücklicher, aktiver oder entspannter als Nichtraucher. Eher im Gegenteil. Ihr Körper ist es nur gewohnt, für diese positiven Gefühle die Zigarette zu benötigen.

Versorgt sich der Raucher nicht mit der Droge, rebellieren Körper und Seele, der Körper dabei oft nur erstaunlich kurz. Manchmal dauert es nur wenige Tage: Nervosität, Gereiztheit, Schlafstörungen und Kopfschmerzen sind oft schneller überwunden, als Raucher befürchten. Die psychische Abhängigkeit, die positiven Gefühle und Empfindungen, aber auch Routinen, die Raucher mit dem Rauchen verbinden, halten viel länger. Häufig jahrelang. Und oft reicht nur eine Zigarette, um diese Gefühle und Empfindungen wieder hervorzurufen. Deshalb werden ehemalige Raucher auch nach vielen Jahren oft sofort wieder abhängig, wenn sie nur an einer einzigen Zigarette ziehen.

## Chronisch entzündet

Über das Thema Entzündungsprozesse stolpern Sie in diesem Buch wiederholt. Weil sie so wichtig sind für das Verständnis von Krankheit und Alterungsprozess.

Sowohl nahezu alle chronischen Erkrankungen als auch der Alterungsprozess selbst sind das Ergebnis jahrelanger Entzündungsprozesse. Nur das Blockieren dieser Prozesse reduziert das Risiko für chronische Erkrankungen und verlangsamt das Altern.

Die Kriterien einer Entzündung sind: Schwellung, Rötung, Schmerzen, Einschränkung der Funktionsfähigkeit. Zu Gesundheitsuntersuchungen gehört immer auch der Blick in den Mund. Bei Rauchern finde ich neben bräunlich verfärbten Zähnen und oft auch einer bräunlich verfärbten Zunge immer einen roten Rachenring. Immer! Nicht nur rot ist dieser letzte Teil der Mundhöhle, sondern in aller Regel auch etwas geschwollen. Bis zu den Stimmbändern kann ich ohne entsprechendes Werkzeug nicht gucken. Dass die auch entzündet sind, kann ich bei Rauchern aber an der Stimme hören. Diese klingt meist härter und rauer als bei Nichtrauchern. Zumindest drei der vier Entzündungskriterien sind somit gegeben: Schwellung, Rötung und Funktionseinschränkung. Das Kriterium Schmerzen wäre wahrscheinlich auch erfüllt, würden die Hersteller ihre kleinen, weißen Sargnägel nicht mit allerlei lindernden Zusätzen versehen. Um zu wissen, dass ein Raucher eine chronische Entzündung hat, muss ich ihn aber gar nicht untersuchen. Ein Blick auf die Blutwerte reicht völlig. Raucher haben praktisch immer erhöhte weiße Blutkörperchen (siehe auch Kapitel 11). Der Fachbegriff für weiße Blutkörperchen lautet Leukozyten. Eine Erhöhung der Leukozyten wird als Leukozytose bezeichnet. Der Name Raucher-Leukozytose hat sich in der Medizin bereits eingebürgert.

Den Begriff *Silent Inflammation*, die schleichende oder stille Entzündung, habe ich Ihnen bereits im vorherigen Kapitel erklärt, in dem es um die Fette ging. Diese schleichende oder stille Entzündung, wie sie etwa durch schlechte Fette, Zucker oder auch Stress hervorgerufen wird, ist schwierig zu diagnostizieren. Die Entzündung des Rauchers hingegen ist sehr leicht zu erkennen. Es handelt sich nicht um eine leichte oder stille Entzündung, sondern um einen massiven Prozess. Eigentlich muss ich an dieser Stelle in der Mehrzahl sprechen, im Plural. Es handelt sich um diverse Entzündungsprozesse – an vielen Stellen im Körper. Die in Mundhöhle und Rachen erkenne ich auf den ersten Blick, die Entzündungsprozesse an den Stimmbändern, in Bronchien, Lunge, Magen, Darm, Blutgefäßen, aber auch in Organen wie Blase oder Gehirn nicht. Aber indirekt sehe ich an den erhöhten Werten der weißen Blutkörperchen, dass der ganze Mensch von Entzündungen betroffen ist.

Dass die bei Rauchern chronische Erhöhung der weißen Blutkörperchen zudem die Diagnose anderer Ursachen von eventuellen Entzündungen erschwert, erwähne ich nur am Rande. Ist die Zahl der weißen Blutkörperchen beziehungsweise Leukozyten erhöht, zeigt dies an, dass das Abwehrsystem des Menschen arbeitet. Hat man einen Infekt, herrscht Alarmzustand im Körper. Diverse Zellen werden aktiv, um die Eindringlinge zu vernichten. Nach getaner Arbeit kann sich das Immunsystem erholen und regenerieren, bis der nächste große Angriff auf Körper und Abwehrkräfte erfolgt. Bei Rauchern arbeitet das Immunsystem im Dauereinsatz und befindet sich damit in Dauerstress. An Erholung und Regeneration ist nicht zu denken, womöglich über Jahrzehnte nicht. Kommen zusätzlich die üblichen Infekte wie Bronchitis oder Magen-Darm-Grippe hinzu, muss sich das ohnehin schon im Dauerkrieg befindliche Immunsystem noch mit anderen Feinden herumschlagen. Es ist erstaunlich, wie widerstandsfähig die Natur den Menschen und seinen Stoffwechsel geschaffen hat.

## Generalstabsmäßiger Angriff auf die Blutgefäße

Auch wenn Sie es nicht glauben mögen: Raucher schießen auf ihre eigenen Blutgefäße. Immer wieder und aus allen Rohren: Nikotin ist in diesem Zusammenhang noch vergleichsweise harmlos. Es bewirkt lediglich, dass sich die Blutgefäße vorübergehend zusammenziehen. Ihr Durchmesser wird also immer dann kleiner, wenn das Nikotin seine Wirkung entfaltet. Weil der Blutdruck, also der Druck, mit dem das Blut durch unsere Gefäße fließt, wesentlich vom Durchmesser der Blutgefäße abhängt, steigt er. Vereinfacht gesagt: Raucher haben Bluthochdruck oder bekommen ihn zumindest irgendwann. Bluthochdruck erhöht seinerseits das Risiko für Herzinfarkt, Schlaganfall und vorzeitigen Tod (siehe auch Kapitel 14). Blutgefäße, die sich immer wieder zusammenziehen, sorgen zudem dafür, dass die Durchblutung im gesamten Körper vermindert ist: in Kopf, Herzmuskel, Magen, Darm, Genitalien, Extremitäten und so weiter. Weil das Blut der Transporter für Sauerstoff und Nährstoffe ist, sind die Organe von Rauchern mehr oder minder durchgehend mangelversorgt. Dass auch das auf Dauer nicht gesund ist, ergibt sich von selbst.

Ich habe Ihnen gerade erzählt, dass Nikotin für unsere Blutgefäße im Vergleich zu all den anderen Giften in Zigaretten vergleichsweise harmlos ist. Damit wollte ich Sie keineswegs veralbern: Arsen, Blausäure, Formaldehyd und alles andere, was in der Zigarette steckt beziehungsweise durch die Hitze in der Glut und das Inhalieren entsteht, wirkt wie ein regelrechtes Bombardement auf die Zellen, auf die es stößt. Unser ganzer Körper besteht aus Zellen. Sie können sich das wie das Kopfsteinpflaster einer Straße vorstellen. Stein ist an Stein gepflastert und bildet so die Straße. Genauso liegen in Ihren Organen und Blutgefäßen Zelle an Zelle. Die Gifte aus der Zigarette sind regelrechte Geschosse. Sie wirken so, als würde über die Kopfsteinpflasterstraße ein 30 Tonnen schwerer Lkw nach dem anderen fahren. Irgendwann werden die Steine beschädigt sein und einige auch brechen. Die Verwaltung der Stadt wird ein Straßenbauunternehmen beauftragen, das die kaputten Steine auswechselt. Je mehr 30-Tonner über die Straße fahren, desto häufiger muss die Stadtverwaltung das Straßenbauunternehmen mit einer Erneuerung der Straße beauftragen. Eine Stadt wird irgendwann auf die Idee kommen, den Belag der Straße stabiler zu bauen oder einen anderen Weg für die Lkw zu finden. Die Zellen in Ihren Blutgefäßen haben nicht die Möglichkeit, einen anderen Weg für die vielen Gifte aus dem Glimmstängel zu finden. Es sei denn, Sie hören auf zu rauchen. Dann muss sich Ihr Körper über dieses Problem keine Gedanken mehr machen. Solange Sie nicht aufhören, hat Ihr Körper nur die Chance, Schäden in Zellen zu reparieren. Das tut er auch. Beständig.

Die Geschosse aus Tabak und Rauch heißen Radikale. Der Begriff trifft es. Politisch Radikale greifen gern zu Gewalt, zu Schlagstöcken oder Schlimmerem, um ihren Gedanken Gehör zu verschaffen. Stoffwechsel-Radikale machen etwas Vergleichbares. Sie beschießen Zellen, um sie zu verändern. Wenn es dumm läuft, zerstören sie die Zellen dabei. Damit das nicht passiert, hat Ihr Körper ein großes Arsenal von sogenannten Radikalenfängern. Dabei spielen Substanzen wie Vitamin C oder Vitamin E oder auch der Mineralstoff Zink ebenso eine Rolle wie die vielen sekundären Pflanzstoffe in Gemüse und Obst. Radikale befinden sich nicht nur im Tabak und im Rauch von Zigaretten, sondern auch in Umweltgiften oder ranzigen Fetten.

Kommen wir noch einmal auf politisch Radikale zurück: In der Regel können sie einer stabilen Demokratie nichts anhaben. Selbst, wenn sie mit äußerster Gewalt vorgehen, wird ein intakter Rechtsstaat immer in der Lage sein, die Ordnung des Gemeinwesens zu sichern. Wenn aber Millionen von Menschen radikal, aggressiv und gewalttätig werden, kann es auch für einen noch so stabilen Staat mit einer noch so gut ausgebildeten Polizei schwierig werden, die Ordnung des Landes zu gewährleisten.

Sicher ahnen Sie schon, worauf ich hinauswill: In Ihrem Körper sieht es nicht anders aus. Ein paar Radikale machen Ihren Zellen nichts aus. Darauf sind sie sogar eingestellt. Dafür gibt es das Immunsystem mit seinen Radikalenfängern. Wenn Sie diesem Immunsystem täglich mit viel Gemüse und Obst unter die Arme greifen, kann nicht viel passieren. In Zigaretten und vor allem im Rauch steckt allerdings eine ganze Armada von Radikalen. Da hat Ihr Körper ganz schön zu tun.

Mit zunehmendem Alter wird das Immunsystem schwächer. Von Natur aus. Das heißt auch, dass die Zahl der Radikalenfänger im Laufe der Jahrzehnte abnimmt. Das ist der Grund dafür, dass Raucher, die als junge Erwachsene wieder aufhören zu rauchen, kein oder nur ein gering erhöhtes Risiko für die ganze Flut von Krankheiten haben, von denen Raucher häufiger heimgesucht werden. Dazu zählen selbstverständlich auch Bluthochdruck, Herzinfarkt und Schlaganfall, die wesentlichen Krankheiten unserer Blutgefäße. Die Verletzung oder Zerstörung von Zellen ist also die Folge eines Missverhältnisses zwischen Angreifern und Verteidigern. Je mehr Angreifer den Verteidigern gegenüberstehen, desto besser sieht es für die Angreifer aus und desto schlechter für die Verteidiger.

Sorgen Sie also immer dafür, dass Sie möglichst wenig feindliche Angreifer und möglichst viele Verteidiger in Ihrem Körper beherbergen. Rauchen ist eine derartige Armee von Angreifern, dass der Körper von uns Menschen dem irgendwann fast zwangsläufig erliegen muss. Das zeigt aber auch: Es lohnt in jedem Alter aufzuhören und damit die Anzahl der Angreifer drastisch zu senken.

## Attacke auch auf die Haut

Dass Raucher einen entzündeten und damit geröteten Rachenring haben, wissen Sie bereits. Auch dass ich Raucher in aller Regel schon beim Blick auf ihre Blutwerte erkenne, habe ich Ihnen geschildert. Ich kann Raucher aber auch erkennen, wenn sie mir als fremde

Menschen auf der Straße begegnen, ich also weder Blutwerte von ihnen habe, noch die Möglichkeit, einen Blick in ihren Rachen zu werfen. Ich kann das sehen, ohne dass sie eine Zigarette in der Hand halten. Auch Sie können das.

Raucher haben eher eine blasse, gräuliche Haut, die meist faltiger ist als bei Nichtrauchern gleichen Alters. Die Falten sind oft tief, weil die Haut trocken ist und Elastin- und Kollagenfasern abgebaut sind und nicht wieder neu gebildet werden. Auf der trockenen und faltigen Haut bilden sich zudem leichter Pickel und Unreinheiten. Verursacher sind – wie sollte es anders sein – das Nikotin und die vielen Radikale, die im Tabak stecken beziehungsweise durch Glut und Rauchvorgang entstehen. Nikotin bewirkt überdies, dass sich die Blutgefäße, welche die Haut durchbluten, zusammenziehen. Im Ergebnis verschlechtert sich die Versorgung der Haut mit Sauerstoff und Nährstoffen. Cremes helfen da nicht weiter, mögen sie noch so hochwertig und teuer sein. Erneut bewahrheitet sich der Satz: Wahre Schönheit kommt von innen. Wenn unser genialer Stoffwechsel aber keine Chance hat, Sauerstoff und Nährstoffe zur Haut zu transportieren, dann ist der Transportweg für die Schönheit von innen schlicht versperrt. Dann kann an der Haut keine Schönheit ankommen. Und das sieht man eben. Die vielen Radikale aus Tabak, Glut und Rauchvorgang bombardieren natürlich nicht nur die Zellen in unseren Blutgefäßen, sondern auch die unserer Haut.[3]

Ich gebe zu, Blässe, Falten, Pickel und Unreinheiten sind eine Frage des Alters. Eine junge und straffe Haut bei einem 18 Jahre alten Mädchen oder einem gleichaltrigen Jungen kann mit einer verminderten Durchblutung und dem Bombardement durch viele Radikale noch gut umgehen. Das Immunsystem hat maximale Stärke, und die Haut ist noch jung. Deshalb muss ich meine Einschätzung etwas relativieren, ich würde jeden Raucher auf der Straße auch ohne Zigarette erkennen. Es kommt auf das Alter des Rauchers an. Einem 16-, 20- oder 25-Jährigen sieht man den regelmäßigen Griff zur Zigarette in aller Regel nicht an. Ab etwa 30, 35 ändert sich das. Die Haut altert zusehends schneller als die von Nichtrauchern.

Die positive Nachricht lautet: Von einem Rauchstopp profitiert die Haut sofort. Die Blutgefäße ziehen sich nur während des Rauchens zusammen, auch das Bombardement der Radikalen findet nur dann statt. Weil Raucher in aller Regel jeden Tag wiederholt zum Glimmstängel greifen, kann sich ihre Haut kaum erholen. Wer das Rauchen einstellt, gönnt seiner Haut unmittelbar Erholung. Die Durchblutung normalisiert sich, und die malträtierten Hautzellen müssen sich nicht mehr mit einer Armada von Radikalen herumschlagen. Das hilft den Zellen sehr. Radikale entstehen auch durch Umweltgifte. Das heißt, jeder Mensch setzt seine Haut jeden Tag dem Angriff von Radikalen aus. Und natürlich haben die Zellen unserer Haut diverse Abwehrstrategien, genau wie alle Zellen in unserem Körper. Entscheidend für den Zustand unserer Zellen und damit für das Hautbild ist, ob die Abwehr stärker ist als die Angreifer oder umgekehrt. Es ist Ihr Körper. Es sind Ihre Zellen. Es ist Ihr Immunsystem. Tragen Sie Sorge dafür, dass möglichst wenig Angreifer auf eine starke Abwehr treffen. Gegen Umweltgifte können Sie sich nur bedingt zur Wehr setzen. Auch Ärger und Stress sind Angriffe. Auch denen können Sie nur bis zu einem gewissen Grad aus dem Weg gehen. Die Angriffe durch das Rauchen haben aber ganz allein Sie in der Hand. Zumindest soweit Sie nicht zum Mitrauchen durch andere gezwungen werden. Dass es schwierig ist, mit dem Rauchen aufzuhören, habe ich dargestellt. Aber jeder kann es schaffen (siehe auch Kasten am Ende des Kapitels)!

## Krebs – das Angst- und Schreckgespenst

Wohl kaum eine Diagnose löst so große Angst aus wie Krebs. Auch heute noch setzen viele Patienten die Diagnose Krebs mit einem Todesurteil gleich. Auch wenn das so nicht stimmt, ist Krebs doch immer eine schwere Krankheit, die zum Tod führen kann. Eine Krebszelle resultiert aus einer normalen Zelle. Zellen wachsen und teilen sich, wenn nötig. Wachstum und Zellteilung werden von unserem Stoffwechsel kontrolliert und reguliert. Teilt eine Zelle sich unkontrolliert, entsteht ein Zellhaufen, eine Neubildung von Gewebe. Das nennt man Geschwulst oder – eben – Tumor oder Krebs. Finden diese Zellen oder einige von ihnen Anschluss an das Lymph- oder Blutgefäßsystem, werden sie im Körper an andere

Stellen transportiert und können sich auch dort weiter vermehren. Dann sind Tochtergeschwülste entstanden, sogenannte Metastasen. Solch ungeregeltes Zellwachstum passiert immer wieder. Krebs entsteht daraus nur ganz selten, weil unser Körper mit seinem ausgeklügelten Abwehrsystem in der Lage ist, das ungebremste Wachstum zu blockieren und Zellen, die er nicht braucht, zu bekämpfen und schließlich sogar „aufzufressen".

Ist es zu einer Krebserkrankung gekommen, hat das Abwehrsystem unseres Körpers an vielen Stellen nicht richtig funktioniert. Weil unser Immunsystem mit zunehmendem Alter schwächer wird, ist Krebs in der weit überwiegenden Mehrzahl der Fälle eine Erkrankung des älteren und alten Menschen.[4] Für eine Zellentartung braucht es einen Reiz. Genau genommen, sind also zwei Dinge nötig, damit Krebs entstehen kann: einerseits einen Wachstums- und Entartungsreiz für eine Zelle, andererseits eine geschwächte Abwehr. Beides trifft auf Raucher zu. Von einem Entartungsreiz zu sprechen, ist schon fast Hohn, wenn Sie sich in Erinnerung rufen, dass Raucher mit dem Ziehen an der Zigarette rund 4800 chemische Substanzen aufnehmen, von denen mehr als 70 als krebserregend gelten. Das ist ein Angriff auf die Körperzellen in unvorstellbarem Ausmaß. Hinzu kommt die bei Rauchern ständige und erzwungene Aktivität des Immunsystems. Dem immer wiederkehrenden massiven Angriff auf die Körperzellen steht eine sich im Dauereinsatz und irgendwann geschwächte Abwehr gegenüber.

Dass Raucher ein deutlich erhöhtes Risiko für Lungenkrebs haben, ist hinlänglich bekannt. Aber Lungenkrebs ist nicht gleich Lungenkrebs. Auch Nichtraucher können an Lungenkrebs erkranken. Nur erleiden Raucher typischerweise eine andere Form von Lungenkrebs als Nichtraucher. Wenn ein Raucher Lungenkrebs bekommt, dann handelt es sich in aller Regel um ein sogenanntes kleinzelliges Bronchialkarzinom. Operiert werden kann der Tumor meist nicht. Es erfolgt eine Chemotherapie, doch die Lebenserwartung nach Diagnosestellung übersteigt selten mehrere Monate. Ich erinnere mich an einen besonders tragischen Fall in meiner Praxis: Der Mann war Mitte 40 und selbst Nichtraucher. Er war aber schon als Kind tagtäglich in Kneipe und Restaurant seiner Eltern, wo viel geraucht wurde. Als er Jugendlicher war, hat er dort regelmäßig mitgearbeitet. Das bis ins Erwachsenenalter. Über Jahre beziehungsweise Jahrzehnte. Klassischer Fall von Passivrauchen. Allerdings in extrem hoher Dosierung. Er hat ungewollt sicher täglich die Giftladung von 20 bis 40 Zigaretten inhaliert. Und das am Ende mit seinem Leben bezahlt. Ich kann mich noch gut an den Weg bis zur Diagnose erinnern: Frühjahr war es. Der Patient stellte sich zunächst mit typischen Erkältungssymptomen bei mir vor und wurde entsprechend behandelt. Als die Symptome nicht weggehen wollten, habe ich eine Röntgenaufnahme veranlasst. Auf der war das ganz Dilemma zu erkennen und die wirkliche Diagnose dann rasch gestellt. Mithilfe einer aggressiven Chemotherapie hat er noch elf Monate gelebt. Wirkliche Lebensqualität hat er in dieser Zeit aber nicht mehr gehabt.

Wenn ein Nichtraucher an Lungenkrebs erkrankt, sind es meist sogenannte Nicht-Kleinzellige Bronchialkarzinome. Die sind einer Behandlung wesentlich besser zugänglich und können oft operiert werden. Die Lebenserwartung ist deutlich höher, und Heilungen sind möglich. Auch bei dem kleinzelligen Bronchialkarzinom kann es zu definitiven Heilungen kommen. Die Häufigkeit definitiver Heilungen wird mit fünf Prozent angegeben. Ich habe noch keine erlebt.

Raucher haben aber nicht nur ein höheres Risiko für Lungenkrebs, sondern auch für Krebserkrankungen in diversen anderen Organen: Kehlkopf, Speiseröhre, Magen, Bauchspeicheldrüse, Blase, Leber, Gebärmutter.

## COPD: Wenn jeder Atemzug zur Qual wird

Neben Krebs gibt es eine weitere Krankheit, die bei Rauchern mindestens ebenso so häufig auftritt und das Leben der Betroffenen massiv beeinträchtigt: die chronisch obstruktive Lungenerkrankung. Frei ins Deutsche übersetzt: lange und in aller Regel für immer anhaltende Verengung der Atemwege. Weil bei Ärzten Latein heutzutage nicht mehr übermäßig angesagt ist, sondern man sich international auf Englisch verständigt, heißt die Abkürzung in Fachkreisen COPD, was für *chronic obstructive lung disease* steht. Wie auch immer Sie die

Krankheit bezeichnen, sie ist ein wahres Desaster: Am Anfang steht
einmal mehr die Entzündung. Dass Raucher nicht unter einer stillen
Entzündung, sondern unter einer massiven Entzündung leiden, habe
ich bereits geschildert. Die Erkrankung spielt sich nicht so sehr in der
Lunge ab, sondern mehr in den Bronchien.

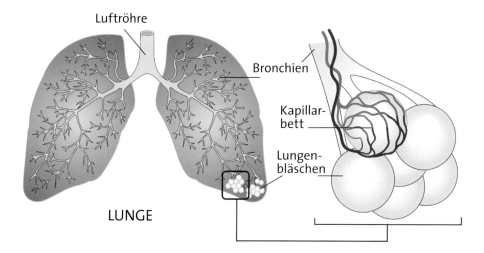

Am Ende der Bronchien liegen die Lungenbläschen, in denen der sogenannte Gasaustausch stattfindet: Das Blut gibt Kohlendioxid ab und nimmt dafür den Sauerstoff aus der Luft auf. Das können Sie sich vorstellen wie eine Bergbahnstation im Tal eines Wintersportortes. Erschöpfte Skifahrer steigen nach getaner sportlicher Arbeit aus, während frische Sportler einsteigen, die sich erst noch verausgaben wollen. Die Kurverwaltung des Ortes tut gut daran, die Zuwege zu ihrer Bergstation für alle Fälle zu wappnen. Für wenig Verkehr und für viel. Für Autofahrer, Busse und Fußgänger. Sind die Wege zur Bergstation zu eng, staut sich der Verkehr. Passiert das häufig, spricht es sich herum, und die Wintersportgäste suchen sich andere Orte, in denen der Weg zur und von der Bergstation groß genug ist. Ähnlich ist es mit Ihren Bronchien, die nichts weiter sind als der Weg der Luft zu den Lungenbläschen, wenn Sie so wollen, der Bergstation. Ihre Bronchien sind elastisch. Wenn Sie schnell laufen oder rennen, brauchen Ihre Muskeln viel Sauerstoff. Der muss über Mund, Luftröhre, Bronchien und Lungenbläschen ins Blut transportiert werden. Damit das funktioniert, dehnen die Bronchien sich schubweise aus, nämlich immer dann, wenn Sie einatmen. Sind Sie hingegen entspannt, weil Sie gerade meditiert haben oder in völliger Ruhe Ihre Lieblingsmusik hören, brauchen Ihre Muskeln nur wenig Sauerstoff. Sie können ganz ruhig und gleichmäßig atmen. Ihre Bronchien müssen sich nicht oder nur sehr wenig dehnen.

Sind die Bronchien aber massiv und über Jahre entzündet, haben sie ein Problem. Sie erinnern sich: Kriterien einer Entzündung sind (unter anderem) Schwellung und Beeinträchtigung der Funktion. Sind die Bronchien chronisch geschwollen, können sie sich nicht mehr so gut bewegen. Wenn Ihre Muskeln also plötzlich viel Sauerstoff benötigen, weil Sie mal wieder rennen müssen, haben es entzündete Bronchien schwer, genügend Luft zu den Lungenbläschen zu transportieren. Einfach, weil sie sich nicht so gut dehnen können.

Natürlich hat die Natur uns Menschen auch an dieser Stelle genial konstruiert. Bis ein Raucher merkt, dass er kurzatmig wird, vergehen in aller Regel Jahre. Kurzatmigkeit ist nichts anderes als ein Missverhältnis zwischen Sauerstoffbedarf und vorhandenem Sauerstoff. Jeder Mensch kann kurzatmig werden. Jeder Mensch kann in eine Situation kommen, in der sein Körper nicht mehr die Menge Sauerstoff bekommt, die er eigentlich benötigt. Das können Sie ganz einfach ausprobieren: Rennen Sie so schnell Sie können. Irgendwann müssen Sie stehen bleiben. Ihr Körper bekommt nicht mehr genügend Luft, nicht mehr genügend Sauerstoff. Sie ringen nach Sauerstoff.

Ein Raucher erlebt diese Situation jedoch schon bei viel geringerer Belastung als ein Nichtraucher. Wie gesagt: Es braucht ein paar Jahre, bis er diese Beeinträchtigung spürt. Das Erste, was er registriert, ist möglicherweise morgendlicher Husten mit Auswurf – der sogenannte Raucherhusten. Entzündete Bronchien sondern nämlich Schleim ab. Das kennen Sie von anderen entzündeten Geweben: Ein entzündetes Auge tränt, ein Schnupfen geht mit einer laufenden Nase einher.

Die chronische Entzündung in den Bronchien führt zu Umbauprozessen in der Schleimhaut. Diese verliert mehr und mehr ihre Elastizität. Dies geschieht über Jahre, ganz langsam. Je weniger elastisch die Wand der Bronchien ist, desto schwerer haben sie es, den Schleim, der immerfort durch die Entzündung produziert wird, zum Mund abzutransportieren, damit der Raucher ihn aushusten kann. Im Schlaf und im Liegen nachts schaffen es dann auch die schwer gebeutelten Bronchien, den Schleim zum Mund zu bringen. Deshalb der Raucherhusten morgens. Bei vielen Betroffenen sind die Entzündungsprozesse und damit die Umbauvorgänge in den Bronchien irgendwann nicht mehr aufzuhalten. Sie gehen immer weiter, selbst wenn der Raucher sein Laster beendet und den Zigaretten für immer Lebewohl sagt. Eine Patientin von mir ist berentet. Sie hat als junge Frau mit dem Rauchen angefangen. Aufgehört hat sie mit ihrem Renteneintritt. Das ist jetzt zehn Jahre her. Ihre Kurzatmigkeit nimmt dennoch kontinuierlich zu. Mittlerweile kann sie das Haus nicht mehr ohne Sauerstoffgerät verlassen. Zudem bekommt sie häufiger als andere Infekte der Atemwege. Einen anderen Patienten von mir hat es nicht ganz so heftig erwischt. Er hat aber auch früher mit dem Rauchen aufgehört. Mit etwa Mitte fünfzig. Aber auch er merkt eine kontinuierliche Zunahme seiner Kurzatmigkeit bei Belastung. Schnelles Spazierengehen ist für den mittlerweile 70 Jahre alten Mann nicht mehr möglich. Ich empfehle gerade älteren Menschen gern, Sport zu treiben. Ihm erspare ich diesen Vorschlag.

Zum Glück nicht häufig, aber doch hin und wieder, erlebe ich Raucher oder ehemalige Raucher, die es besonders hart trifft: Sie werden so kurzatmig, dass sie das Bett nicht mehr verlassen können. Schon der Gang zur Toilette wird zur Qual. Ihre Bronchien sind nicht mehr in der Lage, auch nur ein bisschen mehr an Luft zu transportieren, als in Ruhelage nötig ist. Bei ihnen sind die Bronchien durch die Umbauvorgänge so starr und zudem entzündet und geschwollen, dass zwar noch Luft in die Lungen gelangt, aber nur unter großen Schwierigkeiten wieder heraus. Das Luftvolumen in den Bronchien wird also so lange größer, bis kaum noch Luftstrom möglich ist. Probieren Sie es aus: Atmen Sie einmal mit einem besonders großen Zug ein und versuchen danach, erneut einzuatmen, ohne vorher auszuatmen. Sie werden merken: Ein bisschen Luft können Sie noch in Ihre Lungen bekommen. Aber nicht viel. Das ist die Situation, die ein Mensch mit schwerer chronisch obstruktiver Lungenerkrankung in seinen Bronchien beziehungsweise seiner Lunge hat.

Bezogen auf unseren Wintersportort und die Station der Bergbahn wäre das so, als würde eine zweispurige Straße eine große Menge an Autos und Bussen zum Parkplatz an der Bergbahn führen. Auch der Fußgängerweg zur Bergstation ist gut ausgebaut und ebenso gut frequentiert. In der entgegengesetzten Richtung gibt es für Autos und Busse aber nur eine enge Behelfsspur, die für die Busse schon fast zu schmal ist. Auch der Fußgängerweg von der Station weg ist so schmal und schlecht gepflegt, dass es den Fußgängern schwerfällt, darauf zu laufen. Das Resultat liegt auf der Hand: Das Areal vor der Bergstation füllt sich immer mehr. Mit Autos, Bussen und Fußgängern. Dass es spätestens dann zum Aufruhr kommt, wenn kaum noch Bewegung möglich ist, weil es zwar weiter Zustrom zu dem Parkplatz gibt, aber nur spärliches Abströmen und letztlich fast Stillstand, kann mit tödlicher Sicherheit vorhergesagt werden.

## *Zigarre, Pfeife, E-Zigarette?*

Dass ich bis heute ein bis zwei Zigarren pro Jahr rauche, habe ich Ihnen am Anfang dieses Kapitels gestanden. Wenn ich Zigarre rauche, dann ist es immer ein besonders schöner Anlass. Eine gesellige Runde mit guten Freunden und anregenden Gesprächen. Ein Glas Rotwein darf dann nicht fehlen. Manchmal kommt beim Ziehen an der Zigarre ein schlechtes Gewissen. Das schiebe ich in der Situation erfolgreich beiseite und genieße einfach. Auch Zigarren und Pfeifen sind nicht gesund. Zigarrenraucher haben ein höheres Risiko für Kehlkopfkrebs, Lungen- oder Speiseröhrenkrebs. Pfeifenraucher erkranken häufiger an Lippenkrebs oder ebenfalls Lungen- oder Speiseröhrenkrebs.

Die Entzündungsprozesse bei Zigarren- und Pfeifenrauchern spielen sich vor allem im Mund bis hin zum Kehlkopf und beim Pfeifenraucher noch einmal besonders an den Lippen ab. Aus diesem Grund sind diese Bereiche besonders bedroht.

Das Risiko für Zigarren- oder Pfeifenraucher, an Lungenkrebs zu erkranken, steigt mit der Regelmäßigkeit des Rauchens. Ein Pfeifenraucher, der jeden Tag eine oder mehrere Pfeifen raucht, hat ein höheres Risiko für Lungenkrebs als jemand, der nur eine Pfeife pro Monat raucht. Auch das Risiko für Bluthochdruck, Herzinfarkt, Schlaganfall, also für eine Verhärtung und Versteifung der Blutgefäße, hängt von der Häufigkeit des Zigarren- beziehungsweise Pfeifenrauchens ab. Das Gleiche gilt für Schäden an der Haut: Falten, Blässe, Trockenheit. Je mehr Zigarren oder Pfeifen jemand raucht, desto nachhaltiger verändert sich seine Haut.

Das eigentliche Rauchen von Zigarre oder Pfeife ist genauso schädlich wie das von Zigaretten. Der entscheidende Unterschied liegt darin, dass Zigarren- und Pfeifenraucher meistens weniger oft und weniger tief inhalieren. Deswegen sind sie seltener abhängig. Außerdem rauchen viele Zigarren- und Pfeifenfreunde weniger als Zigarettenkonsumenten. Verlassen würde ich mich darauf jedoch nicht. Aus eigener Erfahrung weiß ich, wie schnell man sich auch an Zigarren gewöhnen kann. Nachdem ich Gefallen an den langen, braunen Dingern gefunden und mich nach einem Urlaub auf Kuba besonders für die guten aus dem karibischen Inselstaat erwärmt hatte, habe ich mich irgendwann dabei ertappt, mir mit gewisser Regelmäßigkeit eine anzustecken. Nicht jeden Tag. Aber eine bis drei pro Woche. Und ich bin mir sicher, dass ich irgendwann bei einer oder auch zwei Zigarren pro Tag gelandet wäre, wenn ich mich nicht gleichzeitig so intensiv mit den Risiken des Rauchens beschäftigt hätte. Kurz und gut: Ich habe dann erst mal eine völlige Abstinenz von den geliebten Zigarren eingelegt.

Um das Rauchen von elektrischen Zigaretten tobt seit längerer Zeit eine heftige Diskussion. E-Zigaretten können mit Nikotin in unterschiedlicher Stärke befüllt werden. Das Nikotin landet genau wie bei der herkömmlichen Zigarette nach dem Inhalieren im Gehirn. Abhängigkeit ist also vorprogrammiert. Der entscheidende Unterschied zu herkömmlichen Zigaretten besteht darin, dass keine Verbrennung stattfindet. Die vielen zusätzlichen aggressiven Substanzen wie Formaldehyd, Arsen oder Blausäure werden somit nicht freigesetzt, nicht inhaliert und gelangen nicht in den Körper. Möglicherweise sind die Risiken für Krebs, chronisch obstruktive Lungenkrankheit, Demenz, Herzinfarkt oder Schlaganfall geringer. Genau wissen werden wir das aber erst in einigen Jahren, denn E-Zigaretten gibt es noch nicht so lange. Und E-Zigaretten enthalten andere Dinge, die auch nicht gerade attraktiv sind wie beispielsweise Aromastoffe. Dass die zu Reizungen führen und die Selbstreinigung in den Atemwegen beeinträchtigen, ist bekannt.[5]

Rauchen ist ein wahres Desaster, egal, ob Zigarette, Zigarillo, Zigarre, Pfeife oder E-Zigarette. Sie mögen sich in der Höhe ihres Risikos für Abhängigkeit, für die verschiedenen Krankheiten oder für vorzeitigen Tod unterscheiden. Doch was nutzt dem Zigarrenraucher mit Krebs das Wissen, dass sein Risiko für diese Krankheit eigentlich niedriger war, als wenn er Zigarette geraucht hätte? Will sagen: Kein Raucher weiß, ob es ihn erwischt, und wenn ja mit welcher Krankheit und in welcher Dramatik.

---

**Hören Sie auf zu rauchen!**

Stellen Sie das Rauchen ein, Sie können es schaffen! Es gibt mehrere Strategien, vom Raucher zum Nichtraucher zu werden. Ich habe Patienten erlebt, die einfach beschlossen haben, soeben ihre letzte Zigarette geraucht zu haben. Dazu bedarf es eines starken Willens. Wenn Sie den haben, dann versuchen Sie diesen Weg.

Aus der Erfahrung in meiner Sprechstunde hat sich vor allem die Hypnose bewährt. In der Hypnose wird ein intensiver Zugang zum Unterbewusstsein hergestellt. Unterbewusstsein und Bewusstsein kommunizieren ständig miteinander. Für mich ist die Hypnose aus zwei Gründen ideal zur Entwöhnung vom Rauchen:

1. Ein Gutteil der Abhängigkeit spielt sich im Unterbewusstsein ab.
2. Die Kommunikation zwischen Unterbewusstsein und Bewusstsein führt dazu, dass Hypnose auch die körperliche Abhängigkeit beeinflusst.

# Alkohol, die (noch immer) verharmloste Alltagsdroge

Alkohol ist gesellschaftlich akzeptiert und gehört wie selbstverständlich dazu, wenn Geburtstage, Weihnachten, Silvester oder sonst ein Anlass feierlich begangen wird. Noch immer müssen sich in aller Regel diejenigen rechtfertigen, die auf Festen beziehungsweise in geselligen Runden keinen Alkohol trinken wollen. Nicht selten gelten sie als Spaßbremse und werden belächelt. Ein Wochenende ohne Alkohol – für viele Jugendliche und Erwachsene ist das undenkbar. Alkohol gehört einfach dazu, wenn es fröhlich und gemütlich werden soll.

Dabei stellt heutzutage niemand mehr ernsthaft infrage, dass Alkohol eine Droge ist. Und zwar eine mit nur kurzfristig positiven Wirkungen: Alkohol hebt die Stimmung, regt an, löst Ängste, macht locker und entspannt. Wahrscheinlich wird er deshalb so gern konsumiert, auch nach einem langen Arbeitstag. Wenn ein anstrengender Tag vorbei ist, Gespräche mit Kunden, Kollegen oder Vorgesetzten unerfreulich waren, es zu Hause mit Partner, Partnerin, Kindern oder Eltern Streit gegeben hat, möchte man das gern hinter sich lassen und einfach nur abschalten. Mit Alkohol ist es einfach, zumindest für kurze Zeit, sich und die eigenen Probleme zu vernebeln beziehungsweise zu ertränken. Ein Glas Wein, ein Glas Bier, ein, zwei Prosecco … und sofort dockt Alkohol im Belohnungszentrum des Gehirns an. Die Folge: Wir vergessen den Tag und fühlen uns besser.

Leider ist die Rückkehr in die Realität dann oft umso härter. Alkohol hat nur in geringer Menge eine schlafanstoßende Wirkung. Schon ab dem zweiten Glas Wein oder Bier schlafen viele Menschen nicht besser, sondern unruhiger und damit schlechter. Fatalerweise ist das Erste, was Alkohol beeinträchtigt, unsere Fähigkeit zur Selbstkritik. Auch deshalb bleibt es oft nicht bei einem Glas, selbst, wenn das ursprünglich der Plan war. Und weil die Fähigkeit zur Selbstkritik als Erstes nur noch eingeschränkt funktioniert, setzen sich immer wieder Menschen alkoholisiert an das Steuer ihres Autos und fahren, auch Menschen, die im Alltag als rational und vernünftig gelten. Alkoholgenuss beeinflusst die Wahrnehmungsfähigkeit, verlangsamt Reaktionen, kann aggressiv machen und zu Gedächtnislücken führen. Langfristig hat Alkoholkonsum gravierende Folgen.

Aus dem Alkoholatlas 2017, herausgegeben vom Deutschen Krebsforschungszentrum[1], wissen wir, dass der durchschnittliche jährliche Alkoholkonsum der über 15-Jährigen im Jahr 2014 elf Liter reinen Alkohol betragen hat. Das ist ungefähr so viel wie eine Badewanne voll mit Wein oder Bier. Und wohlgemerkt: Das schließt alle ein, die über 15 Jahre alt sind. Auch alte Menschen über 70. Die Folgen sind gravierend. 2012, so das Deutsche Krebsforschungszentrum, waren 530.000 Krankenhausaufenthalte bei 15- bis 64-Jährigen durch eine alkoholbedingte Erkrankung verursacht. 2015 wurden fast 15.000 Kinder und Jugendliche mit Alkoholvergiftung in Krankenhäuser aufgenommen. 2012 starben rund 21.000 Menschen im Alter von 16 bis 64 Jahren an alkoholbedingten Krankheiten. 2015 standen zehn Prozent aller Tatverdächtigen von Gewalt- oder anderen kriminellen Taten unter Alkoholeinfluss. Im selben Jahr ereigneten sich 34.500 Unfälle, bei denen wenigstens einer der Beteiligten unter Alkoholeinfluss stand. Bei diesen Unfällen wurden 13.000 Menschen verletzt oder getötet. Schädlicher Alkoholkonsum verursacht der Gesellschaft (in Deutschland) jährliche Kosten in Höhe von rund 39 Milliarden Euro. Immerhin: Der Alkoholkonsum ist bei Jungen und bei Mädchen, also bei Kindern, im Jahr 2015 gegenüber dem Jahr 2007 zurückgegangen. Dennoch haben 2015 vier Prozent aller Kinder Alkohol in einer Größenordnung getrunken, die selbst bei Erwachsenen als riskant eingestuft wird.

Man kann es drehen und wenden wie man will: Der Konsum von Alkohol ist erschreckend hoch: bei Kindern, Jugendlichen, Männern und Frauen. In Deutschland wie in Österreich oder in der Schweiz. Experten warnen vor regelmäßigem Konsum, denn Alkohol ist ein Zellgift, das in die natürlichen Stoffwechselkonzentrationen unseres Körpers eingreift und zu nachhaltigen Schäden führen kann.

Aber wie damit umgehen? Ich bin kein Freund von Verboten. Ich glaube nicht, dass es eine gute Strategie ist, Menschen zu reglementieren. Ich glaube auch nicht, dass der Gesetzgeber und damit der Staat besser als seine Bürger weiß, was zu tun und was zu lassen ist. Zumal die Menge des Alkoholkonsums bei Politikern auch nicht viel geringer sein dürfte als beim Rest der Bevölkerung. In meiner Vorstellung ist jeder für sich selbst verantwortlich.

Die Frage nach dem Alkoholkonsum gehört genauso selbstverständlich zu einem Gespräch zwischen Arzt und Patient wie die Frage nach dem Rauchen. Wesentlich ist zudem, was Kindern vorgelebt wird: Eltern, bei denen Wein oder Bier regelmäßig auf dem Tisch stehen, dürfen sich nicht wundern, wenn ihre Kinder ihnen früh nacheifern. Eine Gesellschaft lebt sich aber auch gegenseitig vor: Bei jeder Party sollte es heutzutage selbstverständlich attraktive alkoholfreie Getränke geben: alkoholfreies Bier, alkoholfreie Cocktails oder alkoholfreier Sekt. Niemand sollte gedrängt werden, auch nur ein Glas Alkohol mitzutrinken. Und schließlich: Versuchen Sie, in regelmäßigen Abständen mehrere Wochen auf jeglichen Alkohol zu verzichten. Klappt das problemlos, dann herzlichen Glückwunsch. Merken Sie nach spätestens einer Woche, dass Ihnen etwas fehlt, dann sollten Sie Ihr (Alkohol-)Trinkverhalten kritisch reflektieren.

## Schon abhängig oder nur auf einem schlechten Weg?

Der Übergang zwischen regelmäßigem Alkoholkonsum und Abhängigkeit ist fließend. Ist nur derjenige abhängig, dem die Hände zittern, wenn er eine Weile nicht getrunken hat? Oder hat auch schon diejenige ein Suchtproblem, der es am Wochenende schwerfällt, auf das gewohnte Glas Bier, Wein oder Sekt zu verzichten? Exakt definiert gelten Menschen erst dann als alkoholabhängig, wenn sie die Kontrolle über ihren Konsum verloren haben. Aber mal ehrlich: Hat der, der sich ein gemütliches Wochenende ohne Wein, Bier oder andere Alkoholika nicht mehr vorstellen kann, wirklich noch die vollständige Kontrolle? Wissenschaftlich genau müsste man wahrscheinlich sagen, ja hat er. Er (oder sie) kann sich ja gegen die Gewohnheit entscheiden. Und wird das wahrscheinlich auch schaffen. Selbst wenn es schwerfällt. Die Antwort auf die Frage, wann jemand abhängig ist, ist in vielen Fällen nicht eindeutig zu beantworten. Zumal es **den Alkoholiker** nicht gibt.

Was es gibt, sind verschiedene Trinktypen. Am gebräuchlichsten in der Medizin ist die Einteilung nach Elvin M. Jellinek in fünf Trink-Typen (1960). Diese Typen werden nach den ersten fünf Buchstaben des griechischen Alphabets bezeichnet:

- **Alpha-Trinker**: Konflikt- und Erleichterungstrinker. Menschen, die Alkohol trinken, um mit schwierigen Situationen und Problemen klarzukommen. Es besteht keine körperliche Abhängigkeit, aber durchaus eine seelische beziehungsweise psychische. Diese Menschen sind im Alltag oft unauffällig und haben nur selten Krankheiten, die auf hohen Alkoholkonsum zurückgehen. Ein Übergang in Alkoholabhängigkeit Typ-Gamma ist häufig.
- **Beta-Trinker**: Gelegenheitstrinker. Trinken bei gesellschaftlichen Anlässen und Feiern jeder Art. Eine körperliche Abhängigkeit besteht nicht und meist auch keine psychische. Häufig gibt es aber bereits körperliche Schäden. Es besteht eine hohe Suchtgefahr und ein Übergang in Alkoholabhängigkeit Typ-Delta ist nicht selten.
- **Gamma-Trinker**: Haben die Kontrolle über ihren Alkoholkonsum verloren. Dabei wechseln nicht selten unauffällige Phasen mit Phasen, in denen viel getrunken wird. Können nach dem ersten Schluck Alkohol nicht mehr aufhören und trinken weiter, bis sie betrunken sind.
- **Delta-Trinker**: Spiegeltrinker. Brauchen einen ständigen Pegel an Alkohol, um alltagstauglich zu sein. Unterschreiten sie diesen Pegel, kommt es zu Abhängigkeitssymptomen wie Händezittern, Unruhe, Schlaflosigkeit.
- **Epsilon-Trinker**: Sogenannte Quartalssäufer. Können wochen- oder monatelang ohne Alkohol auskommen, trinken dann aber über mehrere Tage bis zur Besinnungslosigkeit. Sind nach einem Saufexzess oft wieder wochenlang abstinent, bevor es erneut zu einem Alkoholexzess kommt.[2]

Von einer Alkoholabhängigkeit spricht man ab Typ-Gamma.

Malen Sie sich die Realität nicht schön, wenn Sie erschreckt feststellen, dass der Alpha- oder Beta-Typ Ihrem eigenen Trinkverhalten nahekommt. Tatsächlich sind Sie dann noch nicht abhängig, erleben noch keine Kontrollverluste. Aber nicht ohne Grund sind in der Jellinek-Typologie zwei Typen aufgeführt, die eben noch nicht als abhängig gelten. Weil der Weg von einem der beiden Typen Alpha und Beta zur manifesten Abhängigkeit kurz ist, kürzer, als viele glauben. Und die meisten merken anfangs gar nicht, dass sie die Kontrolle bereits verloren haben.

Eine andere Einteilung unterscheidet risikoarmen Alkoholkonsum von riskantem, gefährlichem Alkoholkonsum und Hochkonsum. Ein risikoarmer Konsum wird definiert als Alkoholkonsum von nicht mehr als etwa zwei Gläser Alkohol pro Tag bei Männern und nicht mehr als einem Glas bei Frauen. Also zum Beispiel zwei Gläser Wein oder Bier bei einem Mann und je ein Glas bei einer Frau. Dass in dieser Definition zwischen Frauen und Männern unterschieden wird, liegt daran, dass Frauen bei gleicher Trinkmenge einen höheren Alkoholpegel aufweisen als Männer. Das hat zwei Gründe: Zum einen besitzen Frauen im Verhältnis zum Körpergewicht durchschnittlich mehr Körperfett und weniger Körperwasser. Da sich Alkohol in Wasser besser löst als in Fett, ist nach dem Konsum gleicher Mengen die Alkoholkonzentration im Blut bei Frauen in der Regel höher als bei Männern mit gleichem Körpergewicht. Zum anderen verfügen Frauen über geringere Mengen des alkoholabbauenden Enzyms Alkoholdehydrogenase (ADH).

Zur Definition des risikoarmen Alkoholkonsums gehört zusätzlich, dass an mindestens drei Tagen in der Woche gar kein Alkohol getrunken wird. Die nächste Stufe, also riskanter Konsum, liegt darüber: Wer also zum Beispiel jeden Tag Alkohol trinkt, und sei es nur ein Glas Wein am Abend oder ein Feierabendbier, hat bereits einen riskanten Alkoholkonsum. Riskant heißt, dass langfristige körperliche oder psychische Schäden wahrscheinlich sind.

Also: Konsumieren Sie in keinem Fall jeden Tag Alkohol. Bleiben Sie kritisch sich selbst gegenüber. Ich persönlich handhabe es so: Ich trinke gern einen guten Wein. Genau deshalb achte ich darauf, dass ich nur hin und wieder ein Glas trinke und immer wieder Phasen einlege, in denen ich über mehrere Wochen gar keinen Alkohol zu mir nehme.

## *Wenn in der eigenen Umgebung jemand abhängig ist*

Abhängigkeiten sind eine Katastrophe. Für Körper und Seele. Für die Betroffenen stellen sie eine der größten Herausforderungen ihres Lebens dar. Der Weg über zunächst Nichterkennen oder Nicht-wahrhaben-Wollen über Selbstzweifel bis hin zum Wunsch, etwas zu ändern und schließlich einer tatsächlichen Veränderung ist oft ein langer – der bei Alkohol in den meisten Fällen Jahre, manchmal Jahrzehnte dauert. Dieser Weg ist nicht nur lang, sondern auch hart. Rückschläge gehören fast immer dazu. Rückschläge heißt nicht nur Rückfälle. Nicht selten ist es notwendig, dass man grundsätzliche Dinge in seinem Leben infrage stellt und ändern muss: Bekannte und Freunde, die gern mittrinken. Hobbys, die eigentlich schon lange keine Hobbys mehr sind, denen man aber aus Pflichtgefühl nachgeht. Vielleicht auch, weil dort gern getrunken wird. Auch die Arbeitsstelle oder sogar die Partnerschaft muss manchmal auf den Prüfstand. Vielleicht ist sie ein wesentlicher Frustverursacher. Die Verantwortung jedoch liegt immer bei einem selbst. Abhängig-keit lässt sich nicht dadurch lösen, dass der oder die Betroffene die Ursache bei anderen sucht. Hat man erkannt, dass man abhängig ist, kann es aber auch eine Chance sein, seinem Leben eine grundsätzlich andere Richtung zu geben.

Am Ende gewinnt der Alkoholabhängige nicht immer gegen seine Sucht. Ich habe in meiner beruflichen Laufbahn viele Alkoholiker erlebt, die an den Folgen ihrer Abhängigkeit, ihrer Alkoholkrankheit gestorben sind, und ich erlebe immer wieder Abhängige, die oft auch nach Jahren Rückfälle haben.

Aber während Alkoholkonsum gesellschaftlich akzeptiert ist, ist Alkoholabhängigkeit nicht akzeptiert. Sogar verpönt. Es ist absurd: Gibt sich jemand am Wochenende die Kante und kann am Ende nicht mehr geradeaus laufen und sprechen, wird darüber milde gelä-chelt. Erfährt man aber, dass derselbe Alkoholiker ist, wird die Nase gerümpft und er wird als schwach eingestuft.

Bekommen Familienangehörige, Kollegen oder Freunde mit, dass jemand eine Alkoholsucht hat, wird das häufig vertuscht. Flaschen werden versteckt, Notlügen erzählt. Gerade Familienangehörige verstecken nicht nur die Flaschen, sondern die Abhängigen selbst. Eine Fahne, unsicheres Gehen oder Sprechen sollen andere nicht mitbekommen. Das ist verständlich, aber leider der falsche Weg. Auf diese Weise wird dem Alkoholiker vermeintlicher Schutz gewährt. Oft wird ihm noch gut zugeredet. Die Betroffenen selbst beschwichtigen dann gern. Je nachdem, in welcher Phase sie gerade sind, reden sie das Problem entweder klein, weil sie glauben, auch ohne die Droge auszukommen, oder sie geben ernsthafte Versprechen ab: „Nein, ich trinke nicht mehr." „Das war das letzte Mal". „Ja, ich gehe nächste Woche zum Arzt", heißt es dann oft. Das funktioniert nur in ganz seltenen Fällen. Was die Angehörigen, oder auch Kollegen oder Freunde, nicht wissen, ist, dass sie die Abhängigkeit des Betroffenen damit aufrechterhalten, ja sogar fördern. Warum sollte der Abhängige den beschwerlichen und beschämenden Weg gehen, wenn andere ihm helfen, seine Abhängigkeit zu verheimlichen? In der Fachsprache spricht man von Co-Abhängigkeit. Das heißt einerseits Unterstützung der Abhängigkeit eines anderen, genau genommen, aber auch eigene, indirekte Abhängigkeit.

Der richtige Umgang mit einem Alkoholabhängigen, der einem nahesteht, ist schwierig: Sprechen Sie dem Betroffenen gegenüber Ihre Einschätzung offen an. Lassen Sie sich nicht beschwichtigen. Schimpfen Sie nicht mit ihm, helfen Sie ihm aber auch nicht. Besorgen Sie ihm in keinem Fall Alkohol. Vertuschen Sie die Abhängigkeit auch nicht gegenüber Dritten. Melden Sie den Abhängigen nicht stellvertretend bei seinem Arbeitgeber krank. Das muss er schon selbst machen. Er muss sich dann natürlich auch die Krankmeldung bei seinem Arzt holen. Rechnen Sie damit, dass der Alkoholiker Sie seinerseits beschimpft oder gar als Feind bezeichnet. Gerade, wenn in ihrer nächsten Umgebung oder Familie jemand betroffen ist, brauchen Sie selbst Hilfe. Sprechen Sie mit Ihrem Hausarzt, der eventuell ja auch der Hausarzt des Abhängigen ist. Suchen Sie eine Beratungsstelle auf oder eine Selbsthilfegruppe.

## *Gift für die Organe*

Dass Alkohol der Leber schadet, ist allgemein bekannt: Als „zentrale Kläranlage" des Körpers baut die Leber auch Alkohol ab. Und hat damit ordentlich zu tun. Denn mehrere Schritte sind dabei notwendig. Wird Alkohol regelmäßig nachgekippt, überfordert das unsere Kläranlage. Zwischensubstanzen des Abbaus stauen sich, einige davon sind toxisch, also giftig. Dazu gehört beispielsweise Acetaldehyd. Diese giftige Substanz führt dazu, dass die Leberzellen sich verändern. Zunächst verfetten sie, dann gehen sie langsam kaputt. Das ist ein Prozess, der über Jahre, manchmal sogar Jahrzehnte stattfindet.[3]

Aus dem ersten Kapitel wissen Sie, dass ein hoher Zuckerkonsum die Leber verfettet. Und zwar häufiger, als dies durch Alkohol geschieht. Das ändert aber nichts daran, dass auch Alkohol zu einer Leberverfettung führen kann. Eine Fettleber ist rückbildungsfähig, unabhängig davon, ob Zucker oder Alkohol der Auslöser ist. Ist Alkohol der Verursacher, muss die Giftaufnahme beendet werden. Die Kläranlage Leber muss erst einmal alles durchschleusen und abbauen, was sich gestaut hat. Geht der Nachschub weiter, ersäuft das Organ regelrecht. Es versucht abzubauen, was es abbauen kann. Einige Schritte gelingen, andere nicht. Im Resultat stauen sich mehr und mehr giftige Substanzen, die die Leberzellen schließlich vollständig zerstören. Das Endergebnis ist eine Leberzirrhose. Diese ist nicht mehr rückbildungsfähig.

Die Leber ist eines der am stärksten durchbluteten Organe des Körpers. Geht sie Schritt für Schritt kaputt, staut sich auch ein Teil der großen Menge Blut, die normalerweise durch das Organ hindurchfließt, vor der Leber. Das Blut bleibt aber nicht einfach stehen. Es sucht sich andere Wege, kleinere Adern, in denen es an der Leber vorbeifließen kann. Stellen Sie sich das vor wie eine Baustelle auf einer dreispurigen Autobahn: Statt drei Spuren steht nur noch eine zur Verfügung. Der Autoverkehr wird aber nicht weniger. Wo früher drei Spuren waren und jetzt nur noch eine ist, staut es sich. Regelmäßig. Einige Autofahrer werden rechtzeitig vor der Baustelle von der Autobahn abfahren und über Landstraßen an dem Hindernis vorbeifahren. Das geht so lange gut, bis es auch auf den Landstraßen Staus gibt. Passieren dabei regelmäßig Autofluten kleine Ortschaften, die sonst Ruhe und saubere Luft gewohnt sind, ist es nur eine Frage der Zeit, bis es zu Protesten von Bewohnern in den betroffenen Orten kommt. Die Autofahrer haben Stress, genauso wie die Anwohner an den Umgehungsstraßen.

Ähnlich reagieren kleine Blutgefäße, die an der Leber vorbeilaufen und es nicht gewohnt sind, eine so große Menge Blut zu transportieren. Sie bekommen Stress, müssen sich dehnen. Sie versuchen, der vermehrten Arbeit gerecht zu werden, für die sie bautechnisch, also anatomisch und physiologisch, gar nicht ausgelegt sind. Irgendwann können sie nicht mehr: Sie platzen. Passiert das, kommt es zu einer dramatischen Blutung, die häufig nicht zu stillen ist. Kommt die Blutung nicht zum Stehen, besteht keine Chance für den Patienten.

Was ich Ihnen vermitteln möchte: Alkohol ist eine Droge. Nicht selten eine tödliche. Aber der Krankheitsweg ist ein langer. Über viele Jahre besteht die Möglichkeit zur Umkehr. Viele Jahre lang ist unser Körper in der Lage, unter der Last der Droge nicht endgültig zusammenzubrechen.

Alkoholiker haben häufig nicht nur eine verfettete Leber, sondern auch vermehrte Fetteinlagerungen in anderen Organen wie etwa der Bauchspeicheldrüse oder sogar im Herz. Die Fetteinlagerungen in der Bauchspeicheldrüse können zusammen mit den in der Leber nicht ausreichend abgebauten Giftstoffen zu einer akuten oder einer chronischen Entzündung des gesamten Organs führen. Dabei schwillt die ganze Bauchspeicheldrüse an und kann sich bei einer schleichenden, chronischen Entzündung selbst verdauen. Eine chronische Bauchspeicheldrüsenentzündung ist ein schweres Krankheitsbild, verbunden mit starken Schmerzen. Eine Behandlung im Krankenhaus ist unumgänglich. Fetteinlagerungen im Herzen sind selten, kommen aber vor. Sie beeinträchtigen die Funktion und können zu einer Herzschwäche führen.

In Speiseröhre und Magen führt regelmäßiger Alkoholkonsum zu Entzündungen der Schleimhaut. Unser Magen bildet Säure. Das ist normal und für die Verdauung notwendig. Alkohol erhöht die Säurebildung im Magen. Damit kann unser Körper gut umgehen, jedoch nur bis zu einem gewissen Grad. Bildet der Magen immer wieder erhöhte Säuremengen, greift das irgendwann die Schleimhaut an. Weil sich nie vermeiden lässt, dass kleine Mengen der Magenflüssigkeit in die Speiseröhre zurückfließen, wird auch dort die Schleimhaut rot und wund. Anders formuliert: Sie entzündet sich. Betroffene merken das häufig durch Sodbrennen. Diese regelmäßige erhöhte Säurebildung führt schließlich zu Erbrechen. Ich habe mehrere Alkoholiker erlebt, die mir gestanden haben, dass sie jeden Morgen erbrechen müssen. Durch das Erbrechen fließt massiv Magensäure in die Speiseröhre zurück. Ist das der Fall, ist die Speiseröhre der Betroffenen nicht mehr einfach wund und gerötet und damit entzündet, sondern weist ausgeprägte Risse in der Schleimhaut auf, aus denen es natürlich blutet. Diese Risse in der Schleimhaut der Speiseröhre gelten als eigenständiges Krankheitsbild: das Mallory-Weiss-Syndrom. Die Blutungen in der Speiseröhre müssen oft künstlich gestillt werden. Dabei geht man – in der Regel unter Narkose – mit einem Endoskop über den Mund in die Speiseröhre bis an die Stelle der Blutungen und drückt die Blutung regelrecht ab.

Menschen, die regelmäßig Alkohol trinken, kann man ihren Alkoholkonsum oft genauso auf den ersten Blick ansehen, wie man bei Rauchern ihre Nikotinabhängigkeit erkennen kann. Sie haben häufig ein aufgedunsenes Gesicht mit sichtbaren Äderchen und zudem oft eine trockene, faltige Haut und vermehrt Pickel. Ein ganzes Sammelsurium an Ursachen ist verantwortlich für diese Veränderungen: Schwächung des Immunsystems, Beeinträchtigungen des Hormon- und Vitaminhaushaltes sowie veränderte Stoffwechselprozesse. Auch an anderen Stellen unserer Haut kann regelmäßiger Alkoholkonsum sichtbare Zeichen hinterlassen: etwa durch eine Rötung an den Handinnenflächen.[4]

## Fatales Duo: Alkohol und Nikotin

Rauchen erhöht das Risiko für diverse Krebsarten. Regelmäßiger Alkoholkonsum steigert ebenfalls die Wahrscheinlichkeit, eine Krebserkrankung zu bekommen. Häufig betroffen sind Brust, Bauchspeicheldrüse, Dickdarm, Kehlkopf und Speiseröhre.

Die Ärzte-Zeitung hat in einem Artikel aus dem Jahr 2015 von einer Forschergruppe aus Boston berichtet, die sich mit dem Thema Alkohol und Krebs beschäftigt. Eines der Ergebnisse der Untersuchungen war, dass Frauen schon bei einem geringen, täglichen Alkoholkonsum von einem bis zwei Gläsern Wein ein erhöhtes Risiko für Brustkrebs haben.[5] Warum Alkohol das Risiko für Krebserkrankungen erhöht, ist bis heute nicht klar. Eine Rolle scheint Acetaldehyd zu spielen, ein Zwischenprodukt beim Abbau von Alkohol in unserem Stoffwechsel, von dem ich bereits berichtet habe.

Wer regelmäßig Alkohol trinkt, raucht auch überdurchschnittlich oft. Alkoholiker sind sogar fast immer auch Raucher. Woher die häufige Kombination von regelmäßigem Alkoholkonsum und Nikotinabhängigkeit kommt, ist nicht eindeutig geklärt. Wahrscheinlich hängt es damit zusammen, dass dort, wo viel geraucht wird, oft auch Alkohol getrunken wird. Ich erinnere mich noch gut daran, dass einem früher in Diskotheken der Rauch oft regelrecht in den Augen brannte. Natürlich floss auch Alkohol in Strömen. Und ich bin mir sicher, dass der eine oder andere Alkoholiker dort seinen Einstieg in die Sucht gefunden hat. Ein anderes Erklärungsmuster geht davon aus, dass schlechte soziale oder psychologische Faktoren wie Einsamkeit oder Missbrauchserfahrungen oder auch immer wiederkehrende Enttäuschungen das Risiko für Abhängigkeiten erhöhen. Dabei ist es dann nebensächlich, um welche Form von Abhängigkeit es sich handelt. Nikotin und/oder Alkoholabhängigkeit sind in diesen Fällen nicht das eigentliche Problem, sondern das Symptom. Deshalb ist es auch so wichtig, bei der Entwöhnung insbesondere von Alkohol die Psyche mit zu behandeln. Ich würde noch weitergehen: Alkoholabhängigkeit kann ein Hilferuf sein. Das erschwert den Umgang mit Alkoholikern noch einmal, denn einerseits hilft man ihnen ja gerade nicht, wenn man sie deckt und ihnen gut zuredet, andererseits brauchen sie in besonderer Form Fürsorge. Einfacher und verständlicher wird das, wenn man sich die Entwöhnung von Alkohol wie einen Prozess über viele Jahre vorstellt. Dabei ist es wenig sinnvoll, mit der Behandlung der Psyche zu beginnen. Die kommt erst dann, wenn die körperliche Abhängigkeit überwunden ist.

Im Resultat: Rauchen ist ein Desaster. Alkohol auch. Die Kombination von beidem ist eine unbeschreiblich große Katastrophe. Das gilt besonders für das Risiko, an Krebs zu erkranken. Vor allem Speiseröhrenkrebs und Kehlkopfkrebs sind typische Krankheiten von Menschen, die rauchen und regelmäßig Alkohol trinken. Während Speiseröhrenkrebs auch bei Menschen auftritt, die weder rauchen noch regelmäßig Alkohol trinken, kommt Kehlkopfkrebs nahezu ausschließlich bei denjenigen vor, die sowohl regelmäßig zu Alkohol greifen als auch vom Glimmstängel abhängig sind.

## Angriff auf das Gehirn

Wer betrunken ist, kann nicht mehr richtig gehen, nicht mehr klar sprechen und schon gar nicht klar denken. Das gesamte Nervensystem ist unter Alkohol beeinträchtigt: das Gehirn, ebenso wie die Nerven, die aus dem Gehirn im Rückenmark nach unten ziehen und sich an verschiedenen Stellen in die diversen Regionen unseres Körpers aufteilen. Dieser Zustand der Beeinträchtigung des gesamten Nervensystems bei einem Betrunkenen bildet sich in aller Regel vollständig zurück. Wer regelmäßig Alkohol trinkt und dann auch noch in größerer Menge hat jedoch gute Chancen, seine Nerven nachhaltig zu schädigen. Ursache ist einmal mehr die toxische, also giftige Wirkung des Alkohols beziehungsweise seiner Abbauprodukte. Menschen, die viel Alkohol trinken, leiden zudem häufig an Vitaminmangel, besonders B-Vitamine fehlen ihnen. Die brauchen unsere Nerven aber. Dass Menschen, die viel Alkohol trinken, oft zu wenig B-Vitamine haben, hat mehrere Gründe: Wer viel trinkt, ernährt sich oft schlecht, nimmt also einfach zu wenig von den wertvollen Vitaminen mit der Nahrung auf. Andererseits ist aber gerade bei denjenigen, die mehr trinken, als ihrem Körper guttut, der

Bedarf an B-Vitaminen höher. Die B-Vitaminversorgung wird also von zwei Seiten in die Zange genommen: zu wenig Zufuhr einerseits bei erhöhtem Bedarf andererseits. Es kommt ein dritter Punkt dazu: Alkohol schädigt die Schleimhaut in Speiseröhre, Magen und Dünndarm. Die Dünndarmschleimhaut ist die Grenze zwischen Darminhalt und Blutkreislauf. Dort entscheidet sich, was aus dem Darm in unseren Körper gelangt. Ist die Schleimhaut beeinträchtigt, werden viele Dinge nicht in den Blutkreislauf und damit nicht in unseren Körper transportiert, eben auch die für Gehirn und Nerven so wichtigen B-Vitamine.

Sowohl durch die giftigen Substanzen des Alkohols beziehungsweise seiner Abbauprodukte als auch durch den Vitamin-B-Mangel können das Gehirn und die Nerven nachhaltig und unwiederbringlich Schaden nehmen. Die Schäden im Gehirn können von einfachen Denkstörungen bis hin zur Demenz gehen. Das sogenannte Korsakow-Syndrom etwa, eine schwere Schädigung des Gehirns, tritt typischerweise bei Menschen auf, die jahrelang zu viel Alkohol getrunken haben. Betroffene vergessen viele Dinge und können kaum noch neue Informationen aufnehmen. Menschen mit Korsakow-Syndrom bemerken ihr Defizit und versuchen ihre Denkstörung in Gesprächen mit anderen zu verbergen. Sie füllen ihre Denklücken mit erfundenen Dingen oder Geschichten aus. Das kann sogar fantasievoll wirken, fällt in aller Regel aber rasch auf. Unangenehm ist die sogenannte alkoholische Polyneuropathie. Betroffen sind vor allem Arme und Hände sowie Beine und Füße: Am Anfang treten oft Brennen oder Taubheitsgefühl auf. Die Folge sind Wadenkrämpfe und Gehstörungen. Schreitet die Erkrankung fort, kommt es zu unangenehmen Schmerzen, die dauerhaft mit Medikamenten behandelt werden müssen. Und das oft nur mit mittelmäßigem Erfolg.

Ich will Ihnen keine Angst machen, aber Alkohol ist eine Alltagsdroge, mit der Sie ausgesprochen verantwortungsvoll umgehen sollten. Und weil das Fatale ja eben darin besteht, dass das Gefühl für Verantwortung mit das Erste ist, was schon nach kleinen Mengen Alkohol verlorengeht, nehme ich noch einmal meinen Vorschlag auf, den ich am Anfang dieses Kapitels schon einmal gemacht habe: Trinken Sie in keinem Fall jeden Tag, auch wenn es nur ein oder zwei

Gläser sind. Bauen Sie jede Woche mehrere Tage ein, an denen Sie keinen Alkohol trinken, und bauen Sie in Ihr Leben zudem immer wieder Phasen ein, in denen Sie mehrere Wochen ganz ohne Alkohol auskommen.

## Schlapper Mann

Ich erinnere mich noch gut an ein Gespräch, das ich vor einiger Zeit mit einem Patienten geführt habe. Er beklagte sich darüber, dass er keine Erektion mehr bekommen könnte. 58 Jahre alt war er zu diesem Zeitpunkt. Dass er jeden Abend drei Flaschen Bier trank, war mir bekannt. Als ich ihm den Zusammenhang zwischen seinem regelmäßigen Bierkonsum und seiner Erektionsstörung erklärte, war er verstört. Aber es hat geholfen. Seine Bierabhängigkeit war schon lange ein Thema in unseren Gesprächen. Er hatte seine tägliche Trinkmenge bereits halbiert. Das Wissen um den Zusammenhang zwischen Bier und gestörter Erektion hat ihn dann so sehr motiviert, dass er vom Alkohol losgekommen ist. Seitdem er Bier und jeglichem anderen Alkohol abgeschworen hat, hat sich nicht nur seine Erektionsfähigkeit gebessert. Er ist ausgeglichener, hat fast zehn Kilogramm Gewicht abgenommen und ist beweglicher. Dass es zudem seiner Ehe genutzt hat, wird Sie jetzt möglicherweise schmunzeln lassen. Ich meine damit aber nicht nur sein Sexualleben, sondern die gesamte Atmosphäre in seiner Partnerschaft. Seine größere Ausgeglichenheit hat seine gesamte Beziehung liebevoller werden lassen. In jeder Hinsicht.

Frauen und Männer haben sowohl weibliche Geschlechtshormone als auch männliche. Natürlich in unterschiedlicher Menge. Bei Frauen überwiegen die weiblichen, bei Männern die männlichen. Die Geschlechtshormone werden ineinander umgewandelt (siehe Skizze): Aus Progesteron entsteht über zwei Zwischenschritte Testosteron, und aus Testosteron entsteht Östradiol. Östradiol gehört zusammen mit Östriol und Östron zu den Östrogenen, also zu den weiblichen Geschlechtshormonen. Verantwortlich für Geschwindigkeit und Menge der Umwandlung von Testosteron zu Östradiol ist ein Enzym: Aromatase. Genau dieses wird durch Alkohol aktiviert. Besonders durch Bier.

Wer regelmäßig Alkohol trinkt, bei dem wird vermehrt Testosteron in Östradiol umgewandelt. Das gilt für Frauen wie für Männer. Männer brauchen für eine stabile und letztlich im wahrsten Sinne des Wortes befriedigende Erektion ausreichend Testosteron. Trinken sie regelmäßig Alkohol und besonders Bier, haben sie nicht genügend von dem männlichen Geschlechtshormon und damit in der Konsequenz keine genügende Erektion.

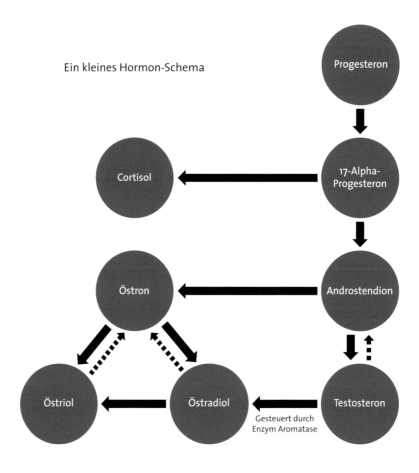

Ein kleines Hormon-Schema

Die vermehrte Umwandlung von Testosteron in Östradiol kann auch noch andere Folgen haben: Brustbildung und Fettansammlung im Bauch. Insbesondere die Brustbildung ist für Männer eine ausgesprochen unattraktive Vorstellung.

Frauen, die regelmäßig Alkohol trinken, haben gegenüber ihren nicht oder selten trinkenden Geschlechtsgenossinnen ein erhöhtes Risiko für Brustkrebs. Die meisten Brustkrebsarten sind sensibel für einen hohen Östrogenspiegel. Anders formuliert: Ein hoher Östrogenspiegel erhöht das Risiko für Brustkrebs. Und viel Alkohol erhöht die Menge an Östradiol und damit letztlich Östrogenen.

Die Wahrscheinlichkeit, an Brustkrebs zu erkranken, ist für Männer gering. Es ist aber bekannt, dass hoher Alkoholkonsum auch bei Männern das Risiko für Brustkrebs erhöht.[6] Auch hier spielen Östrogene eine wichtige Rolle. Um es noch einmal ganz deutlich zu machen: Männer, die regelmäßig trinken, besitzen mehr weibliche Geschlechtshormone als Männer, die wenig oder keinen Alkohol trinken. Sie haben nicht nur einfach mehr weibliche Geschlechtshormone in ihrem Stoffwechsel, sie haben zu viel davon. Und dafür zu wenig Testosteron. Mit allen Konsequenzen bis hin zu einem erhöhten Risiko für Brustkrebs. Für Frauen wie für Männer gilt: Halten Sie das Orchester ihrer Geschlechtshormone im Gleichgewicht.

Alkohol ist ein Genussmittel. Trinken Sie ihn – wenn überhaupt – nur hin und wieder!

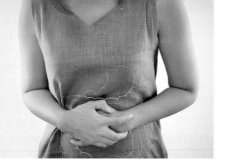

# Wenn der Darm Löcher hat ...

Immer wieder Bauchschmerzen, Blähungen, Durchfall oder Verstopfung – viele Menschen leiden unter diesen Beschwerden. Die Betroffenen glauben oft, dass sie etwas gegessen haben, das ihnen nicht bekommt. Und mit ihrer Vermutung liegen sie sogar meist richtig. Doch wie kommt man der eigentlichen Ursache derartiger Gesundheitsprobleme auf den Grund?

Der erste Weg sollte immer zum Hausarzt führen. Dieser untersucht den Patienten, tastet den Bauch ab, beklopft ihn eventuell, führt dann in aller Regel eine Ultraschalluntersuchung durch und nimmt Blut ab. Wenn die Ergebnisse unauffällig sind – was meist der Fall ist –, folgt eine Überweisung zum Magen-Darm-Spezialisten, dem Gastroenterologen. Möglicherweise bekommt der Betroffene noch den Tipp mit auf den Weg, Laktose, also Milchzucker, wegzulassen. Tatsächlich führt das in manchen Fällen schon zum Erfolg, denn Laktoseintoleranzen sind nicht selten (siehe auch Kapitel 17). Der Gastroenterologe führt eine Darmspiegelung durch. Erneut wird das Ergebnis bei den oben genannten Beschwerdebildern in den allermeisten Fällen unauffällig sein. Das beruhigt Arzt und Patient gleichermaßen, hilft aber nicht wirklich weiter, wenn die Beschwerden bestehen bleiben.

Damit wir uns an dieser Stelle nicht missverstehen: Genau diese Reihenfolge der Untersuchungen muss sein. Zunächst müssen Arzt und Patient sicher sein, dass keine Darmentzündung oder gar Schlimmeres vorliegt. Nur, wenn das gesichert ist, darf die Diagnostik nicht aufhören, denn richtig spannend wird es erst jetzt.

## Das Ökosystem Darm

Schauen wir uns den Darm einmal näher an, denn er spielt eine zentrale Rolle für unser körperliches und seelisches Wohlbefinden. Er ist unser größtes Kommunikationsorgan mit der Umwelt. Wenn er Probleme verursacht, beeinflusst das nachhaltig unsere Lebensqualität. Der Darm, der aus Dick- und Dünndarm besteht, hat eine Länge von etwa sieben bis acht Metern. Diese Länge erreicht er, weil er immer und immer wieder gefaltet ist und selbst in diesen Falten weitere Falten besitzt. Rund 400 Quadratmeter nehmen diese Auffältelungen, auch Zotten genannt, ein. Zum Vergleich: Die Hautoberfläche beträgt – abhängig von Körpergröße und -gewicht – „nur" 1,5 bis 2 Quadratmeter.

Alles, was wir über den Mund zu uns nehmen, kommt mit dem Darm in Berührung. Dort entscheidet sich, was im Körper verbleibt beziehungsweise ausgeschieden wird. Der Darm erfüllt also eine überaus anspruchsvolle Aufgabe, die für die Gesundheit des Menschen von entscheidender Bedeutung ist.

Wenn ich mich in meiner Sprechstunde mit Patienten darüber unterhalte, welche Teile das System Mensch steuern, dann nenne ich drei: Kopf, Herz und Darm. Im Kopf sitzt das Denkzentrum. Das Herz ist doppeldeutig zu verstehen: Einerseits ist es die Pumpe für unseren Kreislauf, andererseits verorte ich dort – wissenschaftlich nicht ganz richtig – unsere Seele. Und der Darm? Mehr als 100 Millionen Nervenzellen umhüllen ihn, ähnlich organisiert wie im Gehirn, weshalb man auch von Bauch- oder Darmhirn spricht. Nicht nur um ihn herum, sondern auch in ihm ist unglaublich viel Leben. Mehrere Billionen Bakterien sind in ihm zu Hause, eine unvorstellbar große Zahl von unterschiedlichen Völkern. Das Wissen um Darm und Darmflora, auch Mikrobiom genannt, ist im Fluss. Sicher ist aber heute schon: Je mehr verschiedene Bakterienarten im Darm leben, desto besser. Umgekehrt gilt: Je geringer die Vielfalt der Bakterien im Darm, desto ungünstiger und anfälliger ist die Darmgesundheit des Menschen und damit seine Gesundheit insgesamt. Die meisten Bakterien sind nützlich und sorgen für eine gesunde und stabile Darmflora. Aber natürlich kommen auch Bakterien mit negativem Effekt vor, sie werden jedoch in einer gesunden Darmflora von den nützlichen Bakterien in Schach gehalten.

Die Vielfalt oder Nicht-Vielfalt von Bakterien im Darm können wir beeinflussen. Und tun es auch, tagtäglich. Durch das, was wir essen und trinken, durch die Medikamente, die wir schlucken, ja sogar über unsere seelische Verfassung. Die Bakterienarten, die in unserem Darm leben können, sind nicht nur vielfältig, sondern auch unterschiedlich sensibel oder resistent. Leider ernähren und pflegen die meisten Menschen die resistenten Bakterien in ihrem Darm und vernachlässigen die sensiblen. Dies geschieht natürlich unbewusst. Das macht es aber nicht besser. Das Ökosystem Darm gerät deshalb immer häufiger aus den Fugen – und damit eine der wesentlichen Schaltzentralen für den ganzen Menschen.

## Medikamente „gegen das Leben"

Die Diskussion um Antibiotika hat mittlerweile eine kritische Öffentlichkeit gefunden. Gut so! Jahrelang habe ich in meiner täglichen Arbeit die Erkältungszeiten vor allem deshalb gefürchtet, weil mich die vielen Bitten um ein Rezept für ein Antibiotikum fast mürbegemacht haben. Mittlerweile hat sich aber etwas geändert: Über viele Jahre ist ein Großteil der Erkälteten davon ausgegangen, nur ein Antibiotikum könne helfen und sie wieder gesundmachen. Wenn ich die Gabe eines Antibiotikums tatsächlich für nötig gehalten habe, musste ich das nur selten erklären. Wollte ich aber keines verordnen, waren häufig lange Erklärungen nötig, um das zu vermitteln.

Heute ist es umgekehrt. Halte ich ein Antibiotikum für überflüssig, muss ich das nicht mehr lange begründen. Die meisten sind sogar froh, wenn sie keines nehmen müssen. Möchte ich hingegen eines einsetzen, bedarf es meist genauer Erklärungen. So herum gefällt es mir besser. Patienten sollen möglichst immer verstehen, warum etwas gemacht wird. Das gilt besonders beim Einsatz von Medikamenten und damit von Substanzen, die potenziell Nebenwirkungen haben. In einer modernen Medizin sind Arzt und Patient Partner. Eigentlich ist der Arzt ein Ratgeber. Nicht mehr und nicht weniger. Die Entscheidung über eine Therapie liegt immer beim Patienten. Lassen Sie sich deshalb genau erläutern, warum ein Medikament notwendig ist. Das gilt besonders für Antibiotika.

Der Begriff Antibiotikum kommt aus dem Griechischen: „Anti" heißt gegen und „bios" Leben, also „Gegen das Leben". Schon der Name verdeutlicht, dass mit diesen Präparaten vorsichtig umgegangen werden muss. Eine Therapie, die sich „gegen das Leben" wendet, muss gut begründet sein! Nicht zu vergessen: Antibiotika helfen nur gegen Bakterien, nicht gegen Viren. Das ist leicht erklärt: Antibiotika greifen immer in den Stoffwechsel von Lebewesen ein. Sie können also nur gegen Erreger wirken, die einen eigenen Stoffwechsel besitzen. Bei Bakterien ist dies der Fall, bei Viren jedoch nicht. Viren benutzen den Stoffwechsel menschlicher Zellen. Die meisten Infekte werden durch Viren verursacht. Dennoch kommen Antibiotika oft auch bei viralen Infekten zum Einsatz. Das ist schlichtweg Unfug! Die Präparate können nicht helfen. Ihre Nebenwirkungen entfalten sie natürlich dennoch. Und die sind gewaltig. Ein Antibiotikum ist nicht in der Lage zu unterscheiden, ob Bakterien nützlich sind oder ob es sich bei ihnen um Krankheitserreger handelt. Es vernichtet alles, was ihm in die Quere kommt. Im Darm hat es besonders bei den sensiblen Bakterien leichtes Spiel. Die resistenten können sich dem Medikament „gegen das Leben" oft erfolgreich widersetzen, die sensiblen nicht. Sie fallen ihm zum Opfer. Die Vielfalt der Bakterienarten im Darm reduziert sich. Je mehr und je häufiger Antibiotika zum Einsatz kommen, desto drastischer geschieht dies.

Ein Ökosystem funktioniert immer so, dass sich die unterschiedlichen Bewohner im Gleichgewicht halten. Etwas boshaft könnte man sagen: Sie halten einander gegenseitig in Schach. Nimmt eine Gruppe in ihrer Zahl übermäßig ab, nimmt eine andere übermäßig zu. Das Ökosystem gerät aus der Balance. Genau das passiert im Darm durch Antibiotika. Vergessen wir nicht: Sie werden schließlich eingesetzt, weil sie krankmachende Mikroorganismen abtöten oder am Wachstum hindern sollen.

Eigentlich gibt es keine guten oder schlechten Keime in unserem Darm. Gelangen die resistenten aber in die Überzahl, werden sie letztlich zu schlechten, zu Keimen, die die Darmgesundheit negativ beeinflussen. Und damit unsere Gesundheit insgesamt.

In manchen Fällen ist die Einnahme eines Antibiotikums unumgänglich. Sie sollten dann aber parallel ein Probiotikum nehmen, ein Mittel „für das Leben" Es enthält lebende Darmbakterien, die gesundheitsfördernde Eigenschaften besitzen.

## Gut ins Leben starten

Im Mutterleib und bis etwa neun Monate nach der Geburt besitzt jeder Mensch eine Leihimmunität. Das heißt: Säuglinge bekommen im Mutterleib über die Nabelschnur die Antikörper ihrer Mutter. Mit der Geburt beginnt sich dann das körpereigene Immunsystem zu entwickeln. Einmal wieder sind es an vorderster Front Bakterien, die dafür sorgen, dass das Baby eigene Abwehrkräfte zu bilden beginnt. Die ersten Bakterien, mit denen das Kind konfrontiert wird, kommen jedoch von der Mutter. Genau genommen, aus ihrer Scheide. Denn dort muss das Kind hindurch, wenn es auf natürlichem Weg das Licht der Welt erblickt. Die Natur hat es so eingerichtet, dass das Baby genau dort einen guten Teil der Bakterien schluckt.

Das mag für einen Nichtmediziner zunächst etwas gewöhnungsbedürftig klingen. Aber eine der Botschaften, die ich Ihnen vermitteln möchte, liebe Leserin und lieber Leser, ist, dass die Natur sich bei allem etwas gedacht hat. Nichts, was der Natur entspricht, ist unsinnig. Das ist – auch auf die Gefahr hin, dass ich mich wiederhole – eine der wesentlichen Lehren, die ich aus mittlerweile etwas mehr als 25 Jahren praktischer Medizin gezogen habe.

Die normale bakterielle Scheidenflora ist also die natürliche erste bakterielle Darmflora eines Menschen. Leider wird ein Drittel der Geburten in Deutschland heute mit Kaiserschnitt durchgeführt.[1] Für einen Kaiserschnitt gibt es medizinische Gründe. Beispielsweise, wenn ein Baby im Mutterleib nicht längs, sondern quer liegt. Leider entscheiden sich Mütter heutzutage oft auch dann für einen Kaiserschnitt, wenn er medizinisch nicht nötig ist. Viele Hebammen, Gynäkologinnen und Gynäkologen haben das Problem zwischenzeitlich erkannt und bestärken Schwangere, das Kind auf natürlichem Weg zur Welt zu bringen. Wohlgemerkt, sofern kein zwingender medizinischer Grund dagegen spricht.

Ein weiteres Problem für eine gesunde Darmflora von Geburt an sind Antibiotikatherapien bei der Mutter! Sie verändern nicht nur die Bakterienflora im Darm, sondern auch im Genitalbereich. Wenn also eine werdende Mutter wiederholt Antibiotika geschluckt hat, hat sie eine gute Chance auf eine veränderte Bakterienflora in ihrer Scheide. Sie wird diese dann an ihr Kind weitergeben.

Die Darmflora ist nicht nur durch Antibiotika gefährdet, sie wird auch durch das, was wir essen und trinken, beeinflusst. Das gilt für Erwachsene und ebenso für Kinder und besonders für Babys. Die von der Natur vorgesehene Nahrung für Babys ist Muttermilch, zumindest für einige Monate. Das Stillen hat viele Vorteile für Mutter und Kind. Es gilt heute als wissenschaftlich gesichert, dass Stillen die Bindung zwischen beiden fördert – und damit die psychische Gesundheit von Mutter und Kind.[2] Ebenso fördert es aber auch die körperliche Gesundheit, insbesondere die des Kindes. Die Muttermilch sorgt dafür, dass das Baby eine gute und gesundheitsfördernde Bakterienflora im Darm entwickeln kann. Manche Frauen können nicht stillen. Aber wenn immer möglich sollten Babys gestillt werden.

Wird ein Kind per Kaiserschnitt geholt oder kann eine Frau nicht stillen, ist es wichtig, die Entstehung einer möglichst optimalen Bakterienflora im Darm des Kindes zu fördern. Für diese Kinder gibt es Zusammenstellungen von lebenden Darmbakterien. Sollten Sie selbst betroffen sein, dann beraten Sie sich mit Ihrem Frauenarzt oder Ihrer Hebamme. Sollten Sie eine Bekannte oder Freundin haben, die ihr Kind per Kaiserschnitt zur Welt gebracht hat und/oder nicht stillen kann, dann sprechen Sie mit ihr darüber. Auch wenn Sie das Gefühl haben, dazu eigentlich nicht befugt zu sein. Es ist für das weitere Leben des Kindes so ungemein wichtig.

Die Lebens- und Ernährungsweise in unserer westlichen Welt sorgt in jedem Alter dafür, dass unser Ökosystem Darmflora eher im Ungleichgewicht ist, dass wir mehr von den resistenten Keimen und weniger von den sensiblen besitzen. Deshalb kann es in jedem Fall sinnvoll sein, einem Neugeborenen in den ersten 100 Tagen lebende Darmbakterien zu geben – auch wenn das Kind auf natürlichem Weg zur Welt gekommen ist und gestillt wird. Wird ein Kind von der Muttermilch Schritt für Schritt auf Breikost umgestellt, ist die Entwicklung der Darmflora noch nicht abgeschlossen. Und wieder werden die Bakterien im Darm des kleinen Kindes von dem ernährt, was das Kind isst. Einmal mehr gilt: Kaufen Sie nicht die mit Zucker vollgestopfte Industriepampe, kochen Sie selbst für Ihr Kind.

## *Wenn gesundes Essen krank macht*

Unser Darm funktioniert wie ein Sieb, zumindest an der Stelle, an der darüber entschieden wird, was aus der Nahrung in unseren Körper soll und was nicht. Die Guten ins Töpfchen, die Schlechten ins Kröpfchen. Das Töpfchen ist unser Körper, das Kröpfchen die Toilette. Unser Stoffwechsel ist darauf angewiesen, dass die Siebfunktion des Darms richtig funktioniert. Damit alle Bestandteile aus Essen und Trinken in unseren Körper gelangen, die uns Kraft, Lebensfreude und Abwehrstärke verleihen, und damit die Bestandteile, die uns schaden, ausgeschieden werden. Würde der Darm alles in den Körper weitergeben, was hineinkommt, wäre das fatal.

Natürlich ist die Tätigkeit des Darms sehr viel umfassender und komplizierter als ein Sieb. Die Löcher haben Ähnlichkeit mit Türen, die sich gut oder weniger gut schließen lassen. In der Fachsprache heißen sie *Tight Junctions*.[3] Auf der Darmwand befindet sich eine Schleimschicht, die quasi als Barriere unerwünschte Erreger oder Nahrungsbestandteile abwehrt, noch bevor diese überhaupt mit der Darmwand und damit auch mit den Tight Junctions in Berührung kommen. So wird verhindert, dass unerwünschte Dinge ins Blut gelangen. Diese Schleimschicht wird in regelmäßigen Abständen ab- und wiederaufgebaut, damit sie zuverlässig funktioniert. Für diesen immer wieder ablaufenden Ab- und Aufbauprozess sind einmal mehr Bakterien zuständig. Nach heutigem Wissen zwei: *Akkermansia muciniphila* und *Faecalibacterium prausnitzii* heißen die beiden Kameraden. Sie arbeiten Hand in Hand wie in einem Netzwerk. Der eine baut den Schleim ab, der andere wieder auf (siehe auch Kapitel 17). Beide ernähren sich von Ballaststoffen.

Damit unser Darm seine Siebfunktion optimal erfüllen kann, sind also eine abwehrstarke Schleimschicht und gut funktionierende Türen – Tight Junctions – unerlässlich. Bei vielen Menschen funktioniert jedoch das eine oder das andere nicht richtig, und oft genug auch beides nicht. Häufige Ursachen sind Stress, Medikamente und unsere westlich geprägte Ernährung mit viel Zucker und wenigen Ballaststoffen.

Gelangen Nahrungsbestandteile in unseren Körper, die dort nichts zu suchen haben, wird unser Immunsystem in Alarmbereitschaft versetzt. Antikörper machen sich auf den Weg und greifen die unerwünschten Eindringliche an. Sie können sich das durchaus als Kampf vorstellen. Die Bestandteile in der Nahrung, die die Hürde Darm nicht hätten passieren dürfen, sind Eindringlinge. Auf die stürzen sich die Antikörper und versuchen sie zu vernichten. Und wie so oft bei Kämpfen gewinnt derjenige, der mehr Krieger auf seiner Seite hat. Je mehr Eindringlinge, desto schwieriger wird es für unser Immunsystem. Je weniger Eindringlinge, desto leichter. Anders formuliert: Je stabiler die Schleimschicht auf der Darmwand und je besser die Funktionsweise der Tight Junctions, desto weniger müssen die Abwehrkräfte unseres Körpers arbeiten.

Kommt es zu diesen Abwehrreaktionen auf Teile unserer Nahrung, spricht man von Unverträglichkeiten. Das betrifft oft Nahrungsmittel, die häufig auf unserem Speiseplan stehen. Nahrungsmittelunverträglichkeiten haben eine Eigenart: Sie treten oft erst mit Verzögerung auf. Wenn Sie etwa eine Unverträglichkeit gegen Haselnüsse haben, kann es sein, dass die Immunreaktion erst mehrere Stunden nach dem Verzehr auftritt. Typische Beschwerden dieser Unverträglichkeitsreaktionen sind Blähungen, Blähbauch, Durchfall oder auch (selten) Verstopfung. In Fachkreisen werden diese Reaktionen auch „Allergie vom verzögerten Typ" genannt. Man kann sie im Blut messen. Dabei werden Antikörper bestimmt, sogenannte IgG4-Antikörper. Bestehen Nahrungsmittelunverträglichkeiten und werden diese sicher diagnostiziert, kommt es nach Weglassen der auslösenden Nahrungsmittel in aller Regel sofort zu einer Besserung der Beschwerden.

## *Gluten, der Klebstoff im Darm*

Gluten, das in einigen Getreidearten (Weizen, Roggen, Gerste, Dinkel, Emmer) vorkommt, ist etwas ganz Natürliches. Auch wenn es als Klebereiweiß bezeichnet wird, ist es kein reines Eiweiß, sondern eine Mischung aus Kohlenhydraten, Eiweißen und Fetten. Für die Backindustrie ist Gluten ein Segen, denn das Klebereiweiß sorgt dafür, dass Backprodukte in Form kommen und in Form bleiben. Wenn Sie so wollen, ist Gluten der Klebstoff, der Brot, Kuchen und Gebäck zusammenhält.

Dumm nur, dass Gluten seine klebende Wirkung nicht nur beim Backen entfaltet, sondern auch, wenn es in unseren Darm gelangt – und zwar an die Tight Junctions, den Türen zum Körper. In der Folge ist die Siebfunktion unseres Darms nicht mehr zuverlässig. Es kommen Nahrungsbestandteile in den Körper, die dort nicht erwünscht sind, und Antikörper machen sich bereit, die Eindringlinge zu vernichten. Gluten scheint aber auch in der Lage zu sein, unsere Darmflora negativ zu beeinflussen. Eigentlich ist die Lage also klar: Gluten ist schlecht und sollte gemieden werden. Wie so oft in der Medizin ist es aber doch nicht so einfach. Die jahrelange Diskussion über das scheinbar oder tatsächlich böse Gluten hat Forscher auf den Plan gerufen, die in Studien untersucht haben, ob Gluten bei Menschen mit Reizdarmsyndrom zu Reaktionen führt oder nicht.[4] Die Ergebnisse sind widersprüchlich. In jedem Fall kein Beweis dafür, dass Gluten für Menschen mit Reizdarmsyndrom ein Problem ist.

Gesichert hingegen ist der Zusammenhang zwischen Gluten und der sogenannten Zöliakie[5]: Dabei handelt es sich um eine Entzündung der Dünndarmschleimhaut, hervorgerufen durch Gluten beziehungsweise durch das Eiweiß Gliadin. Gliadin ist ein Bestandteil von Gluten.

Gesichert ist weiterhin, dass bei den IgG-4-Antikörpermessungen, also bei Allergien vom verzögerten Typ auf Nahrungsmittel, häufig Antikörper auf Gluten gemessen werden. Leiden Patienten unter Blähungen oder an einem Blähbauch und werden im Blut erhöhte IgG-4-Antikörper auf Gluten gemessen, bessern sich die Beschwerden in aller Regel, wenn Gluten zumindest eine Zeitlang nicht gegessen wird.

Was also tun mit dem widersprüchlichen Wissen? Mit dem Wissen, dass Gluten einerseits zu Verklebungen der Türen zwischen Darm und Körper führen kann und wahrscheinlich auch zu negativen Veränderungen der Darmflora, in Studien aber bisher der Beweis nicht erbracht werden konnte, dass das Klebereiweiß Magen-Darm-Beschwerden verschlechtern kann.

Menschen mit gesicherter Zöliakie müssen auf Gluten verzichten. Da gibt es keine Diskussion. Patienten mit unklaren Magen-Darm-Beschwerden sollten eine Darmdiagnostik mit Untersuchung ihres Stuhles durchführen lassen. Und möglichst auch einen Test auf

Nahrungsmittelunverträglichkeiten. Zeigen sich dabei erhöhte IgG-4-Antikörper, sollte Gluten ebenfalls gemieden werden. Zumindest für eine gewisse Zeit, das heißt drei oder vier Monate. Allen, die keine Magen-Darm-Probleme haben, empfehle ich, Gluten nicht jeden Tag, sondern nur hin und wieder zu essen. Weil in unseren Breitengraden Brot der Hauptlieferant für Gluten ist, erreichen Sie das, wenn Brot nicht jeden Tag auf Ihrem Speiseplan steht. Und weil Brot ohnehin nur sehr bedingt ein gutes Lebensmittel ist, machen Sie keinen Fehler, wenn Sie es nur hin und wieder essen. Und wenn, dann mit wenig oder ohne Gluten. Oder Sie backen selbst. Zu den glutenfreien Getreidesorten gehören Hirse, Amaranth, Buchweizen, Quinoa, Mais und Reis. Eine Sonderstellung hat Hafer, der eigentlich glutenfrei ist, jedoch oft mit anderen Getreidesorten „verunreinigt". Im Handel gibt es zudem glutenfreie Mehlmischungen für helles und dunkles Brot.

## Schwache Abwehr im Darm – entzündliche Darmerkrankungen und Darmkrebs

Reizungen im Darm infolge von Nahrungsmittelunverträglichkeiten sind unangenehm, und die Symptome können die Lebensqualität einschränken. Schwere entzündliche Darmerkrankungen, die mit ausgeprägtem Krankheitsgefühl, Fieber, blutigen Durchfällen und krampfartigen Bauchschmerzen einhergehen, sind glücklicherweise selten. Für die Betroffenen selbst sind immer wiederkehrende Konsultationen verschiedener Ärzte und Darmspiegelungen die Regel und manchmal sogar Krankenhausaufenthalte notwendig. In einigen Fällen muss sogar operiert werden.

Die Medizin unterscheidet zwei schwere entzündliche Darmerkrankungen: Morbus Crohn und Colitis ulcerosa.[6] Wie bei Nahrungsmittelunverträglichkeiten versetzen diese unser Immunsystem in Alarmbereitschaft, allerdings mit einer wesentlich größeren Dramatik.

Während bei Nahrungsmittelunverträglichkeiten (nur) Veränderungen in der Darmflora und Aktivitäten der Immunabwehr zu belegen sind, zeigen sich bei Morbus Crohn und Colitis ulcerosa zusätzlich mehr oder minder schwere Veränderungen an der Darmschleimhaut.

Dabei kann es sogar zu Ulzerationen kommen, also zu Verletzungen bis hin zu (kleinen) Kratern in der Schleimhaut. Die Behandlung der beiden schweren entzündlichen Darmerkrankungen ist langwierig, oft lebenslang. In aller Regel werden Medikamente benötigt, nicht immer dauerhaft, aber doch in mehr oder weniger regelmäßigen Abständen. Auch das Risiko für Darmkrebs ist erhöht.

Und die Ursache? Nicht bekannt. Man geht von mehreren Ursachen aus. Die genetische Veranlagung spielt ganz sicher eine Rolle. Zudem gibt es deutliche Hinweise darauf, dass Antibiotikatherapien zumindest das Risiko erhöhen, an Morbus Crohn zu erkranken. Anders formuliert: Es spricht viel dafür, dass eine gesunde Darmflora, eine kräftige Schleimschicht auf der Darmwand und ein starkes Immunsystem im Darm der beste Schutz gegen diese beiden chronischen Erkrankungen sind. Die Vermutungen sind, genau genommen, noch präziser: Es scheint nicht einfach irgendwie mit der Darmflora und dem Immunsystem im Darm zusammenzuhängen, sondern ganz präzise mit der Schleimschicht auf der Darmwand.[7] Das leuchtet auch ein, denn die Schleimschicht ist eine Barriere vor der Darmwand, vor den Türen, die den Darm mit unserem Körper verbinden. Die Schleimschicht schützt also die Darmwand und eben die Türen, die nur das durchlassen sollen, was in unseren Körper gehört.

Wenn man sich die Darmwand wie eine klassische Grenze zwischen zwei Staaten vorstellt, dann ist die Schleimschicht ein vorgelagerter Wachposten, der schon frühzeitig dafür sorgt, dass ungebetene Gäste gar nicht erst bis dorthin gelangen. Auf der Ebene unseres Körpers ist das eine kluge Einrichtung. Das Problem: Dieser vorgelagerte Wachposten ist bei vielen Menschen nur schwach besetzt. Und wenn ich von Wachposten spreche, dann meine ich einmal mehr Bakterien. Einer spielt nach heutigem Wissen eine wesentliche Rolle. Er ist Ihnen schon über den Weg gelaufen, als ich Ihnen erklärt habe, wie gesundes Essen krankmachen kann: *Faecalibacterium prausnitzii*. Bei Patienten mit schweren chronisch entzündlichen Darmerkrankungen ist er nach heutigem Wissen reduziert.[8] Bei Menschen, die unter Nahrungsmittelunverträglichkeit leiden, ist *Faecalibacterium prausnitzii* ebenfalls häufig vermindert. Und zudem sein Kamerad *Akkermansia muciniphila*.

Auch Darmkrebspatienten weisen eine veränderte Darmflora auf.[9] Sie merken, dass ich mich vorsichtig ausdrücke. Das liegt daran, dass die Erforschung unserer Darmflora und das eindeutige Wissen über die Zusammenhänge von gestörter Darmflora und so dramatischen Krankheiten wie chronisch entzündlichen Darmerkrankungen und Darmkrebs noch in den Kinderschuhen steckt. Dass es Korrelationen gibt, ist unzweifelhaft. Dass eine geschwächte Immunabwehr im Darm dabei eine wesentliche Rolle spielt, darf ebenfalls als klar gelten.[10] Unzweifelhaft ist zudem, dass eine hohe Diversität, also möglichst viele verschiedene Bakterienarten, günstig zur Vorbeugung sind. Welche Keime aber alle entscheidend dabei sind, wird sich erst in den nächsten Jahren zeigen. Und ich bin mir sicher, dass noch neue auftauchen werden, die bisher in der wissenschaftlichen Betrachtung keine oder allenfalls eine untergeordnete Rolle spielen.

Aber die Konsequenz sollte in jedem Fall lauten: Pflegen Sie Ihre Darmflora! Bei unserer westlichen Lebensweise mit viel Stress, einer ungünstigen Ernährung und dem schnellen Griff zu Medikamenten kann es auch kein Fehler sein, bei häufig wiederkehrenden Beschwerden die Darmflora untersuchen zu lassen. Für ein langes und gesundes Leben ist ein abwehrstarker Darm wesentlich.

## Die Abwehrschlacht im Körper

Kann der Darm seine Siebfunktion nicht mehr adäquat erfüllen, gelangen mögliche Keime und Erreger durch die Darmtüren in den Körper. Diese wirken dann als Antigene, also Substanzen, die unser Stoffwechsel als fremd erkennt und für potenziell gefährlich hält. Die Folge: Er schickt verschiedene Abwehrzellen los, welche die Antigene bekämpfen und vernichten sollen.

Mit Eindringlingen hat unser Körper ständig zu tun, und eigentlich ist er sehr erfolgreich darin, sie auszumerzen. Erfolg oder Misserfolg der Abwehr ist letztlich eine Frage dessen, wie viele Kämpfer bereitstehen. Je mehr Eindringlinge und je besser deren Nachschub, desto schwieriger wird es für unser Immunsystem und desto länger dauert die Auseinandersetzung zwischen Eindringling und Abwehr – also

Antigen (Erreger) und Antikörper (Gegenstück des Erregers). Beide bilden einen Antigen-Antikörper-Komplex, das heißt einen wirksamen Mechanismus zur Bekämpfung. Diese Komplexe fördern Entzündungen, denn solange ein Antigen-Antikörper-Komplex noch vorhanden ist, so lange ist das Antigen, also der Eindringling, nicht erfolgreich vernichtet. Sehen Sie mir bitte an dieser Stelle meine etwas martialische Sprache nach, aber es handelt sich nun mal tatsächlich um einen Kampf. Glauben Sie mir, Gewalt ist mir ein Gräuel.

Aber es hilft nichts: Zurück zum Kampf zwischen Eindringling und Abwehr, oder, um es etwas sanfter auszudrücken, zur Auseinandersetzung zwischen den beiden: Die Antigen-Antikörper-Komplexe bleiben natürlich nicht nur in den Blutgefäßen direkt hinter der Darmwand, sondern sie kursieren mit dem Blut im Körper, um an diversen anderen Stellen zu landen: an Gelenken, in der Haut, in der Bauchspeicheldrüse oder wo auch immer. Wenn der Nachschub an Antigenen also beständig ist, einen beträchtlichen Umfang hat und es für unsere Immunabwehr problematisch wird, alle Antigene zügig zu vernichten, können Erkrankungen an diversen Stellen auftreten.

Ja, der Darm spielt eine zentrale Rolle für das gesamte System Mensch. Ein Kollege von mir pflegt etwas süffisant zu sagen: Immer erst den Darm dichtmachen. Soll heißen, egal an welcher Erkrankung oder an welchen Beschwerden jemand leidet, der Darm gehört immer mit in den Fokus, wenn es um Diagnostik und Therapie geht. Das gilt besonders für chronische Krankheiten, für die sich scheinbar keine Ursache finden lässt.

Also: bei unklaren Gelenkbeschwerden bis hin zu Rheuma, bei Diabetes mellitus (insbesondere Typ 1), bei Schmerzen im Bewegungsapparat bis hin zu Fibromyalgie, bei Multipler Sklerose, bei Morbus Parkinson, bei Demenz oder auch erhöhtem Demenzrisiko (aufgrund familiärer Vorbelastung) oder einfach bei dem Wunsch, gesund und fit möglichst alt zu werden. Verstehen Sie mich bitte richtig: Ich bin nicht der Meinung, dass Sie für jedes Beschwerdebild oder für jede Krankheit die Erklärung im Darm finden. Aber ein Behandlungskonzept sollte gerade bei chronischen Krankheiten oder Beschwerden immer auf mehreren Beinen stehen. Und der Darm sollte in jedem Fall eines davon sein. Eben weil er so zentral ist.

90

## Nebel im Kopf

Die Kommunikation zwischen Darm und anderen Teilen unseres Körpers findet nicht nur über Blut und die vielen Blutstraßen unseres Organismus statt. Zwischen Darm und Gehirn gibt es ein zweites Straßengeflecht: Nerven beziehungsweise Nervenbahnen. Vor allem über das Rückenmark haben sie eine Verbindung zwischen Darm und Gehirn. Der Begriff Gut-Brain-Axis (Deutsch: Darm-Hirn-Achse)[11] hat sich unter Medizinern bereits eingeprägt. Dass es eine Verbindung zwischen Gehirn und Darm gibt, weiß der Volksmund schon lange: Für viele Menschen ist es selbstverständlich, dass ihnen Stress auf den Magen schlägt oder der Darm verrücktspielt. Und Schmetterlinge im Bauch kennt wohl jeder genauso gut wie die Entscheidung, die aus dem Bauchgefühl heraus getroffen wird.

Darmbakterien spielen nicht nur eine wichtige Rolle für unser Immunsystem, sondern auch für die Bildung einiger Hormone oder hormonähnlicher Substanzen: Serotonin und Dopamin gehören dazu, zwei Hormone, die hinsichtlich unserer Gefühle eine wichtige Rolle spielen. Serotonin wird auch als Glückshormon bezeichnet. Motivation, Konzentration, Lebensfreude und Energie hängen also – zumindest zum Teil – wesentlich von einer gesunden und vielfältigen Darmflora ab.

Depressionen und Erschöpfung bis hin zum Burn-out-Syndrom können ihre Ursache also nicht nur in einem stressigen Job, einer anstrengenden Ehe oder Beziehung, einem Eisen- oder Vitalstoffmangel oder einer Schilddrüsenunterfunktion haben, sondern auch in einer nicht gut gepflegten oder durch Antibiotika, Zucker oder anderes beeinträchtigten Darmflora. Auch der Begriff *Brain Fog*[12] etabliert sich. Etwas frei ins Deutsche übersetzt: Nebel in oder vor dem Gehirn. Einige Menschen haben genau das, das Gefühl, benebelt zu sein, nicht klar denken und handeln zu können. Betrunken sind sie dabei nicht. Natürlich ist das unangenehm und beeinträchtigt das Alltagsempfinden massiv. Auch bei diesen Patienten spielt eine einseitige Darmflora, der wesentliche Keime abhandengekommen sind, eine entscheidende Rolle. Die Blut-Hirn-Schranke, also die Grenze, die das Gehirn vor Entzündungserregern aus dem restlichen Körper schützen soll, ist ähnlich aufgebaut wie die Grenze zwischen Darm und Organismus. Ist die Grenze zwischen Darm und Stoffwechsel durchlässig, gilt das auch für die Grenze zum Gehirn. So werden Entzündungsprozesse, die aus den Antigen-Antikörper-Komplexen resultieren, auch auf unser zentrales Nervensystem übertragen und damit auf unser Gehirn.

Einmal mehr zeigt sich: Der Mensch ist als Ganzes zu betrachten. Selbst wenn man die Seele ausblendet und sich nur mit dem Körper beschäftigt. Niemals darf man sein Augenmerk nur auf einen Teil des Menschen richten, auf den Kopf, das Herz oder die Leber. Alles beeinflusst sich gegenseitig. Aber auch das ist nur ein Teil der Wahrheit: Die Ursache von körperlichen Beschwerden können an einer ganz anderen Stelle liegen als die Symptome. Oder auch an mehreren Orten. Ein guter Arzt wird immer das ganze System Mensch im Auge haben, in Diagnostik und Therapie. Der Darm ist eines der zentralen Organe, eine der ganz großen Schaltstellen in unserem Stoffwechsel. Gerade bei chronischen Beschwerden und Erkrankungen sollte er als mögliche Ursache immer mit bedacht werden.

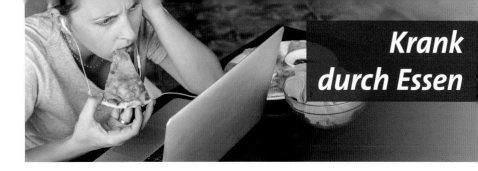

Gesundheit wird maßgeblich von unserer Ernährungsweise bestimmt. Ist diese gut, ausgewogen und setzt vor allem auf unverarbeitete Produkte, trägt sie wesentlich dazu bei, Krankheiten zu vermeiden. Eine Binsenweisheit, die in den Köpfen der Menschen längst angekommen ist, wie auch der Ernährungsreport 2019 dokumentiert.[1] Und trotzdem steigt die Zahl der Menschen mit Übergewicht, Herz-Kreislauf-Erkrankungen und Diabetes weiter an. Etwa elf Millionen Menschen sterben jährlich weltweit aufgrund ungünstiger Ernährung.[2] Wie passt das zusammen?

Der weit überwiegenden Mehrheit ist gesundes Essen wichtig. Immerhin 91 Prozent der für den Ernährungsreport Befragten gaben dies zumindest an. Doch wie so oft klaffen theoretisches Wissen und praktische Umsetzung weit auseinander. Auch wenn die Befragten sich ein bestimmtes, gesünderes Essverhalten wünschen beziehungsweise wissen, dass dies von gesundheitlichem Vorteil ist, heißt das noch lange nicht, dass sie im Alltag auch danach leben. Laut Ernährungsreport wissen Verbraucher, dass zu viel Zucker und zu viele schlechte Fette ungesund sind. 84 Prozent der Befragten sind beispielsweise dafür, Fertigprodukten weniger Zucker zuzusetzen, 68 Prozent plädieren für weniger Salz und weniger beziehungsweise keine Transfette in der Nahrungsmittelproduktion.

Die Antwort auf eine andere Frage aus dem Ernährungsreport 2019 macht ebenfalls stutzig: die Frage nach dem Lieblingsgericht. Danach stehen Fleischgerichte wie Braten, Schnitzel und Gulasch auf Platz eins. 33 Prozent der Deutschen bezeichnen das als ihre Lieblingsgerichte, also etwa jeder Dritte. An zweiter Stelle rangieren Nudelgerichte wie etwa Spaghetti Bolognese. Sowohl Fleisch also auch Spaghetti Bolognese sind unter dem Gesichtspunkt „gesundes Essen" aber sicher nicht der große Renner. Nur für jeden zehnten

Deutschen sind Salate und Gemüsegerichte Lieblingsessen. Sie landen somit auf dem letzten Platz. Als alter Fußballfan würde ich das als klaren Abstiegsplatz bewerten. Gleichzeitig scheint vielen die Problematik der Fleischproduktion und somit der Tierhaltung bewusst zu sein. Wahrscheinlich ist sich die Mehrheit auch darüber klar, dass ein hoher Fleischkonsum das Risiko für gesundheitliche Probleme und Krankheiten erhöht. Anders lässt sich nicht erklären, dass viele der Befragten gegenüber Alternativen zu Fleisch aufgeschlossen sind. 38 Prozent würden pflanzliche Fleischersatzprodukte kaufen. Doch wie sieht die Realität aus? In Deutschland gibt es nur etwa zehn Prozent Vegetarier oder Veganer. 2015 verzehrte jeder Deutsche im Jahr 66 Kilogramm Fleisch.[3]

Sicher ist, dass den Deutschen das Thema Essen am Herzen liegt. Ebenso sicher ist, dass sie sich gesund ernähren möchten. In meiner Praxis jedoch erlebe ich nahezu alltäglich, dass sie nicht unbedingt wissen, wie das geht beziehungsweise was das eigentlich heißt. Viele Menschen sind verunsichert, denn zu häufig sind Berichte und Informationen widersprüchlich. Zudem wurden einige Theorien und Lehren zur gesunden Ernährung im Laufe der Jahrzehnte mit Nachdruck propagiert, um dann wieder ins Gegenteil verkehrt zu werden.

## Im Dickicht der Nahrungsmittelzusätze

Zusatzstoffe in Lebensmitteln werden von Verbrauchern kritisch beäugt. Ein Blick auf die Zutatenliste verpackter Produkte hilft da nur wenig weiter, denn wer kennt sich schon aus mit den vielen kryptisch anmutenden Bezeichnungen und E-Nummern?

Lebensmittelzusatzstoffe stecken praktisch in allen Nahrungsmitteln, in denen die Industrie ihre Finger im Spiel hat. Aber Achtung: Fertiglebensmittel sind nicht etwa nur die Tiefkühlpizza oder die Lasagne in der Aluminiumbox, sondern schon das Brötchen oder das Brot, das Sie morgens essen, der Streichkäse, den Sie sich daraufstreichen oder die Käsescheibe, die Sie darauflegen. Nicht zu vergessen die Konfitüre, die allseits beliebte Creme aus Nuss-Nougat, die Quarkspeise oder das Fertigmüsli, um nur einiges zu nennen.

Sie können davon ausgehen, dass jedes Lebensmittel, das Sie essfertig kaufen, vor Zusätzen strotzt. Und das nicht nur, weil die Produzenten von Nahrungsmitteln Geld verdienen wollen, sondern auch, weil Konsumenten sich daran gewöhnt haben, perfekte Lebensmittel in Aussehen, Form, Farbe, Konsistenz und Geschmack zu bekommen.

Lebensmittelhersteller tun alles dafür, dass es den Verbrauchern schmeckt. Da muss der Erdbeerjoghurt wirklich nach Erdbeeren schmecken, auch wenn keine echten Früchte drinstecken. Je intensiver, desto besser. Auch Wurst, Käse und Fertigsaucen im Tetrapack sollen intensiv nach dem schmecken, was die Kunden erwarten. Also müssen Geschmacksverstärker hinein. Zudem soll es möglichst natürlich sein. Natürlich klingt so wunderbar harmlos, sogar gesund. Ein natürliches Erdbeeraroma lässt sich gut mit ein bisschen Hilfe von Bakterien und Pilzen aus Sägespänen herstellen. Wer wollte schon ernsthaft bestreiten, dass Sägespäne, Bakterien und Pilze nicht natürlich sind?[4]

So beginnt die Trickserei. Wer keine Lebensmittel mit Glutamat als Geschmacksverstärker kaufen möchte, achtet wahrscheinlich auf entsprechende Verpackungshinweise. In einem Lebensmittel mit dem Hinweis „ohne Glutamat" können aber andere Geschmacksverstärker wie Hefeextrakt oder Maisprotein drinstecken. Diese können wiederum mit Glutamat versetzt sein. Anderes Beispiel: Nahrungsmittel mit dem Hinweis „ohne künstliche Farbstoffe" können natürliche Farbstoffe enthalten. Das Kirschdessert beispielsweise mit der schönen dunkelroten Farbe, die für Kirschen so typisch ist, kann mit roter Bete farblich aufgepeppt werden. Es darf dann von sich behaupten, keine künstlichen Farbstoffe zu haben. Was ja auch stimmt. Rote Bete ist zweifelsfrei natürlich. Und sogar gesund. Bleibt aber dennoch ein Zusatzstoff, mit dem Sie in Ihrem Joghurt nicht rechnen.

Es ist ein Dilemma: Auf der einen Seite der Produzent von Lebensmitteln, der sein Produkt an die Frau und den Mann bringen will, auf der anderen Seite der Kunde, der möglichst ehrlich und gut informiert seine Lebensmittel kaufen möchte – dabei möglichst günstig, gut aussehend und so vorbereitet, dass die Zubereitung schnell von der Hand geht. Das ist die Quadratur des Kreises. Nicht zu lösen. Sie müssen sich entscheiden. Soll es schnell und möglichst billig sein? Oder sind Sie bereit, für Einkauf und Kochen mehr Zeit zu investieren und für

Lebensmittel – die den Namen „Mittel zum Leben" auch verdienen – etwas mehr zu zahlen? Vergessen Sie nicht: Viele Zusatzstoffe stehen im Verdacht, Allergien auszulösen und Krankheiten wie Asthma, Neurodermitis, Alzheimer oder sogar Krebs zu begünstigen. Um es auf einen Nenner zu bringen: Je weniger Fertigprodukte, desto besser.[5]

Lebensmittelzusätze werden in der Europäischen Union (EU) mit dem Zusatz E versehen. E steht für Europa. Und es werden immer mehr. Gab es 1993 in Deutschland 265 E-Nummern, sind es heute bereits über 320. Einige von ihnen sind harmlos, etwa Ascorbinsäure (E300), was nichts anderes als Vitamin C ist, oder Riboflavin, Vitamin B2 (E100). Andere sind bedenklich oder sogar sehr bedenklich, etwa Aluminium (E173), das mit neurologischen Erkrankungen wie Parkinson oder Demenz in Verbindung gebracht wird. Weil E-Nummern grundsätzlich einen schlechten Ruf haben, sind viele Hersteller dazu übergegangen, die chemischen Bezeichnungen der Zusätze anstelle der E-Nummern anzugeben. Mannit oder Grün S klingt für viele Verbraucher harmloser als E421 oder E142.

Wenn viele Nahrungsmittelzusätze bedenklich sind, stellt sich die Frage, warum beziehungsweise bis zu welcher Menge sie dennoch verwendet werden dürfen? Das Warum ist leicht beantwortet: Es ergibt sich aus den Anforderungen, die eine moderne Gesellschaft heute an Nahrungsmittel stellt: gutes Aussehen des Produktes, intensiver Geschmack, lange Haltbarkeit. Den Begriff moderne Gesellschaft verwende ich an dieser Stelle mit einem Augenzwinkern. Für mich ist klar: Unsere Ernährung muss sich wandeln. Weniger chemisch aufbereiteter, bunter und intensiv schmeckender Industriemüll, stattdessen natürliche, Kraft und Gesundheit spendende „Mittel zum Leben"! Eine wirklich moderne Gesellschaft ist in Zeiten des Klimawandels und der diversen Bedrohungen der Umwelt eine Gesellschaft, die vermehrt auf natürliche und möglichst wenig bearbeitete Nahrungsmittel setzt.

Bleibt noch die Frage zu beantworten, bis zu welcher Dosis Nahrungsmittelzusätze eingesetzt werden dürfen: Es wird in umfangreichen Tierversuchen getestet, bis zu welcher maximalen Menge für die Gesundheit des Tieres lebenslang keine negativen Folgen eintreten.

Hat man herausgefunden, ab welcher Menge man den Versuchstieren Schaden zufügt, teilt man diese Menge noch einmal durch 100. Als Airbag, wenn Sie so wollen. Einmal mehr müssen Tiere mit Leib und Leben für uns Menschen herhalten. Auch das kann ein Argument dafür sein, möglichst wenig Nahrungsmittel mit Zusatzstoffen zu kaufen.

Zusatzstoffe haben ganz unterschiedliche Funktionen:

- **Farbstoffe:** Sie sollen dem Nahrungsmittel eine appetitanregende Farbe geben. Kräftige Farben vermitteln den Eindruck, dass ein Lebensmittel gesund ist.
- **Konservierungsstoffe**: Verlängern die Haltbarkeit und bieten somit die Möglichkeit, dass das Nahrungsmittel lange Transportwege übersteht und länger verkauft werden kann.
- **Antioxidationsmittel**: Verhindern Reaktionen mit Sauerstoff und verlängern so die Haltbarkeit eines Produkts.
- **Verdickungsmittel**: Binden Wasser und verdicken beziehungsweise verfestigen somit Nahrungsmittel, wie zum Beispiel Eis, Pudding, Desserts oder Saucen.
- **Säuerungsmittel:** Verleihen Produkten einen sauren Geschmack. Sie werden auch zur Verlängerung der Haltbarkeit eingesetzt.
- **Geschmacksverstärker**: Intensivieren den Geschmack. Ständige (unnatürliche) intensive Geschmacksverstärker führen dazu, dass ein normaler Geschmack von beispielsweise Gemüse oder Obst als fade empfunden wird.
- **Süßstoffe**: Machen Nahrungsmittel künstlich süß.

Achtung: Die folgende Liste führt nur auszugsweise einige beispielhafte E-Nummern auf.[6] Eine vollständige Übersicht liefern zum Beispiel E-Nummern-Apps, zum Beispiel, codecheck, barcoo und Green Plaza.

## Farbstoffe, ab E100:

**E101 – Riboflavin:** Natürlicher Farbstoff. Es handelt sich um Vitamin B2. Gilt als unbedenklich. Findet in diversen Lebensmitteln Verwendung, zum Beispiel: Fleisch, Eier, Spinat, Süßwaren, Eis.

**E102 – Tartrazin:** Wird synthetisch hergestellt. Kann u. a. Allergien, Hautausschläge, Sehbeeinträchtigungen, bei Asthmatikern Atembeschwerden auslösen. Kommt in Schmelzkäse, Fischprodukten oder Pudding zum Einsatz, aber auch in Weinen oder anderen alkoholischen Getränken.

**E104 – Chinolingelb:** Wird chemisch aus u. a. Chinolin hergestellt, das u. a. in den USA und Norwegen verboten ist. Es steht unter Krebsverdacht, kann aber auch Allergien auslösen. Kommt vor in zum Beispiel Bonbons, Desserts, Speiseeis und alkoholischen Mixgetränken.

**E110 – Sunsetgelb:** Auch als Gelborange S bezeichnet. Wird künstlich hergestellt. Kann Allergien, Neurodermitis oder Asthma auslösen. Eine krebserregende Wirkung wird diskutiert und es wird zudem mit der Entstehung von Überaktivität bei Kindern assoziiert. Kommt in Knabbereien oder Fischersatzprodukten vor, aber auch in knallbunten Süßigkeiten, Energy-Drinks oder in Likören.

**E122 – Azorubin:** Chemische Herstellung. Roter bis kastanienbrauner Farbstoff. Kann Allergien, Atembeschwerden oder Hautausschläge auslösen. Wird mit Überaktivität besonders bei Kindern in Verbindung gebracht. Steckt beispielsweise in Konfitüren und in alkoholischen und nicht-alkoholischen Getränken wie Energy-Drinks.

**E131 – Patentblau V:** Wird künstlich hergestellt. U. a. in den USA verboten. Wird kaum oder gar nicht verdaut. Kann Aluminium enthalten, das im Verdacht steht, an der Entstehung diverser neurologischer Erkrankungen wie Demenz oder Parkinson beteiligt zu sein. In Süßspeisen oder in alkoholischen Getränken enthalten.

**E142 – Grün S:** Synthetische Herstellung. Steht im Verdacht, Alzheimer auszulösen. In Süßwaren oder Desserts enthalten.

**E151 – Brilliantschwarz BN:** Künstliche Herstellung. Kann Hautausschläge oder Allergien verursachen. Kommt in Süßwaren wie Lakritze vor oder in Fleisch- oder Fischersatzprodukten.

**E160A – Carotin:** Kann natürlich oder künstlich hergestellt werden. Kann als unbedenklich gelten.

**E163 – Anthozyane:** Natürlicher Farbstoff. Kommt in rotem und violettem Gemüse wie Heidelbeeren oder Brombeeren vor. Gilt als gesund, sogar krebsvorbeugend.

**E173 – Aluminium:** Steht im Verdacht, neurologische Erkrankungen wie Demenz oder Parkinson (zumindest mit-) verursachen zu können. Nur zugelassen für den Überzug von Kuchen, Backwaren oder Zuckerwaren.

Wenn Sie sich diese beispielhafte Liste der Farbstoffe durchgelesen haben, erkennen Sie, dass einige völlig unproblematisch sind wie zum Beispiel E101 oder E160A, einige sogar gesundheitsfördernd, zum Beispiel E163, andere aber höchst bedenklich.

## Konservierungsstoffe, ab E200:

**E200 – Sorbinsäure:** Kommt natürlicherweise in der Vogelbeere vor, wird in aller Regel aber synthetisch hergestellt. Gilt im Allgemeinen als unbedenklich, kann jedoch vereinzelt Allergien auslösen. Wird bei der Herstellung von Brot oder anderen Backwaren verwendet, ebenso bei der Herstellung von Käse oder Fischkonserven.

**E210 – Benzoesäure:** In einigen Obstsorten wie zum Beispiel Heidelbeeren natürlich vorkommender Stoff. In aller Regel aber synthetisch hergestellt. Kann beispielsweise Allergien auslösen, steht zudem im Verdacht, besonders bei Kindern das Überaktivitätssyndrom zumindest mit zu befördern. Wird zum Beispiel in Konfitüren, Marmeladen oder Gelees eingesetzt.

**E220 – Schwefeldioxid**: Wird u. a. als Gas oder schwefelige Säure eingesetzt. Kann Allergien, Übelkeit, Asthmaanfälle oder Kopfschmerzen verursachen. Wird zum Beispiel in Weinen eingesetzt oder in Fruchtsäften, Konfitüren und Senf.

**E226 – Kalziumsulfit**: Kann u. a. als Gas zugeführt werden. Kann zu Allergien, Niesanfällen oder Hautausschlägen führen. Steckt etwa in Weinen oder Bier, Trockenobst oder Konfitüre.

**E230 – Biphenyl**: Wird oft auf die Schalen von Zitrusfrüchten aufgebracht, um Schimmelpilzbefall zu hemmen. Kann Allergien auslösen.

**E234 – Nisin**: Ein Peptid (Verbindung aus mehreren Aminosäuren), das antibiotisch wirkt. Es ist unklar, ob es zu Resistenzen kommt. Steckt etwa in Käse und Schmelzkäse.

**E250 – Natriumnitrit**: Wird als Pökelsalz bei Fleischwaren verwendet, behindert den Sauerstofftransport. Für Säuglinge und kleine Kinder deshalb gefährlich. Insbesondere bei höheren Temperaturen über etwa 130 Grad Celsius können sich krebserregende Nitrosamine bilden. Ein Argument mehr gegen (behandeltes) Fleisch.

**E270 – Milchsäure**: Wird durch Milchsäurebakterien hergestellt. Für alle Lebensmittel ohne Mengenbegrenzung zugelassen. Gilt als unbedenklich.

**E280 – Propionsäure**: Natürlicher Stoff, der in Blauschimmelkäse enthalten ist. Kann bei Ratten im Vormagen Krebs erzeugen. Menschen haben jedoch keinen Vormagen. Steht zudem im Verdacht, Hyperaktivität (mit-) verursachen zu können. War zwischenzeitlich in Deutschland verboten. In (vor allem abgepacktem) Brot enthalten, aber auch in Kuchen oder Keksen.

## Antioxidationsmittel, ab E300:

**E300 – Ascorbinsäure**: Vitamin C! Unbedenklich, kann jedoch in Kombination mit Natriumnitrit (E250) Nitrosamin-Verbindungen bilden, die als krebserregend gelten. Steckt in Obst- und Gemüsekonserven, ebenso in Fruchtsäften oder Konfitüren.

**E306 – Tocopherol**: Vitamin E! Unbedenklich. Steckt etwa in Dressings, Desserts oder Kaugummis.

**E315 – Isoascorbinsäure**: Chemisch der Ascorbinsäure (Vitamin C, E300) ähnlich, jedoch synthetisch hergestellt. Keine Vitamin-C-Wirkung mehr. Wird zum Beispiel Fisch oder Fleisch zugesetzt.

**E330 – Zitronensäure**: Ursprünglich aus Zitronen extrahiert und ursprünglich harmlos. Heute jedoch synthetische Herstellung und kann den Zahnschmelz angreifen. In Limonaden, gesüßten Tees oder Eis zum Teil in großer Menge enthalten.

**E338 – Phosphorsäure**: In der Natur weit verbreitet. Bindet Kalzium, das für den Knochen wichtig ist. Viel Phosphorsäure bindet viel Kalzium. Das steigert das Risiko für Osteoporose. Cola strotzt vor Phosphorsäure. Deshalb sind die Colatrinker von heute (u. a.) die Osteoporose-Patienten von morgen.

**E343 – Magnesiumphosphat**: Salz der Phosphorsäure. Wird etwa für Puddings und Backmischungen verwendet.

**E385 – Kalzium-Dinatrium-EDTA**: Bildet Komplexe mit Schwermetallen. Wird vor allem für konservierte Produkte in Gläsern und Dosen verwendet. Insbesondere die Bindung der Schwermetalle ist problematisch, denn diese können diverse ungünstige Wirkungen haben – bis hin zu einem erhöhten Risiko für Demenz oder Parkinson. Nur für bestimmte Lebensmittel zugelassen wie emulgierte Saucen oder Konserven von Hülsenfrüchten, Weich- oder Krebstieren.

## *Verdickungsmittel, ab E400:*

**E400 – Alginsäure**: Stammt von Algen oder Bakterien. kann die Aufnahme von verschiedenen Mineralstoffen wie Eisen oder Zink behindern. Wird in Puddings, Gelees oder Backwaren eingesetzt.

**E406 – Agar Agar**: Stammt von Algen, kann die Aufnahme von verschiedenen Mineralstoffen behindern. Wird häufig Konfitüre, Gelee oder Joghurt zugesetzt.

**E416 – Karayagummi**: Wird aus der Rinde der Sterkulia-Pflanze gewonnen. Hat eine gelbildende Wirkung. Kann abführend wirken und die Aufnahme verschiedener Mineralstoffe behindern. Wird für Kuchen, Kekse oder Eierlikör verwendet.

**E420 – Sorbit**: Zuckeraustauschstoff beziehungsweise Süßungsmittel, das zu Durchfall führen kann. Findet u. a. in zuckerfreien Desserts, Kaugummis oder Süßigkeiten Verwendung.

**E421 – Mannit**: Zuckeraustauschstoff beziehungsweise Süßungsmittel. Kann abführend wirken. Findet u. a. in zuckerfreien Desserts, Kaugummis oder Süßigkeiten Verwendung.

**E425 – Konjak**: Entstammt einer Pflanze aus Asien, der Teufelszunge. Kann zu Blähungen oder Bauchkrämpfen führen. Wird in Glasnudeln verwendet.

**E442 – Ammoniumsalze**: Werden synthetisch hergestellt. Ob und wenn ja was für Beschwerdebilder ausgelöst werden, ist umstritten. Ausschließlich in Kakao- und Schokoladenprodukten enthalten.

**E450 – Diphosphate**: Werden synthetisch hergestellt, können die Aufnahme von Mineralstoffen wie Magnesium oder Eisen behindern. Können ggfs. Nierenschäden verursachen, werden auch als Mitverursacher von Verkalkungen in Blutgefäßen bewertet. Sind in Schmelzkäse enthalten, in Fleischwaren, aber auch in Desserts oder Eis.

**E452 – Polyphosphate**: Werden synthetisch hergestellt, können die Aufnahme von Mineralstoffen wie Magnesium oder Eisen behindern. Werden in Fleisch- oder Käseprodukten verwendet, aber auch in Desserts.

**E460 – Zellulose**: Wird aus Zellwänden von Pflanzen gewonnen. Ist ein Ballaststoff und regt somit die Verdauung an. Findet in Kaugummis, Saucen oder Tiefkühlprodukten Verwendung.

**E476 – Polyglycerin**: Wird chemisch hergestellt. Risiken sind unklar. Hat im Tierversuch Nieren- und Lebervergrößerungen verursacht. Zugelassen nur für bestimmte Nahrungsmittel wie Süßwaren oder Schokolade.

## Säuerungsmittel, ab E500:

**E500 – Natriumkarbonat**: Wird künstlich im Rahmen einer chemischen Reaktion aus Ammoniak und Kohlendioxid in einer Natriumchlorid-Lösung hergestellt. Gilt als unbedenklich. Wird bei der Herstellung von Schokolade, Brot oder Kuchen eingesetzt.

**E501 – Kaliumkarbonat**: Wird im Rahmen einer chemischen Reaktion aus Kalilauge und Kohlendioxid hergestellt. Gilt als unbedenklich. Kommt in Backpulvern, Schokolade oder Kakaoersatzprodukten zum Einsatz.

**E511 – Magnesiumchlorid**: Ein Magnesiumsalz. Gilt als unbedenklich. Wird beispielsweise für Tofu verwendet.

**E512 – Zinn-2-Chlorid**: Chlorid des Zinns. Kann vor allem in höheren Konzentrationen zu Übelkeit und Erbrechen führen und ist nur eingeschränkt zugelassen. Wird hauptsächlich verwendet, damit Spargel in Konserven oder Glaskonserven weiß bleibt.

**E520 – Aluminiumsulfat**: Wird chemisch aus aluminiumhaltigen Substanzen hergestellt. Siehe Hinweis bei E173, Aluminium: Steht im Verdacht, bei der Entstehung von neurologischen Erkrankungen wie

Parkinson oder Demenz eine Rolle zu spielen. Ausschließlich zugelassen für die Herstellung von Eiklar sowie von kandiertem, kristalli-
siertem oder glasiertem Obst oder Gemüse.

**E535 – Natriumferrocyanid**: Verbindung der Blausäure. Diese ist
in hohem Maße giftig, jedoch an Eisen gebunden, weshalb sie ihre
Giftigkeit verliert. Dennoch nur in geringer Menge zugelassen – nur
in Salz/Kochsalz.

**E553B – Talkum**: Wird synthetisch hergestellt. Gilt als unbedenklich. Wird vom Körper nicht aufgenommen und somit unverdaut
wieder ausgeschieden. Wird Würzmitteln, Kochsalz oder Scheiben-
käse zugesetzt.

**E574 – Glukonsäure**: Produkt, das natürlicherweise im menschlichen
Stoffwechsel vorkommt. Für die Herstellung als Säuerungsmittel wird
es aus Traubenzucker hergestellt. Kann auch aus genverändertem Mais
produziert werden. Gilt als unbedenklich, kann in höherer Menge
jedoch eine abführende Wirkung haben. Wird etwa in verarbeitetem
Obst oder Gemüse verwendet oder in Getränken oder Desserts.

**E585 – Eisen-2-Laktat**: Wird chemisch hergestellt. Gilt als unbedenklich. Wird zum Beispiel zum Schwarzfärben von Oliven verwendet.

### Geschmacksverstärker, ab E600:

**E620 – Glutaminsäure**: Wird synthetisch oder mithilfe von Mikroorganismen hergestellt. Kann das sogenannte China-Restaurant-
Syndrom, eine pseudoallergische Reaktion mit Taubheitsgefühl an
Nacken, Armen, Rücken, Herzrasen und Kopfschmerzen, hervorrufen. Glutaminsäure hat erheblichen Einfluss auf den Geschmack
von Nahrungsmitteln und kann dadurch über eine schlechte Qualität hinwegtäuschen. Vermutlich regt sie den Appetit an und gilt
insofern auch als Mitverursacher von Übergewicht. Versteckt sich
manchmal hinter anderen Begriffen wie Hefe oder Brühe. Sollte nur
selten gegessen werden. Kommt in Fertiggerichten wie Fisch, Fleisch,

Gemüse vor, auch in Tiefkühlprodukten, ebenso in Knabberwaren wie Chips.

**E623 – Kalziumdiglutamat**: Kalziumverbindung der Glutaminsäure. Kann ähnliche Symptome hervorrufen wie Glutaminsäure (E620). Wird Gewürzen, Suppen oder Saucen zugesetzt, aber auch Fleischprodukten oder Fertiggerichten.

**E627 – Dinatriumguanylat**: Natriumsalz der Guanylsäure. Gilt im Wesentlichen als unbedenklich, kann jedoch im Stoffwechsel zu Harnsäure umgewandelt werden. Dies leistet dann womöglich einer Gicht Vorschub beziehungsweise ist ungünstig, wenn bereits eine Störung der Nierenfunktion vorliegt. Wird vor allem in salzhaltigen Nahrungsmitteln wie Saucen, Würzmittel, Fertiglebensmittel verwendet.

**E640 – Glycin**: Ist eine Aminosäure und somit etwas Natürliches. Wird auch chemisch hergestellt. Versüßt Nahrungsmittel. Gilt als unbedenklich. Findet u. a. Einsatz in Fleischprodukten, Suppen oder Saucen.

## *Süßstoffe, ab E900:*

**E900 – Dimethylpolysiloxan**: Ein Silikonöl, das synthetisch hergestellt wird und das Aufschäumen von Nahrungsmitteln behindert. Gilt als unbedenklich, weil es unverändert wieder ausgeschieden wird, wird aber auch mit allergischen Reaktionen in Verbindung gebracht. Die Aufnahme ist nur beschränkt empfehlenswert. Wird bei der Herstellung von Konfitüren, Gelees, Kaugummis oder Süßwaren verwendet.

**E902 – Candelillawachs**: Pflanzliches Wachs zweier Pflanzen aus Mexiko. Wird unverändert wieder ausgeschieden und gilt als unbedenklich. Wird in Schokolade, anderen Süßwaren, Nüssen oder auch in Obst(speisen) verwendet.

**E927B – Carbamid**: Harnstoff. Im Urin enthalten, also natürlich. Gilt als unbedenklich. Wird u. a. in Kaugummis eingesetzt.

**E941 – Stickstoff**: Kommt in der Luft vor, somit natürlicher Ursprung und harmlos. Findet als Treibgas zum Schlagen von Sahne oder als Kältemittel Verwendung.

**E950 – Acesulfam**: Wird synthetisch hergestellt. Seit Jahren steht es im Ruf, Verursacher von Übergewicht zu sein. Hat ungünstige Wirkungen auf die Darmflora. Wird als künstlicher Süßstoff verwendet.

**E951 – Aspartam**: Chemische Herstellung. Sehr starke Süßwirkung, um ein Vielfaches höher als Zucker. Wird seit vielen Jahren immer wieder beschuldigt, Tumorerkrankungen, etwa im Gehirn, mit zu verursachen. Nachgewiesen ist das nicht. Die Studien zu Aspartam werden auch unter Experten bis heute heftig diskutiert. Wird auch mit der Entstehung von Fibromyalgie (chronische Schmerzerkrankung) in Verbindung gebracht, und auch eine appetitanregende Wirkung wird seit Jahren diskutiert. Beeinflusst die Darmflora in ungünstiger Weise. Wird als künstlicher Süßstoff verwendet.

**E952 – Cyclamat**: Chemische Herstellung. Sehr starke Süßwirkung, um ein Vielfaches höher als Zucker. Ähnlich diskutiert wie Aspartam. Wird mit der Entstehung von Krebskrankheiten in Verbindung gebracht. Das ist jedoch ebenfalls (wie bei Aspartam) nicht nachgewiesen. Auch die Diskussion um die appetitanregende Wirkung von Cyclamat ist nicht abgeschlossen. Beeinflusst die Darmflora in ungünstiger Weise. Wird als künstlicher Süßstoff verwendet.

**E953 – Isomalt**: Chemische Herstellung, halbe Süßkraft von Zucker. Kann abführende Wirkung haben und Blähungen verursachen. Wird vor allem in kalorienreduzierten Süßspeisen verwendet.

**E954 – Saccharin**: Erster chemisch synthetisierter Süßstoff, um ein Vielfaches süßer als Zucker. Steht (ebenfalls) seit Jahren im Verdacht, bei der Entstehung von Krebserkrankungen Mitverursacher zu sein. Auch beim Saccharin ist das jedoch nicht belegt. Das Gleiche gilt für eine appetitanregende Wirkung, die nicht eindeutig belegt ist. Wird in kalorienreduzierten Süßigkeiten verwendet, aber auch in Saucen oder Senf.

**E965 – Maltit**: Wird aus Maltose hergestellt. Auch gentechnische Herstellung möglich. Um ein Vielfaches süßer als Zucker. Kann zu Blähungen oder Durchfall führen. Wird vor allem in kalorienreduzierten Lebensmitteln verwendet.

**E967 – Xylit**: Kommt in vielen Pflanzen vor. Wurde früher aus Birkenholz hergestellt. Deshalb bis heute häufig als Birkenzucker bezeichnet. Kann auch gentechnisch hergestellt werden. Ähnlich süß wie Zucker. Gilt als unbedenklich, kann in größeren Mengen aber zu Durchfall führen. Wird in zuckerfreien Nahrungsmitteln wie Desserts, Eis, Kaugummi und Konfitüren verwendet.

**E999 – Quillajaextrakt**: Kommt in der Rinde des Seifenbaumes in Südamerika vor. Enthält Saponine, die giftig sind. War in Deutschland lange Zeit verboten. Wird ausschließlich in nicht-alkoholischen Getränken verwendet, die aromatisiert sind.

**E1440 – Hydroxypropylstärke**: Wird chemisch hergestellt aus Stärke und gilt als unbedenklich. Wird in vielen Nahrungsmitteln verwendet, etwa in Fertigprodukten, Tiefkühlkost, Desserts, Füllungen von Backwaren.

**E1519 – Benzylalkohol**: Kommt natürlicherweise in Jasminblütenöl vor, aber auch in Früchten oder Tabak. Wird für die Lebensmittelindustrie in aller Regel chemisch hergestellt. Kann allergische Reaktionen auslösen. Nur begrenzt zugelassen. Wird in alkoholischen Getränken (oft in Cocktails oder Likören) verwendet, aber auch in Backwaren.

Ich weise noch einmal darauf hin, dass diese Auflistung der diversen Nahrungsmittelzusätze unvollständig ist und lediglich Beispiele aufzählt. Auch die Angaben, in welchen Lebensmitteln die aufgeführten Nahrungsmittelzusätze enthalten sind, sind nur Beispiele. Ich habe sowohl unbedenkliche als auch mittel- und sehr bedenkliche Zusätze aufgeführt. Eben weil Nahrungsmittelzusätze nicht zwangsläufig bedenklich sind, ist es wichtig, die Angaben auf den Verpackungen zu lesen und sich dann bewusst für oder gegen ein Lebensmittel zu entscheiden.

## Bio oder konventionell?

Bio ist in. Gab es bis vor einigen Jahren in vielen Städten lediglich einen kleinen Bio- beziehungsweise Naturkostladen, der meist noch schlecht sortiert war, so haben dort heute sogar große Bio-Supermärkte ihren Platz. Das Angebot ist vielseitig und kann mit jedem anderen Lebensmittelsupermarkt in Konkurrenz treten. Mehr noch: Auch die herkömmlichen Märkte machen heutzutage in Bio. Kein Lebensmitteldiscounter kann es sich noch leisten, auf zumindest ein gewisses Sortiment an Bio-Lebensmitteln zu verzichten. Aber was macht Bio-Lebensmittel eigentlich aus?

Sie dürfen gentechnisch nicht verändert sein und müssen ohne den Einsatz von chemisch-synthetischen Pflanzenschutzmitteln oder Kunstdünger auskommen. Nur rund ein Sechstel der in konventionellen Lebensmitteln erlaubten Zusatzstoffe dürfen eingesetzt werden. Tiere dürfen in der Bio-Landwirtschaft in der Regel nicht mit Antibiotika und Wachstumshormonen behandelt werden, Tiertransporte nicht länger als sechs Stunden dauern. Zudem gibt es Regeln, was als Futter für Tiere auf Bio-Höfen erlaubt ist und was nicht.

Die Kriterien lassen Spielraum: Es sind immer noch viele Zusatzstoffe zugelassen. Die meisten von ihnen gelten als zwar unbedenklich, aber eben nur die meisten. Dazu gehören etwa Ascorbinsäure (Vitamin C, E300), Tocopherol (Vitamin E, E309), Lecithin (E322) oder Stickstoff (E941). Aber auch Zusatzstoffe wie Alginsäure (E400), Schwefeldioxid (E220) oder Nitritpökelsalz (E250), über die man durchaus streiten kann. Zudem sind Pflanzenschutzmittel wie beispielsweise das Insektizid Spinosad oder Guano erlaubt. Guano ist Vogelkot, der in großer Menge Stickstoff und Phosphor enthält. Als Tierfutter ist etwa Fischmehl zugelassen.

Weil die Definition für Bio-Lebensmittel beziehungsweise Bio-Landwirtschaft für Produzenten und Anbieter relativ viele Freiheiten zulässt, haben einige Anbieter eigene Richtlinien entwickelt, die wesentlich strenger sind. Dazu gehören Demeter, Naturland, Bioland oder Biokreis. Bei Lebensmitteln von Demeter sind nur 13 Lebensmittelzusatzstoffe erlaubt, Pflanzenschutzmittel wie Spinosad oder Guano sind nicht zugelassen, und die Tiere dürfen nicht mit Fischmehl gefüttert werden. Auch bei Naturland, Bioland und Biokreis sind Spinosad und Guano tabu, ebenso die Fütterung mit Fischmehl.

Bei Tiertransporten versuchen Demeter, Naturland, Bioland und Biokreis ebenfalls besser zu sein, als es die allgemeinen Bestimmungen für Bio-Landwirtschaft zulassen. Bei allen dürfen Tiertransporte höchstens vier Stunden dauern beziehungsweise nicht über mehr als 200 Kilometer gehen.

Bei Verbrauchern einen besonders schlechten Ruf haben Pestizide. Gern umschreibt man diesen Begriff mit Pflanzenschutzmitteln, das klingt schon viel netter. Wer sollte etwas gegen den Schutz von Pflanzen haben? Pestizide werden chemisch hergestellt. Sie sollen Lebewesen vernichten, die als schädlich gelten. Schädlich für die Pflanzen. Tatsächlich handelt es sich bei Pestiziden um Lebewesen-Vernichter oder Schädlingsbekämpfungsmittel. Klar ist: Wenn Lebewesen wie Schnecken, Läuse oder andere Pflanzen bedrohen, die für die Produktion von Nahrungsmitteln notwendig sind, müssen die Landwirte ihnen zu Leibe rücken. Die Frage ist nur wie?

Pestizide werden mit dafür verantwortlich gemacht, dass in den letzten 30 Jahren die Anzahl der Insekten um etwa 70 Prozent zurückgegangen ist. Sie wirken zum Teil als Nervengifte und werden immer wieder an den Pranger gestellt, auch bei Menschen giftige Wirkungen hervorzurufen. In Frankreich ist ein Zusammenhang zwischen dem Einsatz von Pestiziden und der Nervenkrankheit Parkinson offiziell anerkannt, und bei französischen Weinbauern ist Parkinson als Berufskrankheit akzeptiert.[7]

Ebenso diskutiert wird ein Zusammenhang zwischen der Entstehung von Krebserkrankungen und dem Einsatz von Pestiziden. Auch in der Bio-Landwirtschaft wird mit Schädlingsbekämpfungsmitteln gearbeitet, aber nicht mit chemisch-synthetischen, sondern mit natürlichen. Man setzt Bakterien, Viren oder Pilze ein oder verwendet natürliche Pflanzengifte, mit denen sich Pflanzen selbst schützen. Als problematisch gelten Kupfer und Schwefel. Beide kommen in der Bio-Landwirtschaft zum Einsatz. Kupfer ist ein Schwermetall, das sich im Boden anreichert, Schwefel kann bei manchen Menschen zu Hautallergien oder Niesattacken führen.

Die entscheidende Frage ist, ob Bio-Lebensmittel gesünder sind als Lebensmittel aus konventioneller Produktion. Die Frage lässt sich nicht einfach mit einem Ja oder Nein beantworten. Gesund heißt, dass das Risiko sinkt, schwere Erkrankungen wie Parkinson, Demenz, Herzinfarkt oder Krebs zu erleiden. Gesund heißt auch, die Chance zu erhöhen, in einem möglichst guten Zustand möglichst alt zu werden. Gesund heißt schließlich, mit möglichst viel Energie und Freude durch den Alltag zu gehen. Einen Zusammenhang zwischen diesen Kriterien und der Ernährung zu messen, ist schwierig. Chronische Krankheiten wie Demenz oder Krebs entstehen durch jahrzehntelange Prozesse. Dass Ernährung, Sport und positive Lebenshaltung für die Krankheitsvorbeugung und ein langes Leben eine große Rolle spielen, ist unumstritten. In welcher Größenordnung sie das tun, wissen wir nicht. Noch schwieriger ist eine exakte Angabe darüber, welche Inhaltsstoffe in Nahrungsmitteln, welche Rückstände oder welche Art der Herstellung von Bedeutung sind und in welchem Maße.

Klar ist heute, dass die Medizin umdenken muss. Es gibt eben nicht den Krankmacher oder den Gesunderhalter. Es spielen viele Einflüsse eine wichtige Rolle für die Frage: gesund oder krank. Dass macht Studien schwieriger. Diese zeigen vor allem dann zuverlässige Ergebnisse, wenn ein Kriterium mit einem anderen verglichen werden kann. Das ist zwar einfach, wird dem komplexen System Mensch aber nicht gerecht.

Zurück zur Frage, ob Bio-Lebensmittel gesünder erhalten als Lebensmittel aus konventioneller Produktion. Ich beantworte die Frage anders: Obst und Gemüse aus Bio-Landbau enthalten mehr sekundäre Pflanzenstoffe als die vergleichbaren Produkte aus der konventionellen Landwirtschaft. Die positiven Wirkungen von sekundären Pflanzenstoffen auf unsere Gesundheit sind bekannt (siehe auch Kapitel 20). Bio-Lebensmittel haben deutlich weniger Schwermetalle als Lebensmittel aus der konventionellen Landwirtschaft und sie weisen kaum Pestizide auf.[8] Tierische Lebensmittel aus der Bio-Landwirtschaft haben ein günstigeres Fettsäuremuster als die aus der konventionellen. Wenn man den Gehalt an sekundären Pflanzenstoffen, Schwermetallen und Rückständen an Pestiziden sowie ein günstigeres oder weniger günstiges Fettsäuremuster als ein Kriterium für die Wertigkeit von Lebensmitteln nimmt, dann sind Bio-Lebensmittel höherwertig. Deshalb sind sie meist teurer.

Ob ein Mensch gesund bleibt oder krank wird, hängt von mehreren Kriterien ab. Die Ernährung ist dabei ein Kriterium von mehreren. Ganz sicher ein wichtiges. Sie machen keinen Fehler, zumindest einige Nahrungsmittel in Bio-Qualität zu kaufen. Besonders Gemüse und Obst sollten bio sein.

## Fleisch – weniger ist mehr!

Wer sich die Frage stellt, ob das Essen von Fleisch in Ordnung ist, und auch in der Menge, in der es aufgenommen wird, sollte folgende Aspekte berücksichtigen:

1. Fleischkonsum und Gesundheit.
2. Fleischkonsum und Tierhaltung sowie Tierverarbeitung.

Im Januar 2019 erschien in der international hoch angesehenen medizinischen Fachzeitschrift *Lancet* ein Artikel, der sich kritisch mit der Produktion und dem Konsum von Fleisch auseinandersetzte.[9] Die immerhin 37 Autoren des Artikels schreiben, dass verarbeitetes rotes Fleisch das Risiko für einen vorzeitigen Tod durch Herz-Kreislauf-Erkrankungen erhöht. Zu den Herz-Kreislauf-Erkrankungen gehören zum Beispiel Herzinfarkte. Die Autoren werteten verschiedene Studien aus. Auch das Risiko, einen Schlaganfall zu erleiden oder an Diabetes zu erkranken, steigt danach umso mehr, je mehr bearbeitetes rotes Fleisch verzehrt wird.

Zu rotem Fleisch gehören Lamm, Rind und zum Teil Schwein. Verarbeitet wird es beispielsweise zu Wurst, Würstchen, Gehacktem, marinierten Grillwaren und Frikadellen. Die Autoren stellen fest, dass nicht verarbeitetes rotes Fleisch das Risiko für einen vorzeitigen Tod an Herz-Kreislauf-Erkrankungen leicht erhöht. Sie verweisen auf zwei Studien, in denen nicht nur verarbeitetes, sondern auch nicht verarbeitetes rotes Fleisch das allgemeine Sterberisiko ansteigen lässt – also das Risiko für den vorzeitigen Tod. Nicht verarbeitetes rotes Fleisch ist beispielsweise ein unbehandeltes Steak, das Sie sich zu Hause selbst in der Pfanne zubereiten.

Seit Jahren wird rotes Fleisch immer wieder in Zusammenhang mit einem erhöhten Risiko für Darmkrebs gebracht. Auch hier herrscht unter Experten Einigkeit: Verarbeitetes rotes Fleisch erhöht das Risiko.[10] Der Zusammenhang zwischen dem Konsum von nicht verarbeitetem roten Fleisch und einer erhöhten Wahrscheinlichkeit für Darmkrebs ist nicht ganz so klar. Warum (besonders) verarbeitetes rotes Fleisch das Krebsrisiko steigert, ist nicht eindeutig geklärt. Am wahrscheinlichsten ist, dass das Eisen im Fleisch im Darm in Substanzen umgewandelt wird, die Entzündungen fördern und auf diese Weise die Krebsgefahr. Die gleichen Substanzen entstehen auch bei Zubereitungen, bei denen Fleisch in direktem Kontakt mit einer Flamme kommt, etwa beim Grillen. Zu diesen Substanzen gehören zum Beispiel sogenannte polyzyklische aromatische Kohlenwasserstoffe. Im Klartext: Rotes Fleisch ist ganz sicher kein gesundheitsförderliches Nahrungsmittel. Wurst sollten Sie möglichst ganz meiden oder allenfalls nur sehr selten essen. Auf keinem Fall jeden Tag. Und auch wenn es viele Deutsche und Österreicher nicht gern hören: Grillen Sie nur selten, oder zumindest nur selten Fleisch.

Aber was ist mit weißem Fleisch, also Geflügel oder Fisch? Weder Geflügel noch Fisch scheinen die Gefahr für Herzinfarkt, Schlaganfall, Krebserkrankungen oder vorzeitigen Tod zu erhöhen. Wenn ich ehrlich bin, möchte ich an dieser Stelle aber lieber schreiben: Lassen Sie aus gesundheitlichen Gründen auch die Finger von Geflügelfleisch. Ich finde die Art, in der die gefiederten Tiere gehalten werden, erbärmlich und die Masse ihrer Produktion grauenvoll. Zur Wahrheit gehört aber, dass der Genuss des Fleisches gesundheitlich als unbedenklich gilt. Das erstaunt etwas, weil in keiner Zucht und in keiner Mast so häufig Antibiotika eingesetzt werden wie in der von Geflügel. Das Wachstum antibiotikaresistenter Keime wird auf diese Weise massiv gefördert. Diese Keime können auch auf den Menschen übertragen werden. Und schließlich gehört zur Wahrheit, dass es gesünder ist, Schwein, Rind und Lamm durch pflanzliche Lebensmittel zu ersetzen als durch Geflügel und Fisch.

Tierhaltung ist ein Thema, das in der Öffentlichkeit immer wieder für Aufsehen sorgt und sehr emotional diskutiert wird. In der Tat ist die Menge an Fleisch, die allein in Deutschland jeden Tag produziert wird, erschreckend. Im Jahr 2018 wurden in deutschen Schlachthöfen

56,6 Millionen Schweine geschlachtet.[11] Diese stammten sowohl aus inländischer wie auch aus ausländischer Zucht. Diese unvorstellbare große Menge an Tieren muss bis zur Schlachtung auch gehalten und ernährt werden. Deshalb sind die Umstände der Tierhaltung oft problematisch, der Platz, auf dem die Tiere leben, klein.

Der Tierarzt und Autor Matthias Wolfschmidt schreibt in seinem Buch „Das Schweinesystem", dass viele der Tiere krank sind: „Nach einer an drei Schlachthöfen durchgeführten Untersuchung kam die Münchner Ludwig-Maximilian-Universität 2015 zu dem Befund, dass 90 Prozent der knapp 1000 begutachteten Mastschweine aus konventioneller Haltung an chronischen schmerzhaften Entzündungen ihrer Gelenke an Vorder- und Hinterläufen litten."[12]

Aber auch Tiere auf Bio-Höfen sind oft krank. Die Frage nach Gesundheit oder Krankheit bei Mastvieh hängt nicht von konventioneller oder Bio-Haltung ab, sondern von der Führung des Hofes. Nur: Woran wollen Sie das als Verbraucher erkennen? Sie werden im Zweifelsfall Ihren Fleischer fragen. Der wird Ihnen – wahrscheinlich selbst davon überzeugt – sagen, dass er nur Fleisch von Höfen kauft, auf denen die Tiere gesund sind. Wenn es aber wissenschaftliche Untersuchungen braucht, um zuverlässige Antworten zu bekommen, können Sie sicher sein, dass Ihr Fleischer nur vermuten kann, dass schon alles in Ordnung sein wird. Wir Menschen wollen im Zweifelsfall ein gutes Gefühl haben, Ihr Fleischer beim Einkauf seiner Ware und Sie beim Kauf Ihres Fleisches.

Glauben Sie mir: Kein Tier möchte geschlachtet werden, egal ob es auf einem Bio-Hof oder auf einem konventionellen Hof gelebt hat. Sie können sicher sein, dass Ferkel und Kälber spielen und toben möchten, genauso wie kleine Katzen oder Hunde. Ausgewachsene Schweine oder Kühe wollen sich frei bewegen. Auch wenn viele Landwirte bemüht sind, die Bedürfnisse ihrer Tiere zumindest zum Teil zu befriedigen und ihnen ihr kurzes Leben einigermaßen erträglich zu machen, so bleibt es doch immer Stückwerk. Schließlich können Sie hundertprozentig davon ausgehen, dass kein Schlachttier zusammen mit vielen Leidensgenossen über Stunden, manchmal über Tage in einem Lkw oder auf einem Schiff transportiert werden möchte. Wer einmal den Stress erlebt hat, den ein Hund oder eine Katze bei der vergleichsweise harmlosen Fahrt zum Tierarzt hat, wie der Stress des Tieres sich dann im Wartezimmer und schließlich während der Untersuchung ins Unermessliche steigert, der bekommt eine Ahnung davon, wie dramatisch die Atmosphäre für Tiere auf ihrem Transport in den Tod sein muss. Schweine sind ähnlich sensibel und intelligent wie Hunde. Ich möchte nicht wissen, wie viele von ihnen allein durch den Stress während des Transportes sterben.

Die Süddeutsche Zeitung zitiert in einem Artikel[13] vom 13. Februar 2019 die Tierschützerin Iris Baumgärtner von der Animal Welfare Foundation (AWF). Baumgärtner hat Transporte begleitet, mit Lastwagenfahrern und Polizei gesprochen und beobachtet, wie Transporter tagelang am bulgarisch-türkischen Grenzübergang Kapikule bei 40 Grad Celsius Hitze warteten: „Die Tiere stehen oft tagelang in Transportern und dürfen nicht raus, oft bekommen sie auch nichts zu trinken", so Baumgärtner. Nicht selten legen Transporte Strecken von 5000 Kilometern und mehr zurück, zum Beispiel von Spanien bis Litauen – eine Tortur, die viele Tiere nicht überleben.

Ein besonders erbärmliches Leben führen Masthühner, wie Mattias Wolfschmidt in seinem Buch ankreidet: „... werden in der Europäischen Union Jahr für Jahr unvorstellbare fünf Milliarden Masthühner geschlachtet ... In Hallen ohne Tageslicht, die kleiner sind als Fünfzig-Meter-Schwimmbecken, leben bis zu 40.000 Tiere ... Die Vögel dämmern auf einer Fläche vor sich hin, die pro Tier kaum größer ist als ein halbes Din-A4-Blatt ..."[14] Wir Europäer essen vor allem das Brustfleisch der Hühner, weshalb die Tiere so gezüchtet werden, dass die beiden Brustmuskeln besonders stark ausgeprägt sind. Das führt bei vielen zu Haltungsstörungen, die ganz sicher mit Schmerzen verbunden sind. Wahrscheinlich verstehen Sie jetzt besser, warum ich auch von Geflügelfleisch abrate.

Ich erlaube mir noch einen weiteren Gedanken: Nahrung soll uns Kraft und Energie schenken. Es mag etwas spirituell klingen, aber für mich ist nicht vorstellbar, dass Lebewesen, die vor ihrem Tod Angst und Leid in zum Teil dramatischem Ausmaß erfahren haben, in verarbeiteter Form bei uns Menschen gute Dinge bewirken. Ganz im Gegenteil: In meiner Vorstellung essen wir den Stress und die Schmerzen mit, die die Tiere zum Teil schon bei der Haltung, ganz sicher aber auf ihrem Transport zum Schlachtbetrieb und unmittelbar vor der Schlachtung erleiden.

Auch aus Gründen der Tierhaltung in dieser unvorstellbaren Größenordnung muss sich an unserem Essverhalten etwas ändern. Und bei Fleisch ist eben nicht Bio-Fleisch statt konventionellem Fleisch die Lösung, sondern weniger Fleisch. Oder gar keines. An dieser Stelle schließe ich Geflügel und Fische mit ein. Positiv übrigens: Der Fleischkonsum in Deutschland und Österreich geht seit Jahren zurück. Langsam, aber beständig![15]

Wir können es drehen und wenden, wie wir wollen: Tierproduktion, Tierhaltung und Tiervernichtung haben eine katastrophale Dimension angenommen. Verantwortung trägt jeder: für sich, seinen Körper, für die Welt, in der wir leben, und meines Erachtens auch für die anderen Kreaturen auf diesem Planeten.

## Die Diskussion ums Salz

Eine gute Versorgung mit Vitaminen und Mineralstoffen ist die Voraussetzung für starke Abwehrkräfte, Energie und Lebensfreude. Ein Hauptdilemma unserer heutigen Ernährung besteht darin, dass die weit überwiegende Mehrzahl der Menschen in Deutschland, Österreich und anderen EU-Ländern deutlich weniger der so wichtigen Vitamine und Mineralstoffe aufnimmt als noch vor etwa 100 Jahren. Lange Transportwege, häufig noch längere Lagerung, Verarbeitung in Fertiglebensmitteln und Zubereitungsformen wie Kochen oder Braten machen besonders Vitaminen, aber auch Mineralstoffen den Garaus. Einer der wenigen Mineralstoffe, von dem wir moderne Menschen allerdings mehr aufnehmen als unsere Vorfahren, ist Natrium. Allein das macht es verdächtig. Natrium steckt vor allem in Salz.

Natrium zieht Wasser an. Das ist ein Naturgesetz. Wer mehr Salz isst, hat also mehr Wasser in seinem Körper, vor allem in seinen Blutgefäßen. Mehr Wasser in den Blutgefäßen heißt mehr Volumen, und mehr Volumen in den Blutgefäßen heißt höherer (Blut-)Druck. Anders formuliert: Wer mehr Salz isst, hat eine höhere Wahrscheinlichkeit für Bluthochdruck als jemand, der weniger Salz isst. Dass ein hoher Blutdruck das Risiko für Herzinfarkt und Schlaganfall erhöht, wird heute von niemandem mehr ernsthaft infrage gestellt (siehe auch Kapitel 14).

Wer mehr Salz isst, sollte demnach also nicht nur mit höherer Wahrscheinlichkeit Bluthochdruck bekommen, sondern auch ein größeres Risiko für Herzinfarkt oder Schlaganfall haben. Doch so eindeutig ist das nicht. Mehrere Studien fanden keinen Zusammenhang zwischen einem höheren Salzkonsum und einem größeren Risiko für Herzinfarkt oder Schlaganfall.[16] Das gilt zumindest für einen Salzkonsum, wie er in Deutschland oder Österreich gang und gäbe ist. In einem Land wie Japan, wo der Salzkonsum deutlich höher liegt, gibt es einen nachweisbaren Zusammenhang zwischen einem Mehr an Salz und einer höheren Wahrscheinlichkeit für Schlaganfall.

Dieser unklare Zusammenhang zwischen der Menge an aufgenommenem Salz und dem Risiko für Herzinfarkt und Schlaganfall führt seit Jahren zu hitzigen Debatten in der Fachwelt. Die Deutsche Hochdruckliga und damit die deutsche Expertenkommission für Bluthochdruck bleibt bis heute bei ihrer Empfehlung, nicht mehr als sechs Gramm Salz pro Tag zu sich zu nehmen.[17] Das entspricht ungefähr einem gestrichenen Teelöffel voll Salz. Aber Vorsicht: Viele Lebensmittel wie Wurst, Käse und sogar Brot sind bereits gesalzen, und das oft nicht zu knapp. Wir nehmen also auch verstecktes Salz zu uns.

Auf den Punkt bringen kann man es folgendermaßen: Ja, Salz lässt den Blutdruck ansteigen, und ja, Salz erhöht das Risiko für Herzinfarkt und Schlaganfall, möglicherweise aber erst ab einer Menge, wie sie in Deutschland und Österreich bei einer normalen Ernährung ungewöhnlich ist. Unabhängig davon machen Sie keinen Fehler, nur moderat zu salzen und stattdessen für zusätzlichen Geschmack etwa frische Kräuter oder andere Gewürze zu verwenden.

In einem anderen Punkt herrscht unter Experten Einigkeit: Kalium senkt sowohl Blutdruck als auch das Risiko für Herzinfarkt und Schlaganfall. Kalium steckt in großer Menge in Gemüse und Obst. Ich komme noch einmal auf eine Herzensangelegenheit von mir zurück: Wer weniger Fleisch isst, kann in aller Regel gar nicht anders und muss mehr Gemüse essen. Wer viel Gemüse isst, isst viel Kalium. Und dass Kalium Ihr Risiko für Bluthochdruck, für Schlaganfall und Herzinfarkt reduziert, wissen Sie jetzt!

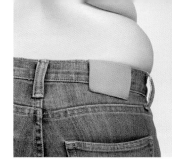

# Übergewicht: ein Hindernis auf vielen Ebenen

Dicke Menschen werden im besten Fall belächelt. Über sie wird ungeniert der Kopf geschüttelt, ihnen werden ungebetene Ratschläge erteilt, und im schlimmsten Fall werden sie gemobbt beziehungsweise diskriminiert. Auch Ärzte verhalten sich Übergewichtigen gegenüber oft genug in herabwürdigender Weise. Von Betroffenen höre ich des Öfteren, dass sie sich von Medizinern nicht ernst genommen fühlen. Als noch schlimmer empfinden übergewichtige Menschen es, wenn Ärzte im Gespräch Therapien mit dem Hinweis auf ihr zu hohes Gewicht ablehnen. Sätze wie: „Nehmen Sie erst einmal 20 Kilo ab, dann können Sie wieder zu mir kommen" oder „Sie sind ja auch viel zu schwer" sind sehr verletzend.

Unsere Gesellschaft bildet sich etwas auf ihre Toleranz anderen Menschen gegenüber ein. Man veranstaltet Diskussionen und Talkshows, wenn irgendwo eine Minderheit scheinbar oder tatsächlich benachteiligt wird. Für übergewichtige Menschen gilt das nicht. Auch der Ahnungsloseste darf ungestraft über sie „ablästern". Es überrascht mich dabei immer wieder aufs Neue, dass selbst Dicke oft über andere Dicke herziehen, die noch schwerer sind als sie selbst. Es gibt unter Betroffenen kaum Solidarität und Verständnis.

Natürlich ist Übergewicht ein Problem, zuallererst für die Betroffenen selbst. Aber die Ursachen sind vielschichtig, nur wenigen ist das klar. Die meisten glauben, ein Dicker müsse einfach nur weniger essen, sich besser disziplinieren, dann würde er ruckzuck Pfunde verlieren. Auch Mediziner erliegen diesem Irrtum. Selbst Betroffene denken oft, sie müssten nur mehr Disziplin aufbringen und besser verstehen, was sie essen dürfen und was nicht. Spätestens an dieser Stelle wird das Problem zur Katastrophe. Wer glaubt, er müsse nur mehr Disziplin aufbringen und besser verstehen, was gut für ihn sei, sägt an seinem Selbstbild. Das ist die Realität von vielen Übergewichtigen. Sie halten sich selbst für schuldig, unfähig, disziplinlos und dumm.

Dabei liegt das eigentliche Problem oftmals auf der seelischen Ebene: Unser Körper ist unser Kleid, das die Natur uns geschenkt hat. Bei übergewichtigen Menschen wird dieses Kleid zum Schutzpanzer. Natürlich gelingt es mit Hungerkuren, Gewicht zu verlieren. Aber der Mensch, dieses faszinierende, komplizierte und komplexe Konstrukt, besteht eben nicht nur aus Körper, sondern auch aus Seele. Und beide greifen wie zwei Waggons eines Zuges ineinander. Selbstverständlich beeinflussen sie einander auch gegenseitig. Wenn die Seele einen Panzer um den Körper braucht, dann holt sie ihn sich. Da können die Betroffenen hungern, wie sie wollen.

Übergewicht, oder wie Ärzte es nennen, Adipositas, ist eigentlich eine Riesenchance für eine ganzheitliche Medizin, also für eine Medizin, die den Menschen nicht nur als Gallenblase, Leber, Herz oder Wirbelsäule betrachtet, sondern als Ganzes. Organe, Bewegungsapparat und Seele beeinflussen einander immer gegenseitig. Immer! Nie ist nur die Leber krank oder die Wirbelsäule oder die Seele. Immer ist der ganze Mensch betroffen.

Wenn wir über den Gesundheitsräuber Übergewicht reden, müssen wir also von Körper und Seele sprechen. Wir fangen mit dem Körper an, mit einem Hormon. Mit dem Hormon, das im Zentrum der Gewichtszunahme steht.

## Insulin – lebenswichtig, aber mit „Nebenwirkungen"

Dass das Insulin den Zucker in die Zellen transportiert, habe ich Ihnen bereits zu Beginn dieses Buches erklärt, als es um den Zucker ging. Ist er in den Zellen angekommen, wird er verarbeitet. Das passiert über drei Stoffwechselwege. Sie können sich diese wie drei Drehscheiben vorstellen, die ineinandergreifen. Was am Ende rauskommt, ist Fett (siehe auch Grafik Seite 243). Anders formuliert: Steckt man oben Zucker rein, kommt unten Fett raus. Körperfett.

Insulin ist für die drei Stoffwechselwege das Schlüsselhormon, sozusagen der Motor. Das heißt: Erst Insulin sorgt dafür, dass sich die Drehscheiben in Bewegung setzen. Ohne Insulin könnten diese Stoffwechselwege nicht ablaufen. Aus diesem Grund ist das Hormon lebenswichtig.

Essen wir Zucker oder andere Kohlenhydrate und unser Körper würde kein Insulin ausschütten, würde der Zuckerspiegel in unserem Blut immer weiter ansteigen. Es würde zu massiven Flüssigkeits- und Elektrolytverschiebungen kommen und schließlich zu Koma und Tod. Insulin sorgt also dafür, dass dieses Desaster nicht passiert.

Insulin hat aber auch einige unangenehme Eigenschaften: Die ungünstigste für Menschen, die abnehmen möchten, besteht darin, dass Insulin das einzige Hormon ist, dass den Fettabbau im Körper blockiert. Es verriegelt die Fettzellen regelrecht. Je mehr Insulin im Körper kursiert, desto schlechter gelingt es abzunehmen. Weil die Ernährung in der westlichen Welt massiv zucker- und kohlenhydratreich ist, haben viele Menschen den ganzen Tag über einen hohen Insulinspiegel in ihrem Blut. Zum Frühstück gibt es Brot oder Brötchen, oft mit Konfitüre oder Honig bestrichen. Dann geht es den Tag über weiter mit Schorle, zwischendurch Snacks, die immer in großer Menge Zucker enthalten, einem Mittagessen, das ebenfalls zu einem Gutteil aus Kohlenhydraten besteht, oft noch einen süßen Nachtisch bietet, am Nachmittag Kekse oder Kuchen und einem Abendessen, das im deutschsprachigen Raum vielfach als Abendbrot das Kohlenhydrat sogar im Namen führt.

In den Körpern von Übergewichtigen befindet sich mehr Insulin als in denen schlanker Menschen. Der Körper von schwer übergewichtigen Menschen schwimmt sogar regelrecht in Insulin. Je mehr der Körper in Insulin schwimmt, desto leichter und schneller nimmt er weiter zu.

Fassen wir zusammen: Insulin beeinflusst das Gewicht über zwei Wege ungünstig: Zum einen sorgt es dafür, dass aus Kohlenhydraten und Zucker Körperfett wird, zum anderen verriegelt es die Fettverbrennung. Erfolgreich abnehmen kann nur derjenige, dem es gelingt, seinen Insulinspiegel abzusenken. Das geht über das Einsparen von Kohlenhydraten und vor allem von Zucker.

Doch was ist Normalgewicht, und wo fängt das Übergewicht an? Die Antwort darauf ist nicht so leicht. Entscheidend ist die Menge Fett in Ihrem Körper, vor allem das Fett, das im Bauch sitzt. Es ist besonders stoffwechselaktiv und begünstigt das Risiko für Herz-Kreislauf-Erkrankungen und Stoffwechselstörungen.

Ihr Bauchumfang ist ein guter Anhaltspunkt: Als Frau sollte Ihr Bauchumfang unter 88 cm liegen, im Optimalfall unter 80 cm. Als

Mann sollte Ihr Bauchumfang unter 102 cm liegen, im Optimalfall unter 94 cm. Sie messen am besten morgens. Legen Sie das Maßband mittig zwischen unterster Rippe und Oberkante des Hüftknochens an. Das ist meistens etwa auf Höhe des Bauchnabels.

Wahrscheinlich kennen Sie den Body-Mass-Index (BMI). Dieser wird bis heute zur Beurteilung von Normal- oder Übergewicht eingesetzt. Er wird berechnet aus Körpergröße und Gewicht (Körpermasse in Kilo geteilt durch Körpergröße in Metern zum Quadrat). Damit hat er zwei entscheidende Nachteile:

1. Die Menge an Körperfett wird nicht berücksichtigt. Die ist aber wesentlich.
2. Die Menge an Bauchumfang und damit an Bauchfett wird schon lange nicht berücksichtigt. Die ist jedoch entscheidend. Deshalb können Sie den Body-Mass-Index vergessen.

## Insulin verriegelt Fettzellen und fördert Wachstum

Der menschliche Körper besteht – vereinfacht gesagt – aus Wasser, Muskeln, Fett, Knochen, inneren Organen und Darminhalt. Wer dauerhaft schlanker werden und bleiben möchte, muss Körperfett loswerden. Es geht also nicht einfach darum, Gewicht zu verlieren, sondern es kommt entscheidend darauf an, dass das Richtige weniger wird: Fett. Körperfett. Für unseren Stoffwechsel ist die Körperfettabnahme ganz einfach. Der letzte Stoffwechselweg in der Kaskade von Kohlenhydraten zu Fett muss ganz einfach umgedreht werden. Das ist dann die Spaltung von Fett und damit der Abbau dieser ungeliebten Körpersubstanz. Diese Umkehr des letzten Stoffwechselweges, also die Fettspaltung, funktioniert nur, wenn kein oder kaum Insulin vorhanden ist. Ist Insulin in nennenswerter Menge im Blut, blockiert es diesen Schritt. In der Medizin beziehungsweise in der Biochemie spricht man von der antilipolytischen Wirkung von Insulin. Und, Insulin ist das einzige Hormon in unserem Körper, das antilipolytisch wirkt, also dafür sorgt, dass das Fett in den Depots bleibt. Auf Deutsch: Insulin ist das einzige Hormon, dass unsere Fettzellen verriegelt, kein Fett aus den Zellen rauslässt.

Wer Körperfett verlieren möchte, muss also so essen, dass er, über den Tag verteilt, möglichst selten Insulinanstiege in seinem Blut hat. Insulin steigt immer dann an, wenn wir Kohlenhydrate zu uns nehmen: Also Reis, Nudeln, Kartoffeln, Brot, Süßes, aber auch einige Obstsorten wie Weintrauben, Kirschen oder Birnen treiben den Insulinspiegel nach oben.

Je schneller ein Kohlenhydrat vom Mund über Magen in den Dünndarm und von dort aus ins Blut gelangt, desto schneller und höher steigt das Dickmacherhormon Insulin an. Kohlenhydrate, die besonders schnell im Blut sind und einen hohen Insulinanstieg bewirken, sind zum Beispiel Säfte, Softdrinks, aber auch Apfelschorle, Zucker, Konfitüre, Honig. Kohlenhydrate, die mittelschnell vom Mund bis ins Blut gelangen und somit einen Insulinanstieg haben, der etwas weniger schnell und steil ist, sind etwa Nudeln, Kartoffelpüree, weißer Reis, Weißbrot, Weißmehl. Kohlenhydrate, die langsam ins Blut gelangen und einen geringen Insulinanstieg zur Folge haben, sind beispielsweise Natur- oder Vollkornreis, Nudeln al dente, Vollkorngetreide, Beerenobst, viele Apfelsorten oder Gemüse aller Art.

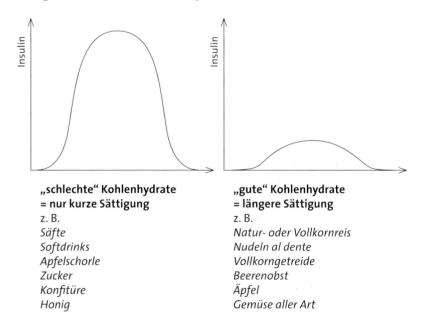

„schlechte" Kohlenhydrate
= nur kurze Sättigung
z. B.
*Säfte*
*Softdrinks*
*Apfelschorle*
*Zucker*
*Konfitüre*
*Honig*

„gute" Kohlenhydrate
= längere Sättigung
z. B.
*Natur- oder Vollkornreis*
*Nudeln al dente*
*Vollkorngetreide*
*Beerenobst*
*Äpfel*
*Gemüse aller Art*

Wenige Insulinspitzen haben Sie, wenn Sie viele Ballaststoffe zu sich nehmen, viel Obst und Gemüse, Eiweiße, (gute) Fette und Kohlenhydrate, die nur langsam vom Mund bis in den Dünndarm und dann ins Blut gelangen.

Insulin hat noch andere unangenehme Eigenschaften: Es ist ein Wachstumshormon. In der Fachsprache spricht man von anabol. Sie haben sicher schon einmal im Zusammenhang mit Sport den Begriff *Anabolika* gehört, der meist vereinfachend mit Dopingmitteln gleichgesetzt wird. Wie auch immer: Insulin wird in der Tat auch zum Dopen benutzt.

Krebserkrankungen entstehen aus dem unkontrollierten Wachstum normaler Zellen. Wenn Insulin ein Wachstumshormon ist, kann es möglicherweise auch Krebserkrankungen verursachen. Darüber wird seit vielen Jahren geforscht und heftig diskutiert. In der Tat haben Übergewichtige ein höheres Risiko für beispielsweise Brustkrebs, Darmkrebs, Magenkrebs oder Bauchspeicheldrüsenkrebs.[1] Ob dieses höhere Risiko in jedem Fall mit dem Zuviel an Insulin zusammenhängt, ist unklar. Zudem sind Ernährungsempfehlungen, die in der Vorbeugung und begleitenden Behandlung von Tumorkrankheiten effektiv sind, immer Ernährungsformen mit wenig Kohlenhydraten und Zucker, sodass nur wenig Insulin benötigt wird.[2]

## Insulin – Herz, Nieren und Blutdruck leiden mit

Wir sind mit unserem Ritt durch die schlechten Wirkungen des Insulins noch nicht am Ende angelangt: Insulin kann die Pumpfunktion des Herzens verschlechtern, also das vollständige Sich-Zusammenziehen des Herzmuskels. Es stimuliert direkt das Dickenwachstum von Teilen der Herzmuskulatur sowie des sogenannten Septums.[3] Dieses trennt die Herzhöhle in einen linken und einen rechten Herzteil. Werden Teile der Herzmuskulatur dicker, wird das Herz schwächer. Anders formuliert: Kursiert ständig und in großer Menge Insulin im Körper, schwächt das letztlich das Herz.

Zudem ist Insulin verantwortlich dafür, dass die Nieren nur wenig Natrium ausscheiden.[4] Natrium zieht Wasser hinter sich her. Im Ergebnis haben Menschen mit einem hohen Insulinspiegel auch viel Wasser im Körper. Immer wieder erlebe ich in meiner Sprechstunde Übergewichtige, die über dicke Beine und viel Wasser im Körper klagen. Ärzte verordnen dann gern sogenannte Diuretika, Entwässerungstabletten. Die helfen meistens nur wenig, bringen aber zusätzliche Probleme mit sich – bis hin zu einem erhöhten Thromboserisiko. Und sie bekämpfen nicht das eigentliche Problem. Die einzig wirksame Therapie gegen zu viel Wasser im Körper besteht in einer Gewichtsabnahme. Noch etwas: Zu viel Wasser in den Blutadern heißt auch zu viel Druck in den Blutgefäßen, also Bluthochdruck. Anders gesagt: Insulin erhöht den Blutdruck.

Die Liste der Negativwirkungen von Insulin ließe sich fortführen, ja selbst ein Zusammenhang zwischen zu hohen Insulinwerten und erhöhtem Risiko für Herzinfarkt wird diskutiert.[5] Aber ich denke, es ist deutlich geworden, worauf ich hinaus möchte: Dass Insulin lebenswichtig ist, ist die eine Seite der Medaille. Die andere Seite ist, dass es viele ungünstige Eigenschaften auf unseren Stoffwechsel haben kann.

## *Das Herz ermüdet schneller*

Je mehr Gewicht und damit in aller Regel auch Fett ein Mensch mit sich herumträgt, desto mehr Last hat der Bewegungsapparat zu stemmen und desto mehr Arbeit müssen die Organe verrichten.

Im Zentrum unseres Stoffwechsels steht das Herz. Es arbeitet wie eine Pumpe, zieht sich zusammen und erschlafft danach wieder. Während es sich zusammenzieht, wirft es Blut in den Körper aus. Das Blut sorgt dafür, dass alles an die richtige Stelle in unserem Organismus gebracht wird. Es ist voller Transporter. Das Hormon Insulin ist einer davon, ein anderer die roten Blutkörperchen. Diese haben Sauerstoff im Gepäck. Unser Herz wirft pro Schlag etwa 70 Milliliter Blut aus, bei dem einen Menschen etwas mehr, bei dem anderen etwas weniger. Je mehr Masse ein Mensch hat, desto mehr Gewebe und Körper müssen mit Blut versorgt werden. Die Pumpe, das Herz, verrichtet Schwerstarbeit.

Natürlich kann das Herz sich an den höheren Arbeitsaufwand anpassen, seine Wand verdicken, den Druck, mit dem Blut

ausgeworfen wird, erhöhen und häufiger schlagen. Das alles sind
Prozesse, die das Herz schneller altern und müde werden lassen. Stellen Sie sich vor, Sie haben sich ein tolles Auto gekauft, ein Fahrzeug
der oberen Klasse. Schick sieht der Wagen aus, er hat Ihre Lieblings-
farbe und einen ruhigen, souverän und kraftvoll arbeitenden Motor.
Sie sind stolz, fahren gern damit und pflegen es gut. Irgendwann
kommen Sie auf die Idee, diesen kraftvollen Motor in einen Lkw
einbauen zu lassen. Musste der Motor bisher für etwa zwei Tonnen
Gewicht arbeiten, sind es nun 7,5 Tonnen, die er in Bewegung setzen
muss. Das wird er nicht lange schaffen.

Unser Motor, unsere Pumpe, unser Herz geht nicht einfach kaputt
wie ein Automotor. Unser Herz ermüdet langsam, wenn es immer
mehr Masse versorgen muss. Es wird schwächer. Ärzte sprechen von
Herzinsuffizienz, was nichts anderes als Herzschwäche bedeutet. Die
kann man heutzutage gut und über viele Jahre erfolgreich mit Medikamenten behandeln. Eine ganze Reihe verschiedener Substanzen
gibt es, die in aller Regel miteinander kombiniert werden. So nimmt
ein Patient mit Herzschwäche schon mal leicht fünf verschiedene
Medikamente ein, die er teilweise mehrmals am Tag schlucken muss.
Volle Leistungsfähigkeit erreicht er damit dennoch nicht.

## Schwerstarbeit für die Lunge

Es ist aber nicht nur das Herz, das bei übergewichtigen Menschen
mehr arbeiten muss als bei Schlanken. Auch die Lunge hat einen
schwereren Job. Je mehr Masse ein Mensch hat, desto mehr gerät
die elastische Lunge unter Druck. Das ist wörtlich zu verstehen, und
man kann es sich einfach vorstellen. Gewichtszunahme geht mit
einer Zunahme des Bauchumfanges einher. Dadurch kommt es zu
mehr Druck nach oben, in die obere Körperhälfte. Die Lunge ist auf
ein freies Spiel angewiesen, darauf, dass sie sich ausdehnen und wieder zusammenziehen kann. Dieses freie Spiel wird durch ein zuneh-
mendes Körpergewicht eingeschränkt.

Viele Deutsche schnarchen, manche so laut, dass der daneben-
liegende Partner in seiner Schlafqualität massiv eingeschränkt wird.

Viele Schnarcher haben noch ein ganz anderes Problem: Atemausset-zer. Wenn wir atmen, strömt die Luft über Nase und Rachen in die Luftröhre. Die teilt sich nach etwa 10 bis 12 cm in zwei Bronchien, von wo aus die Luft schließlich in die Lungenflügel gelangt. Bei fünf bis zehn Prozent der Menschen erschlafft im Schlaf die Muskulatur, welche die Bronchien ummantelt. Die Bronchien fallen zusammen, besonders unterstützt durch den Unterdruck beim Einatmen. Fallen die Bronchien zusammen, kann nicht genügend Luft fließen, weder zur Lunge, noch von der Lunge. Es kommt zum Atemstillstand.

Natürlich gibt sich unser Körper mit diesem Zustand nicht zufrie-den. Über Steigerung des Blutdrucks und Anspannung der gesamten Körpermuskulatur gelingt es, die Atemwege wieder freizubekommen und die Lunge und damit den Menschen mit Sauerstoff zu versorgen. Die notwendigen Blutdrucksteigerungen und Muskelanspannun-gen sind eine große Belastung für den Körper. Ein Patient von mir hat es mal so beschrieben: „Das ist, als ob ihnen jemand die Kehle zuschnürt. Und dann wachen Sie kaltschweißig und mit Herzrasen auf." An Ruhe und Erholung ist dabei nicht zu denken. Ruhe und Erholung ist aber das, was Schlaf bieten soll. Menschen, die unter nächtlichen Atemaussetzern leiden, sind deshalb tagsüber ständig müde. So müde, dass sie von kurzen Schlafphasen während des Tages regelrecht überwältigt werden. Im Resultat: In der Nacht keine Erho-lung und während des Tages keine Leistungsfähigkeit.

Ein beklagenswerter Zustand, der eine Reihe von Problemen und Folgeerkrankungen nach sich ziehen kann: über Bluthochdruck und Herzrhythmusstörungen bis hin zu Stimmungsschwankungen und Depressionen. Das Krankheitsbild der nächtlichen Atemaussetzer ist heute gut zu behandeln: Betroffene werden mit einer Atemmaske versorgt, die mit Überdruck Luft in die Lunge strömen lässt. Der Überdruck verhindert ein Zusammenfallen der Bronchien. Die gute Behandlungsmöglichkeit ist das eine. Durch die Maske werden die nächtlichen Atemstillstände tatsächlich behoben. Das andere ist aber, dass viele Betroffene diese Maske als Fremdkörper erleben und unan-genehm finden.

Etwa 75 Prozent aller Menschen mit Atemaussetzern sind überge-wichtig. Je höher das Gewicht, desto größer das Risiko für Schnarchen und letztlich Atemaussetzer in der Nacht. Warum Dicke ein höheres Risiko für die nächtlichen Atemaussetzer haben, ist nicht eindeutig geklärt. Möglicherweise liegt es schlicht daran, dass ein dicker Mensch mehr Masse hat, die natürlich auch auf die Atemwege drückt.

## Wenn die Leber verfettet ...

Gehen wir in der Anatomie ein kleines Stück weiter nach unten, auf die rechte Körperhälfte: Im Zentrum unseres Stoffwechsels steht die Leber. Sie ist wesentlich an der Herstellung von Energie beteiligt, und sie ist das Hauptorgan für die verschiedenen Entgiftungswege in unserem Organismus. Sie sorgt also dafür, dass wir im Alltag Power haben, und dass die diversen Schadstoffe, die sich in unseren Stoffwechselprozessen bilden, abgebaut werden. Verfettet die Leber, lagern sich zwischen die normalen Leberzellen Fettzellen an. Diese können natürlich nicht die Funktionen der Leberzellen übernehmen und bremsen die Arbeit des gesamten Organs. Mit zunehmender Anzahl an Fettzellen wird die Leber immer leistungsschwächer. Das heißt: weniger Energieproduktion und weniger Schadstoffabbau. Auch schlanke Menschen können übrigens eine verfettete Leber haben. Übergewichtige haben sie fast immer. Je mehr Körperfett ein Mensch auf die Waage bringt, desto wahrscheinlicher ist es, dass er eine Fettleber hat. Mit allen Konsequenzen: weniger Energie und mehr Ansammlung von Stoffwechselschrott, also Substanzen, die unser Körper gern loswerden möchte.

## Diabetes – eine Volkskrankheit

Im Wesentlichen unterscheidet man zwei Arten von Diabetes: Typ 1 und Typ 2. Beim Diabetes Typ 1 bildet die Bauchspeicheldrüse keinerlei Insulin mehr. Insulin transportiert Zucker. Wird kein Insulin gebildet, sammelt sich immer mehr Zucker im Blut an. Bei Patienten mit Diabetes Typ 2 passiert in der Bauchspeicheldrüse das Gegenteil: Typ-2-Diabetiker haben zu viel Zucker im Blut. Viel zu viel Zucker (siehe auch Kapitel 15). Die Bauchspeicheldrüse reagiert darauf mit der Bildung von Insulin. Sie erledigt also ihre normale Aufgabe. Flutet immer wieder Zucker an, weil der Mensch wieder und wieder gezuckerte Produkte isst, arbeitet die Bauchspeicheldrüse auf Hochtouren. Wäre sie aus Metall, würde sie irgendwann heiß laufen. Weil sie aber aus Zellen besteht, erledigt sie klaglos ihre Dauerarbeit. Heiß läuft aber etwas ganz anderes: nämlich die Zellen, in die der Zucker transportiert werden soll, genau genommen, die Zelleingänge. Das Insulin nimmt den Zucker auf und transportiert ihn zu den Zellen. Dort soll er verarbeitet werden. Weil viele Menschen ihrem Körper aber viel mehr Zucker zuführen, als die Zellen verarbeiten können, verschließen diese ihre Türen. Das ist so, als wenn Sie in möglichst kurzer Zeit eine Riesenmenge von Essen in sich hineinstopfen möchten. Es passt nur eine bestimmte Menge in Ihren Mund. Sie können erst wieder nachfüllen, wenn Sie gekaut und heruntergeschluckt haben. Und irgendwann sind Sie auch so satt, dass Sie kein Essen mehr aufnehmen können. Da kann der Teller vor Ihnen noch so voll sein, und das, was darauf liegt, noch so lecker aussehen. Irgendwann geht nichts mehr rein.

Genauso geht es Ihren Zellen. Sind sie mit Zucker gefüllt, dann sind sie voll. Erst wenn der Zucker verarbeitet ist, kann Nachschub in die Zellen geschleust werden. In der Wissenschaft ist bis heute unklar, warum unser Körper so reagiert, warum die Zellen bei zu viel mit Zucker beladenem Insulin ihre Türen dichtmachen. Im Prinzip zeigt sich an dieser Stelle aber einmal mehr die Genialität der Konstruktion Mensch. Die Zellen nehmen nur so viel Zucker auf, wie sie verarbeiten können. Der Rest bleibt außen vor. Dass dieses Außen-Vor zu massiven Problemen führt, hat die Natur nicht eingeplant.

Menschen mit Übergewicht haben immer zu viel Zucker im Blut. Dieser Zustand führt irgendwann zu Diabetes. Natürlich zu Typ 2. Übrigens: 90 Prozent aller Diabetiker haben einen Typ-2-Diabetes, nur zehn Prozent einen Typ-1-Diabetes.

Ich weiß, wie schwer es Übergewichtige in unserem Land haben. Ich weiß um ihre Benachteiligungen und finde sie himmelschreiend. Und ich weiß auch, dass die meisten Betroffenen zwar zu viel Falsches essen, das eigentliche Problem sich aber auf einer ganz anderen Ebene abspielt. Nämlich auf der des Seelischen. Und genau deshalb ist mir auch klar, dass Abnehmen sehr schwer und für die meisten Betroffenen eine Lebensaufgabe ist. Nur: Alles das hilft nichts. Sie müssen gerade als Betroffener wissen, was sich in Ihrem Körper abspielt. Denn auch wenn es schwierig ist, nachhaltig und dauerhaft Gewicht abzunehmen: Mit jedem Kilo, das Sie abnehmen, steigt Ihre Lebenserwartung. Dabei geht es nicht nur um die reine Lebenserwartung, also um die Frage, wie viele Jahre an Lebenszeit Sie erreichen. Es geht darum, mit welcher Lebensqualität und in was für einem Gesundheitszustand Sie wie alt werden. Anders gesagt: Mit jedem Kilo, das Sie als Übergewichtiger dauerhaft abnehmen, steigt Ihre Chance, in gutem körperlichen und seelischen Zustand möglichst alt zu werden.

## Dauerlast für Knochen und Gelenke

Ärzte greifen gern zu Vergleichen mit Autos, Flugzeugen oder Waschmaschinen, wenn sie Patienten erklären, wie etwas im Menschen abläuft. Ich mache das auch. Seit einigen Jahren wandeln sich die Vergleiche, die Ärzte anstellen. Immer häufiger wird der Mensch mit einem Computer verglichen. Das hängt wahrscheinlich damit zusammen, dass sich zeitgleich mit der Entwicklung und Weiterentwicklung von Computern die Einschätzung geändert hat, wie der Mensch funktioniert. Lange Zeit war die Vorstellung eine rein mechanische. Beispiel: Hat ein Maurer über Jahrzehnte jeden Tag schwere Steine geschleppt und bekommt dann irgendwann Rückenschmerzen, dann hängt das natürlich mit der großen Last zusammen, die Knochen und Gelenke im langen Berufsleben tragen mussten. Heute ist die Einschätzung, wie das Gesamtsystem Mensch funktioniert, eine deutlich feinere, mehr ins Detail gehende. Und wenn ich hier vom System Mensch schreibe, dann mache ich das bewusst. Denn in der Tat sorgen unglaublich viele Vorgänge dafür, dass dieses System funktioniert.

Da ist zunächst die schwer greifbare Seele. Aber sie ist da. Denn das, was Freude oder Ärger, Begeisterung oder Frustration in Ihnen erlebt, ist Ihre Seele. Diese arbeitet aber natürlich nicht allein.

Diverse Hormone üben Einfluss auf sie aus. Diese werden übrigens auch ihrerseits durch die Seele beeinflusst. Es ist also ein Wechselspiel. Damit Hormone ihre Aufgabe erfüllen können, brauchen sie wiederum Enzyme, Vitamine und Mineralstoffe.

Dass die Gene eine große Rolle spielen, ist seit Jahrzehnten bekannt. Dass Gene aber veränderbar sind, weiß die Wissenschaft erst seit wenigen Jahren. Diese sogenannte Epigenetik fasziniert seither Wissenschaftler und praktisch tätige Ärzte.[6]

Der Mensch ist tatsächlich ein Wunderwerk. Und das System Mensch ist eine Wunderwelt.

Bezogen auf den Maurer, der nach jahrelangem Tragen von Steinen Rückenschmerzen bekommt, würde ein differenziert denkender Arzt heute auch andere Dinge berücksichtigen. Wie ist seine familiäre Situation? Ist er zufrieden mit seiner Arbeit? Dass der Körper die Last trägt, gilt natürlich auf allen Ebenen. Wer mit der Last seines Lebens nicht klarkommt, bekommt leichter Schmerzen im Bewegungsapparat. Mit Sicherheit gibt es auch Maurer, die in gleicher Weise über Jahre Steine schleppen, ohne Rückenschmerzen zu bekommen. Neben der Frage nach Stress und Lebens- und Arbeitszufriedenheit müssen auch noch weitere Dinge bedacht werden: Statur des Patienten, andere Vorerkrankungen und so weiter.

Ich arbeite gern mit dem Begriff des ganzheitlichen Menschen. Die mechanische Vorstellung „mehr körperliche Last = schnellerer Verschleiß der belasteten Knochen und Gelenke" hat aus meiner Sicht bis heute ihre Berechtigung. Sie ist aber nur ein Teil des gesamten Systems Mensch. Wiegt jemand 150 Kilogramm, dann sind Wirbelsäule, Gelenke zwischen den Wirbelkörpern, Hüftgelenke, Knie- und Fußgelenke natürlich deutlich mehr belastet als bei jemandem, der 70 Kilogramm auf die Waage bringt. Je weiter unten ein Gelenk in unserem Körper ist, desto mehr hat es zu tragen. Die Kniegelenke tragen etwa das Zweieinhalbfache unseres Körpergewichtes: Bei einem 70 Kilogramm schweren Menschen also etwa 170 Kilogramm, bei einem 150 Kilogramm schweren Menschen etwa 370 Kilogramm.

Bei Übergewichtigen kommt erschwerend hinzu, dass sich die Statik verändert. Mit zunehmendem Bauchumfang verschiebt sich der Schwerpunkt des Körpers nach vorn, was zur Folge hat, dass die

Wirbelsäule ebenfalls nach vorn gezogen wird – in eine von der Natur nicht vorgesehene Form. Zwischen den Wirbelkörpern befinden sich Gelenke und Bandscheiben. Beide werden durch die unnatürliche Position der Wirbelkörper zueinander belastet. Das Risiko für Bandscheibenvorfälle und schmerzhaften Verschleiß der Wirbelkörpergelenke steigt.

Je höher das Gewicht eines Menschen ist, desto größer wird die Last für den Körper. Ganz mechanisch, ganz einfach. So wie die Bremsen eines Lkw eben mehr zu tun haben als die Bremsen eines Kleinwagens. Im Unterschied zum Lkw ist der übergewichtige Mensch aber nicht – wenn Sie so wollen – ab Werk mit stärkeren Knochen und Gelenken ausgestattet. Er hat genau die gleichen Knochen und Gelenke wie ein schlanker. In dem Vergleich von Lkw und Kleinwagen hätte der Lkw die gleichen Bremsen wie der Kleinwagen. Nun stimmen Vergleiche immer nur bedingt, oder, wie ein Freund von mir einmal gesagt hat: Vergleiche hinken von Natur aus. Denn tatsächlich können wir Menschen Muskeln und Knochen trainieren. Übergewichtige tun das automatisch. Das höhere Gewicht sorgt für einen verbesserten Knochenstoffwechsel. Genau deshalb haben übergewichtige Menschen seltener Osteoporose als schlanke. Aber der Bauplan eines Übergewichtigen hält mit der Gewichtszunahme nicht Schritt. Gelenke und alle Bestandteile in den Gelenken sind nicht oder nur in sehr geringer Form in der Lage, sich auf das höhere Gewicht und die höhere Last einzustellen. Im Ergebnis: Schmerzen in praktisch allen Knochen und Gelenken sind bei Übergewichtigen deutlich häufiger als bei Schlanken. Der Verschleiß, besonders von Hüft- und Kniegelenken, tritt bei ihnen früher, schneller und ausgeprägter ein. Entsprechend müssen übergewichtige Menschen wesentlich häufiger neue Hüft- oder Kniegelenke bekommen.

Die Mechanik ist bei all der Last, die Knochen und Gelenke von übergewichtigen Menschen tragen müssen, nur ein Teil der Wahrheit.

## *Der Schutzpanzer der Seele*

Ob Sie an einen Gott glauben, der Ihnen Ihren Körper geschenkt hat, oder ob Sie davon ausgehen, dass Ihr Körper eine Schöpfung der Natur ist, überlasse ich Ihnen. In jedem Fall ist der Körper der Teil, mit dem wir vor die Welt treten und damit auch vor die Menschen, mit denen wir tagtäglich zu tun haben. Wir können diesen Körper bekleiden und damit unser Aussehen in einem gewissen Maße beeinflussen. Das ist auch gut so, denn verschiedene Situation verlangen unterschiedliche Formen des Auftretens. Und was bei der einen Veranstaltung praktisch ist, kann bei einer anderen gänzlich unangemessen sein.

Aber der Einfluss, den wir auf unser Äußeres haben, ist begrenzt. Wenn jemand einen krummen Rücken hat, fällt das auch auf, wenn er Hemd und Sakko trägt. Auch Schäden an Gelenken lassen sich nur bedingt verdecken, weil sich das Gangbild verändert.

Und natürlich ist zu sehen, ob ein Mensch schlank oder übergewichtig ist. Durch eine geschickte Wahl von Hose, Rock, Hemd oder Bluse lassen sich überflüssige Pfunde bis zu einem gewissen Grad kaschieren. Einiges lässt sich verdecken, aber die Statur bleibt erkennbar. Wir können es drehen und wenden, wie wir wollen. Auch wenn wir unseren Körper in Kleidung stecken, treten wir mit ihm deutlich erkennbar vor die anderen Menschen. In Wirklichkeit treten wir nicht nur mit unserem Körper vor Welt und Menschen, sondern auch mit unserer Seele.

Es gilt einmal mehr: Der Mensch ist ein ganzheitliches Wesen, und wer einigermaßen verstehen will, wie der Mensch funktioniert, muss sich mit Körper und Seele beschäftigen. Dass man von der Haltung eines Menschen auf seinen seelischen Zustand schließen kann, ist eine Binsenweisheit. Wer häufig gebeugt läuft, ist selten mit sich und seiner Welt zufrieden. Ein Mensch, der stets aufrecht steht und geht, hingegen wahrscheinlich schon.

Das gepflogene Wort vom gemütlichen Dicken, der sich seines Lebens freut, ist Unfug. Die Lebensfreude ist für Übergewichtige meist schon deshalb getrübt, weil sie täglichem Spott und gesellschaftlicher Benachteiligung ausgesetzt sind. Menschen mit

Übergewicht haben schlechtere Chancen auf dem Arbeitsmarkt. Das gilt sowohl für die Jobsuche als auch für Aufstiegschancen im Beruf. Übergewichtige haben es auch schwerer bei der Partnerwahl. Selbst Übergewichtige wollen in aller Regel einen schlanken Partner.[7]

Damit sind wir beim nächsten Problem: Ausgrenzung lässt sich leichter ertragen, wenn man sich mit Gleichgesinnten zusammentut, um sich den Diskriminierungen entgegenzustellen. Zwar gibt es mittlerweile Selbsthilfegruppen, in denen die Betroffenen sich auch gegenseitig stützten, im täglichen Leben ist die Solidarität untereinander aber gering. Da lästert der eine mit zu viel Pfunden über den anderen, der noch mehr draufhat. Die Motivation dafür ist verständlich und liegt auf der Hand: Wenn der andere deutlich dicker ist als man selbst, relativiert das das eigene Übergewicht. Und auch die Notwendigkeit, etwas zu tun. Der andere, der noch mehr Gewicht hat, hat es viel nötiger.

Übergewichtige sind meistens sehr sensible Menschen. Oft verbirgt sich hinter der großen Körpermasse ein äußerst empfindsamer Charakter. Und nicht selten haben Menschen mit Übergewicht schwere Schläge auf ihre Seele erlebt. In meiner Praxis habe ich wiederholt übergewichtige Frauen und Männer behandelt, die in ihrer Vorgeschichte körperlicher Gewalt bis hin zu sexuellem Missbrauch ausgesetzt waren. Die Gewichtsodyssee dieser Patienten hat praktisch stets während oder nach ihren Verletzungen von Körper und damit auch Seele begonnen.

Wenn ich mit übergewichtigen Menschen ins Gespräch komme, gelangen wir meist an einen Punkt, an dem die seelischen Belastungen ans Tageslicht kommen: Der schwere körperliche Missbrauch ist die seltenere Variante. Häufiger sind es die jeden Tag wiederkehrenden kleinen Schläge auf die Seele: Einsamkeit, Ausgrenzung, aber auch Ärger und Stress. Viele Übergewichtige haben nur ein gering ausgeprägtes Selbstbewusstsein. Manchmal scheint ein schwerer, großer und massiger Körper die kleine, zarte Seele regelrecht schützen zu wollen. Damit sind wir beim Panzer, der schützt. Manchmal nur scheinbar, manchmal aber auch wirklich. Viele Menschen lassen sich von einer massiven Gestalt beeindrucken. Dass hinter dem umfangreichen Körper eine zarte Seele steckt, ist für sie nicht vorstellbar. Erntet diese zarte Seele aber im Alltag Hohn und Spott von Menschen, die sich für disziplinierter und besser halten, leidet sie zusätzlich. Immer wieder erlebe ich Übergewichtige, die es sich angewöhnt haben, einfach mitzulachen, wenn Scherze über ihren Körper gemacht werden. Nach außen lachen, nach innen wieder eine Kerbe mehr für die Seele.

Streicheleinheiten sind für uns Menschen wichtig. Kleine Kinder, deren Eltern viel mit ihnen schmusen, wachsen in aller Regel seelisch stabiler auf als Kinder, die nur selten körperliche Nähe von ihren Eltern erfahren. Auch Erwachsene brauchen körperliche Nähe oder zumindest Berührung. Sogar vom Fußball ist bekannt, dass meist die Mannschaft gewinnt, deren Spieler sich während des Spieles häufiger berühren.

Bekommen Menschen – Kinder wie Erwachsene – nur wenige Streicheleinheiten für Körper und Seele, müssen sie selbst dafür sorgen. Für Phasen des Wohlfühlens, für Situationen, die zumindest kurzfristig Freude bereiten. Diese Befriedigung kann Essen bieten. Oft zu viel vom Falschen. Wenn das Leben schon nicht süß ist, muss es zumindest das Essen sein. Die Befriedigung ist leider schnell vorbei. Oft folgen Frust und ein Gefühl von Schuld. Natürlich wissen die Betroffenen, dass sie durch die vielen Kohlenhydrate weiter zunehmen werden. Viele Übergewichtige wissen sehr gut über Ernährung Bescheid, oft deutlich besser als die Schlanken. Aber es nutzt ihnen nichts. Sie brauchen neue Streicheleinheiten. Das heißt, wieder essen. Wieder Kohlenhydrate. Oft auch Süßes. Hinzu kommt die fatale, suchterzeugende Wirkung von Süßem, die ich am Anfang dieses Buches bereits erklärt habe. Ein Teufelskreis, der nur durchbrochen werden kann, wenn Körper und Seele behandelt werden.

Eine Einschränkung mache ich an dieser Stelle: Vorsicht vor Verallgemeinerungen. Übergewichtige haben oft ein Problem in ihrer Seele. Das gilt es zu finden und zu behandeln. Dabei muss die Behandlung häufig über viele Jahre erfolgen. Aber es gibt durchaus auch Betroffene, die müssen nur ihre Ernährung umstellen, müssen vielleicht sogar abends nur das alkoholfreie Weizenbier oder das normale Bier weglassen oder das tägliche Stück Kuchen am Nachmittag.

## Raus aus dem Schlamassel

Das Leben ist für Übergewichtige schwer. Der schwerfällige Körper behindert schnelle und wendige Bewegungen im Alltag. Er ist anfälliger für Schmerzen und Beeinträchtigungen im Bewegungsapparat. Übergewichtige sind häufiger krank als Schlanke: von Bandscheibenvorfall über Bluthochdruck bis hin zu Krebskrankheiten. Übergewichtige altern schneller. Das gilt besonders für diejenigen, die den Großteil ihrer überflüssigen Pfunde im Bauch haben. Das Fett im Bauchraum ist nicht einfach nur da. Es bildet eine ganze Reihe von Hormonen, leider überwiegend solche, die schlechte Eigenschaften besitzen: Hormone, die Entzündungen aktivieren und fördern: *Silent inflammations*, die schleichenden und stillen Entzündungen. Von diesen kleinen Feuerchen in unserem Körper, die die Grundlage praktisch aller chronischen Krankheiten sind, habe ich Ihnen schon wiederholt erzählt (siehe auch Kapitel 2). Auch das Altern ist die Folge chronischer, stiller Entzündungen. Je mehr Fett ein Mensch im Bauch hat, desto mehr Entzündungen hat er. Je mehr Entzündungen, desto größer das Risiko für praktisch alle chronischen Krankheiten. Und, je mehr Entzündungen, desto schneller verläuft der Alterungsprozess.

Hinzu kommt die seelische Komponente. Dabei spielen Körper und Seele oft Pingpong: Leidet die Seele, holt sich der Körper das, was er vermeintlich braucht: mehr Masse. Das Mehr an Masse führt aber häufig zu erneuten Beeinträchtigungen der Seele. Nicht selten lehnen Übergewichtige sich und ihren Körper ab. Ich erlebe immer wieder Betroffene, die sich regelrecht hassen. Das ist dramatisch: Denn der wichtigste Mensch in unserem Leben sind wir selbst. Selbst, wenn Sie Ihre Kinder und Ihren Partner von ganzem Herzen lieben, sind Sie der wichtigste Mensch in Ihrem Leben. Liebe geben kann nur der, der sich selbst liebt. Nur wer sich selbst von ganzem Herzen akzeptiert und achtet, kann anderen Geborgenheit und Fürsorge schenken.

Übergewicht ist einer der dramatischsten Gesundheitsräuber. Leider auch einer, der am schwierigsten zu behandeln ist. Aus zwei Gründen: Es müssen Körper und Seele behandelt werden, und es ist in aller Regel eine Behandlung über eine lange Zeit. Manchmal ist es eine Lebensaufgabe. Es ist aber immer eine lohnende Behandlung. Ich habe schon oft erlebt, dass Betroffene erst auf dem Weg dieser Therapie bei sich selbst angekommen sind, erkannt und verstanden haben, was ihre Wünsche an ihr eigenes Leben sind. Und diese dann auch umgesetzt haben.

### Behandlung der Seele

Es gibt verschiedene Wege, die Seele zu behandeln und eventuell auch nach Ursachen oder gar Traumata zu suchen, die das Bewusstsein erfolgreich verdrängt hat. Und/oder Liebe zu sich selbst zu entwickeln. Manchmal ist es sinnvoll, mehrere anzuwenden.

Am einfachsten und als erster Schritt sinnvoll ist die Psychotherapie, also eine Gesprächstherapie mit einem Psychologen oder Psychotherapeuten.

Andere Möglichkeiten sind Hypnose und Familienaufstellung. Bei der Hypnose können Dinge ins Bewusstsein dringen, die bisher nur im Unterbewusstsein schlummerten. Die Vorstellung, Dinge im Unterbewusstsein zu belassen, ist meines Erachtens keine gute. Denn sie sind dennoch da. Und machen etwas mit uns. Verursachen Schmerzen, immer wiederkehrende Infekte oder sind der Grund für Übergewicht.

Bei der Familienaufstellung geht es darum, Konflikte herauszuarbeiten, die mit anderen, meist wichtigen Personen aus der eigenen Biografie zu tun haben. Mit Mutter, Vater, Geschwistern, Großeltern, ehemaligen Partnern oder engen Freunden. Dabei gibt es zwei Techniken: eine mit realen Personen, die in die Rollen von Mutter, Vater usw. schlüpfen. Unter Anleitung einer Therapeutin oder eines Therapeuten werden dann Verbindungsstrukturen aufgedeckt, die bis dahin unklar oder schlicht verdrängt waren. Das Gleiche kann auch mit Holzpuppen versucht werden. Das ist die zweite Technik.

Weiterhin gibt es gute Seminarangebote, die sich mit dem Weg zu sich selbst beschäftigen. Diese Seminare werden oft von Psychologen angeboten oder von Coaches.

Und schließlich kann Yoga eine Strategie auf dem Weg zu sich selbst sein. Insbesondere dann, wenn man sich neben den reinen Yoga-Übungen, also den Asanas, auch mit der Yoga-Philosophie beschäftigt.

# Seele krank, Mensch krank

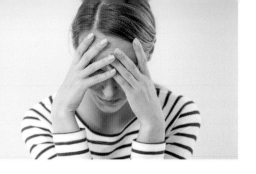

Die Beschäftigung mit der Seele beziehungsweise der eigenen psychischen Befindlichkeit empfinden die meisten Menschen als unangenehm. Das erlebe ich regelmäßig in der Praxis. Angenehmer ist es, für beispielsweise ständige Erkältungen Krankheitserregern wie Viren die Schuld in die Schuhe zu schieben. Oder zu glauben, dass Rückenschmerzen, die schon seit Jahren einfach nicht weggehen wollen, mit einer ungünstigen Haltung bei der Arbeit zusammenhängen. Auch für Bluthochdruck schon in jungen Jahren oder einem Bandscheibenvorfall bei einem jungen, schlanken und sportlich aktiven Menschen finden sich Begründungen auf der körperlichen Ebene, die logisch klingen.

Zum Glück gibt es heute für jedes Beschwerdebild und für jede Krankheit irgendein Medikament. Und wenn Pillen und Co. nicht mehr weiterhelfen, findet sich oft genug eine chirurgische Methode, die sinnvoll ist, Beschwerden lindert und für Besserung sorgt. Verstehen Sie mich nicht falsch: Medikamente haben ihre Berechtigung, können notwendig sein und manchmal sogar lebensrettend. Auch der Griff zum Skalpell passiert in aller Regel gut überlegt. Nur leider gerät dabei ein wesentlicher Aspekt in Vergessenheit: die Seele, der „Kern" des Menschen.

Jeder Mensch hat eine Seele: Sie, Ihre Mutter, Ihr Vater, Ihr Lebenspartner, Ihre besten Freunde. Und diese Seele ist immer da. Sie spielt bei jeder Krankheit und jedem Beschwerdebild eine gewichtige Rolle, denn körperliche Erkrankungen sind eng mit seelischen Zuständen verbunden. Manchmal ist die seelische Verfassung die Ursache körperlicher Beschwerden. Manchmal sind seelische Befindlichkeiten aber auch die Folge einer Krankheit. Kopfschmerzen, Rückenschmerzen oder Herzschmerzen machen natürlich etwas mit uns, mit unseren Gefühlen, mit unseren Emotionen. Angst, Wut, Ärger oder schlicht schlechte Laune. Körper und Seele beeinflussen einander gegenseitig.

Das Problem mit der Seele ist, dass man sie nur schwer greifen kann. Jedem ist klar, dass er Gefühle hat. Denken Sie an ein leckeres Essen in einem schönen Restaurant oder an ein schönes Erlebnis im Urlaub etwa. Allein der Gedanke daran erzeugt Gefühle in Ihnen, in diesem Fall positive. Ein schlimmes Erlebnis bringt gleichfalls Gefühle ans Licht, in diesem Fall negative.

Die Seele ist jedoch weit mehr als ein Gefühl. Gefühle sind nur ein Ausdruck von Reaktionen in unserer Seele. Unsere Seele ist eine Art Bewusstsein. In ihr ist alles enthalten, was wir jemals erlebt haben. Unser Gehirn speichert nur eine bestimmte Menge. Ich bezeichne unser Gehirn gern als Bewusstsein, unsere Seele als Unterbewusstsein. Wenn Sie in Gedanken Ihr bisheriges Leben Revue passieren lassen, werden Sie feststellen, dass Sie die am weitesten zurückliegenden Dinge, an die Sie sich erinnern können, ungefähr im Alter von drei Jahren erlebt haben. Natürlich hat sich in Ihren ersten drei Lebensjahren auch einiges abgespielt. Und natürlich hat auch das damals Emotionen hervorgerufen. Wir können sogar noch weiter zurückgehen: Auch im Bauch Ihrer Mutter haben Sie etwas gefühlt. Und alles das, was Sie in Ihrem bisherigen Leben erlebt haben, ist in Ihnen abgespeichert. In Ihrem Unterbewusstsein.

Stellen Sie sich vor, Sie gehen am Strand spazieren. Nach einer Weile bleiben Sie stehen und drehen sich um. Was sehen Sie? Ihre Spuren im Sand. An einige Schritte können Sie sich erinnern. Vielleicht haben Sie eine Muschel gesehen, bei der Sie haltgemacht und die Sie sogar aufgehoben haben, vielleicht ist Ihnen ein Hund begegnet, um den Sie in einem Bogen herumgelaufen sind. An viele der Schritte, der Spuren im Sand, haben Sie aber keine Erinnerung. Sie wissen nicht, warum die eine Spur tiefer ist oder Sie noch den einen oder anderen Schlenker nach rechts oder links gemacht haben. Aber auch diese Spuren sind da. Sind Teil Ihres Weges, Ihres Spaziergangs am Strand.

Genauso ist es mit den vielen Erlebnissen in unserem Leben. Sie alle prägen uns, sie alle machen etwas mit uns. Aber nur an einen Teil davon können wir uns noch erinnern. Nur dieser Teil ist in unserem Bewusstsein gespeichert. Die anderen Erlebnisse lagern in unserem Unterbewusstsein. Manche Dinge verdrängen wir sogar, obwohl sie uns stark geprägt haben. In unserem Unterbewusstsein sind, um in dem Bild mit den Fußspuren zu bleiben, sowohl die Dinge abgelegt, die unser Leben entscheidend geprägt haben, als auch die Dinge, die für unsere Lebensrichtung zwar eine Rolle gespielt haben, aber nicht wesentlich waren.

## *Der tägliche kleine Ärger*

In unserem vergleichsweise recht sicheren Land könnte der Alltag eigentlich wunderbar sein. Die meisten Menschen haben Arbeit und eine warme Wohnung und ein Auto. Die tägliche Arbeitszeit ist im historischen Vergleich niedrig, sodass für Freizeit und Vergnügen ausreichend Spielraum bleibt. Und auch Freunde und Bekannte zu finden, ist bei dem großgefächerten Angebot an Vereinen, Volkshochschulen, Fitnessstudios oder anderen organisierten Gruppen keine Schwierigkeit. Also alles ganz easy, oder? Die Werbung mit ihren vielen lachenden und feiernden Menschen scheint den Eindruck von rundherum sorglosen und in Freude lebenden Menschen zu bestätigen.

Die Realität jedoch ist meist eine ganz andere. Stress und Hektik dominieren unseren Alltag. Das beginnt bei vielen Menschen schon am Morgen: Streit am Frühstückstisch oder spätestens im Büro das Gefühl, die Arbeit gar nicht schaffen zu können. Kürzlich war eine Patientin in meiner Sprechstunde, die mir berichtete, dass sie bereits bei Arbeitsbeginn mit Blick auf ihre To-Do-Liste wisse, dass sie ihr Arbeitspensum nicht schaffen könne. Und das tagtäglich. An fünf Arbeitstagen in der Woche. Mittlerweile hat sie sich daran gewöhnt. Sagt sie. Und es lässt sie kalt. Glaubt sie. Ich habe ihr erläutert, dass ihr Kopf wirklich glauben mag, es würde sie kalt lassen. Aber ihre Seele leidet. Jeden Morgen. Jeden Tag. Und wenn die Seele leidet, leidet auch der Körper.

Das merken wir oft nicht sofort. Was tut ein Mensch, der unter Spannung steht? Er zieht unwillkürlich seine Schultern nach oben. Wer viel unter Spannung steht, zieht oft seine Schultern hoch. Viele tun das jeden Tag stundenlang. Die Folge sind schmerzhafte Nackenverspannungen. Zuerst verspannt die Nackenmuskulatur und später die gesamte Muskulatur rechts und links der Wirbelsäule – vom Hinterhaupt bis zum Steißbein. Der Mensch ist immer als Ganzes zu betrachten. Deshalb beschränken sich Verspannungen am Nacken allenfalls am Anfang auf die Halswirbelsäule. Natürlich sind auch Kopfschmerzen eine häufige Folge eines verspannten Nackens.

Die kleinen Ärgernisse, denen wir uns aussetzen, sind aber oft völlig banal: ein diskreter Kampf um die größere Essensportion in der Kantine, wahlweise um einen bestimmten Sitzplatz, eine kleine Auseinandersetzung um einen guten Parkplatz vor dem Supermarkt oder beim Einkauf um die Kasse, an der es bestimmt schneller geht. Viele Menschen merken schon gar nicht mehr, dass sie ständig oder zumindest mehrmals täglich in den Kampfmodus schalten. Ein kleiner Sieg hier, der Freude bereitet, ein kleiner Ärger dort, der Stress verursacht. Nur: Der Stress summiert sich und wird in aller Regel von der Freude über die kleinen Siege nicht aufgewogen. Und vielen ist nicht klar, dass jede kleine Stresssituation etwas mit unserem Körper macht, zu Verspannungen führt oder sogar zu Blockaden. Möglicherweise irgendwann auch zu erhöhtem Blutdruck oder schnellem Puls.

Was jeder kleine Stress mit Sicherheit nicht macht, ist für Ruhe und Ausgeglichenheit zu sorgen. Auch die kleinen Siege über andere, wenn es mit der größeren Essensportion oder dem besseren Sitzplatz geklappt hat, führen ganz sicher nicht zu einem Gefühl des inneren Friedens, geschweige denn zum inneren Gleichgewicht. Sie mögen eine kurze Befriedigung hervorrufen, die körperliche Reaktion ist auch in diesen Fällen oft genug Anspannung, schneller Puls bis zu Herzrasen oder hohem Blutdruck.

Wir haben unser Leben so eingerichtet, dass wir jeden Tag immer wieder Phasen der Anspannung und der Aufregung erleben. Sogar Dinge, die uns scheinbar guttun, wie eben zum Beispiel kleine Siege über andere, führen in Wahrheit zu erneuten Anspannungen und Verspannungen. Zunächst die innere Anspannung, dann die körperliche Verspannung. Das eine hängt mit dem anderen zusammen.

Wenn wir im Gleichgewicht sein wollen, im inneren wie im äußeren, dann brauchen wir neben Phasen der Anspannung und Verspannung auch solche der inneren und äußeren, der seelischen und körperlichen Entspannung.

Es würde an dieser Stelle zu weit führen zu überlegen, ob diese kleinen Kämpfe wirklich immer nötig sind und ob es in vielen Situationen nicht sinnvoller ist, einfach nicht in den Kampfmodus zu schalten oder dem Ganzen aus dem Weg zu gehen. Ganz sicher führt der Verzicht auf den Kampf in vielen Fällen eher zu innerem Frieden und damit zu seelischer und körperlicher Entspannung. Was ich Ihnen hier aber mit auf den Weg geben möchte, ist die Empfehlung, sich Freiräume zu schaffen für Dinge, die Ihnen Freude machen und die Ihnen Momente der Entschleunigung und der Entspannung schenken.

### Das Paretoprinzip

Wer sein Leben perfekt meistert, wird gesellschaftlich anerkannt. Nicht von ungefähr outen sich deshalb Menschen gern als Perfektionisten. Die Wahrheit jedoch ist, dass gerade Perfektionisten große Mühe im Alltag haben, ihren eigenen Ansprüchen zu genügen. Eben weil sie alles perfekt machen wollen und sich dabei oft bis zur Erschöpfung verausgaben (müssen). Das Paretoprinzip sollte Perfektionisten zu denken geben. Es wird auch 80:20-Regel genannt und besagt, dass wir mit 20 Prozent unseres Aufwandes 80 Prozent unseres Erfolges erzielen. Für die weiteren 20 Prozent Erfolg, um also auf 100 Prozent zu kommen, benötigen wir hingegen 80 Prozent Aufwand.

Das Prinzip lässt sich auf alle Bereiche des täglichen Lebens übertragen: Unternehmen machen 80 Prozent ihres Umsatzes mit 20 Prozent ihrer Kunden. Für die restlichen 20 Prozent Umsatz sind die noch verbleibenden 80 Prozent der Kundschaft nötig. 80 Prozent Sauberkeit in Ihrem Haus erzielen Sie mit 20 Prozent Ihrer Anstrengung. Für die restlichen 20 Prozent Sauberkeit brauchen Sie 80 Prozent Ihrer Gesamtanstrengung. Für 80 Prozent Ihres Erfolges beim Sport benötigen Sie 20 Prozent Ihres Einsatzes. Für die letzten 20 Prozent müssen sie jedoch 80 Prozent Einsatz aufwenden.

Erfolgreiche Unternehmen arbeiten seit vielen Jahren mit dem Paretoprinzip und analysieren, welche 20 Prozent ihrer Kundschaft für 80 Prozent Ihres Umsatzes sorgen. Um diese 20 Prozent kümmern sie sich besonders und steigern so mit relativ wenig Mühe Ihren Umsatz und somit ihren Erfolg.

Wenden Sie das Paretoprinzip in Ihrem Alltag an: Analysieren Sie, was Ihnen im Alltag Stress und Ärger bereitet. Sie werden feststellen, dass 80 Prozent Ihres Stresses und Ärgers aus immer wieder den gleichen, wenigen Dingen oder Personen resultiert. Wenn Sie das analysiert haben, wissen Sie, was Sie künftig nicht mehr oder vielleicht anders machen und/oder mit welchen Personen Sie eventuell weniger oder keinen Kontakt mehr haben sollten.

## Der immer wiederkehrende große Ärger

Ein Patient von mir arbeitet in führender Position eines mittelständischen Unternehmens. Zusammen mit einer Kollegin leitet er eine Abteilung, die aus 20 Mitarbeitern besteht. Diese Kollegin ist vor acht Jahren neu ins Team gekommen. Schnell hat sich gezeigt, dass sie völlig anders tickt als er, ungehobelte Umgangsformen hat, bisweilen launisch, ja sogar cholerisch ist. Auch schnauzt sie gern ihre Untergebenen an. Das Arbeitsklima in der Abteilung hat sich seither erheblich verschlechtert. Wiederholt ist mein Patient mit der gleichgestellten Kollegin aneinandergeraten. Dass das zu großem Stress führt, können Sie sich vermutlich gut vorstellen. Allein die allmorgendliche Überlegung, wie die Kollegin heute wohl drauf sein könne, verursacht innere Unruhe, Aufregung und Stress.

Die meisten Menschen machen in ihrem Leben ähnliche Erfahrungen. Mal ist es der Nachbar, der Kollege, der Vorgesetzte, ein Bekannter oder vielleicht sogar ein Freund oder der Partner. Dieser Stress und letztlich große Ärger fängt meist als kleiner an – als kleiner, alltäglicher oder fast alltäglicher Ärger. Etwas vereinfacht kann man sagen: Kleiner Ärger führt zu kleinen Verspannungen, großer Ärger führt zu großen und ausgeprägten Verspannungen. Dabei sind die Übergänge zwischen kleinem und großem Ärger fließend. Und die zwischen kleinen und ausgeprägten Verspannungen natürlich auch. Wobei ich den Begriff Verspannung hier nur teilweise wörtlich meine.

Bei Verspannungen denken viele sofort an Verspannungen im Rücken und an Rückenprobleme. Das stimmt auch, aber nur teilweise. Ich könnte statt Verspannung auch Druck schreiben. Dann wären wir sehr schnell bei Blutdruck, der nichts weiter ist als ein Druck, nämlich der Druck, mit dem Blut durch unsere Gefäße schießt.

Worauf ich hinaus will, ist Folgendes: Körper und Seele leiden stets als Einheit. Aber an welcher Stelle unseres Körpers sich seelischer Druck bemerkbar macht, ist unterschiedlich. Verspannungen im Rücken hat nahezu jeder, der Ärger und Stress hat, aber nicht jeder, der Verspannungen im Rücken hat, nimmt diese als Schmerzen oder Bewegungsbeeinträchtigung wahr. Manch einer verdrängt Beeinträchtigungen sogar regelrecht. Und noch etwas: Der Körper reagiert auf Stress nicht nur an einer Stelle. Sie können davon ausgehen, dass der tägliche kleine Ärger und der große Ärger Schäden an verschiedenen Orten des Körpers anrichten. Wie gesagt: Nicht alle dieser Schäden bemerken Sie. Oder zumindest nicht sofort.

Ihr Körper ist so strukturiert, dass Sie einige dieser Schäden spüren, manchmal sogar sehr schnell. Denn Ihr Organismus spricht zu Ihnen. Oder besser: Ihre Seele macht sich bemerkbar. Sie kennt aber nur eine Sprache: Symptome. Also Schmerzen, hoher Blutdruck oder Schlimmeres. Und wieder können Sie sehen, wie Körper und Seele zusammenhängen. Die Seele leidet und der Körper sendet Signale. Es liegt an Ihnen, ob Sie die Signale richtig lesen und deuten, ob Sie sie überhaupt zulassen wollen. Oder ob Sie sie lieber mit einem Medikament unsichtbar machen möchten.

Das Leben ist nicht Friede, Freude, Eierkuchen. Wahrscheinlich wäre das auch gar nicht gut. Und mit Sicherheit langweilig. Was das Leben ausmacht, ist etwas zu tun, sich zu fordern, sich auch mal auseinanderzusetzen, und durchaus auch mit anderen. Und wenn es dabei einmal lauter wird, dann ist das eben so. Man muss ja nicht jeden zum Freund haben. Das Problem heutzutage ist, dass kleiner und großer Ärger beziehungsweise kleine und große Belastungen den Alltag so vieler Menschen dominieren. Das beginnt schon bei Kindern. Ich würde sogar noch weitergehen: Bei vielen Menschen besteht fast jeder Tag aus Ärger und Stress von morgens bis abends.

Was fehlt, ist der Ausgleich. Die Entstressung. Die Entspannung. Die Entschleunigung. Viele suchen Entspannung im Alkohol. Jeden Abend ein paar Gläser Wein oder ein paar Flaschen Bier. Nur: Alkohol entspannt nicht, er betäubt allenfalls. Diese abendliche Betäubung führt bei regelmäßiger Anwendung ihrerseits zu Stress. Allein dadurch, dass in aller Regel die Schlafqualität darunter leidet. Wer sich also abends von seinem Alltagsärger und Alltagsstress regelmäßig betäubt, schläft danach schlecht und geht am nächsten Tag nicht erholt in den erneuten Ärger- und Stressmarathon.

Apropos Stress: Die Wirkungen von Stress auf den Körper sind vielfältig: Sie reichen von chronischen Rückenschmerzen über Bluthochdruck bis zu Herzinfarkt. Aber auch zwischen Stress und Diabetes oder Stress und Krebserkrankungen wird mittlerweile ein

Zusammenhang hergestellt. Für einige Ärzte gilt Stress als eines der größten Krankheitsrisiken unserer Zeit.[1]

Ob ein Mensch Stress hat und in welchem Ausmaß, kann man mithilfe von Hormonen wie zum Beispiel Kortisol messen (siehe auch Kapitel 16). Im 19. Kapitel werde ich Ihnen erläutern, dass Yoga eine wunderbare Möglichkeit ist, regelmäßig zu Ausgeglichenheit und innerem Frieden zu finden – und somit zur Entstressung.

## Mobbing – wenn Menschen sich gegenseitig fertigmachen

Man muss mit Modebegriffen vorsichtig umgehen. Mobbing ist so ein Modewort. Manch einer berichtet leichtfertig, dass er gemobbt wird, wenn er von einem Kollegen mal nicht nett gegrüßt wird oder im Betrieb ein böses Wort gefallen ist. Der Begriff ist in den letzten Jahren so inflationär benutzt worden, dass er schon fast abgegriffen wirkt. In Gesprächen mit Kollegen ist mir wiederholt aufgefallen, dass der eine oder andere mit der Stirn runzelt, sobald das Wort Mobbing fällt. Das ist schade. Denn zweifellos gibt es Mobbing. Und die Betroffenen leiden darunter. Jeden Tag die Zielscheibe bewusster Angriffe durch andere in Worten oder manchmal sogar Taten zu werden, ist auf Dauer nur schwer zu ertragen. Auf Wikipedia wird der Begriff so definiert: „Mobbing beschreibt das wiederholte und regelmäßige, vorwiegend seelische Schikanieren, Quälen und Verletzen eines einzelnen Menschen durch eine beliebige Art von Gruppen."[2] Man kann auch Psychoterror dazu sagen.

Die Folgen für die Betroffenen sind verheerend: Stress mit all seinen Facetten wie Ausschüttung von Stresshormonen, Schlafstörungen, Bluthochdruck, schneller Puls, Schmerzen im Herzen, Magen, Kopf oder im Bewegungsapparat, Traurigkeit bis hin zu schwerwiegender Depression und Angst. Auch in die Sucht kann Dauermobbing treiben.

Zu mir kommen eine Reihe von Patienten, die solche Situationen kennen, durchgemacht haben oder noch mittendrin stecken. Manch einer erträgt das jahrelang. Täter und Opfer sind Männer wie

Frauen, Erwachsene wie Jugendliche oder Kinder. Das Resultat sind tiefgehende seelische – und manchmal sogar körperliche – Wunden, für die ein Menschenleben zur Ausheilung oft nicht reicht. Ich verstehe nicht, wie Menschen so miteinander umgehen können. Sollten die Yogis recht haben, wenn sie davon ausgehen, dass in dieser Welt alles mit allem zusammenhängt, dann ist es wahrscheinlich, dass das Verursachen von Mobbing irgendwann oder in irgendeiner Form beim Verursacher wieder ankommt. Unter dieser Überlegung bekommt der Spruch „Was du nicht willst, das man dir tu, das füg auch keinem anderen zu" eine interessante Wendung. Positiv und damit sympathischer formuliert, heißt die Redewendung: „Behandle andere so, wie du von ihnen behandelt werden willst." Mobben Sie nicht! Lassen Sie auch kein Mobbing zu. Das mag in manch einer Situation schwierig sein, gerade wenn eine starke Gruppendynamik vorliegt. Für mich beginnt an der Stelle Zivilcourage. Es gibt immer einen Weg, sich an Mobbing nicht zu beteiligen und etwas dagegen zu unternehmen. Vielleicht sind Gespräche sinnvoll, eventuell mit anderen am Mobbing Beteiligten, von denen Sie annehmen, dass die im Stillen nur mitmachen, um nicht selbst Opfer zu werden. Sowas schafft Verbündete. Auch ein Gespräch mit einem Außenstehenden kann sinnvoll sein. Wer nicht beteiligt ist, ist in aller Regel auch nicht emotional betroffen. Das schafft Distanz zu der Situation und somit einen klaren Blick. Oft ist der Hausarzt ein guter Ansprechpartner. Auch wenn es nicht um Sie geht, sondern um jemand anderen.

Sind Sie selbst das Opfer, dann suchen Sie sich professionelle Hilfe. Erneut kann der Hausarzt erster Ansprechpartner sein. In vielen Fällen hilft leider meist nur die Trennung vom Aggressor. Das schafft bei den Betroffenen dann oft auch noch das Gefühl, verloren zu haben. Hilfe ist in jedem Fall notwendig, selbst wenn es gelingt, sich frühzeitig aus der Umgebung und Situation zu lösen. Damit langfristig keine oder nur möglichst kleine Wunden verbleiben, die krank machen.

## *Wir Menschen brauchen Zuwendung und Liebe*

Meine Frau und ich hatten jahrelang zwei Hunde und zwei Katzen. Die Hunde sind all die Jahre stets liebevoll miteinander umgegangen, haben oft eng beieinandergelegen und sich gegenseitig das Fell geleckt. Sie haben das Zusammensein ganz offensichtlich genossen und sich regelmäßig gegenseitige Schmuseeinheiten gegönnt. Katzen gelten allgemein als Einzelgänger, zumindest deutlich mehr als Hunde. Unsere beiden kamen aber gut miteinander aus. Auch sie haben oft die Nähe des jeweils anderen gesucht, sich gegenseitig beim Putzen unterstützt und es genossen, wenn sie gekrault wurden. Tiere brauchen Gesellschaft. Mehr noch, sie suchen Körperkontakt. Bei uns Menschen ist das nicht anders.

Der US-amerikanische Psychologe John Cacioppo forscht seit Jahren über die Folgen von Einsamkeit.[3] Für ihn steht fest, dass Einsamkeit Stress bedeutet und ähnlich desasträse Folgen für die Gesundheit hat wie Rauchen. Der Ulmer Psychiater Professor Manfred Spitzer beschreibt Einsamkeit als das wesentliche Merkmal psychischer Störungen. Einsamkeit gehört auch zu den Leitsymptomen von Depressionen. Es gibt einen klaren Zusammenhang zwischen Einsamkeit und Alkoholismus. Auch das Risiko für Suizid ist bei Menschen, die sich einsam fühlen, höher ausgeprägt als bei denen, die in ein Netz aus guten sozialen Kontakten eingebunden sind. Spitzer geht sogar so weit, dass er Einsamkeit als die „Volksseuche Nummer 1" beschreibt, die mit einer Reihe chronischer Erkrankungen einhergehen kann: „Einsamkeit geht mit einer Erhöhung der Auftretenswahrscheinlichkeit einer ganzen Reihe chronischer Krankheiten wie Hypertonie, metabolische Störungen (Übergewicht, Diabetes), Gefäßleiden (Schlaganfall), koronare Herzkrankheit und Lungenkrankheiten einher."[4]

In meiner Sprechstunde erlebe ich immer wieder Patienten, die ihre Isolation durch ein hohes Maß an Arbeit zu kompensieren versuchen. Man kann es drehen und wenden, wie man will: Wir Menschen brauchen die Nähe zu anderen, brauchen Gespräche und Wertschätzung. Ich gehe sogar noch einen Schritt weiter: Wir brauchen auch Berührung. Viele Erwachsene werden nicht berührt, oder allenfalls selten, und wenn, dann ist die Berührung womöglich nicht liebevoll oder zumindest nicht ernsthaft liebevoll. Viele greifen dann zu Ersatzbefriedigungen. Das ist nicht selten Essen, ein Streicheln von innen. Genau genommen, ein höchst frustrierender Ersatz. Völlig unzureichend zudem. Einsamkeit kommt also als Phänomen bei Menschen vor, die keinen Partner haben, allein und ohne enge Bezugsperson leben. Das ist nicht überraschend. Erstaunlich hingegen ist, dass auch viele Menschen einsam sind, die in einer Partnerschaft leben. Selbst Internet, Facebook und andere technische Einrichtungen helfen diesen Menschen nicht, sondern machen bei vielen Betroffenen die Situation eher noch schlimmer. Wenn der Kommunikationspartner überwiegend der Bildschirm ist und dahinter eine virtuelle Wirklichkeit mit virtuellen Freunden, ist die regelmäßige Rückkehr in die reale Welt wie ein Sprung ins kalte Wasser. Und wer springt schon gern ins kalte Wasser? Vermeidungstaktiken sind die logische Konsequenz. In der Realität heißt das: weiter zunehmende Einsamkeit.

Wenn Sie in einer glücklichen Partnerschaft leben, herzlichen Glückwunsch. Wenn Sie Ihren Partner lieben, sollten Sie an dieser Beziehung arbeiten. Eine gut funktionierende Partnerschaft ist wie ein Schatz, den man hüten sollte. Wobei ich mich mit dem Begriff „Schatz" in diesem Zusammenhang etwas schwertue, weil dahinter die Vorstellung stehen kann, diesen rund um die Uhr zu bewachen und vor Kontakten mit anderen zu schützen. Das kann für bares Gold eine sinnvolle Strategie sein. Ihrem menschlichen Schatz, ihrer Partnerin oder Ihrem Partner, sollten Sie vertrauen. Zeigen Sie ihr oder ihm Ihre Liebe. Dazu gehört auch, dass Sie sie oder ihn eben nicht Tag und Nacht von dem Rest der Welt abschotten.

Wenn Sie keinen Partner haben, sollten Sie Ihre Lage ehrlich analysieren. Haben Sie enge Bezugspersonen? Familienangehörige? Sind Sie glücklich mit Ihrem Leben ohne Partner oder wünschen Sie es sich eigentlich anders? Brauchen Sie eventuell sogar Hilfe, weil Sie in Stimmungstiefs abrutschen könnten? Erneut kann Ihr Hausarzt erster Ansprechpartner sein. Es gibt heutzutage so viele Menschen, die allein durchs Leben gehen und die Kontakt zu anderen suchen. Den ersten Schritt in einen Verein, einen Volkshochschulkurs oder Ähnliches müssen aber Sie machen.

Ich möchte Ihnen an dieser Stelle nichts einreden. Ich kenne auch Menschen, die allein leben und dabei ehrlich glücklich sind. Aber ich kenne eben auch solche, die sich selbst etwas vormachen, sich einreden, alles wäre gut und sie hätten es schon immer so gewollt. Das gilt übrigens nicht nur für alleinstehende Menschen, sondern auch für diejenigen, die in einer Beziehung leben, die diese Bezeichnung nicht mehr wert ist. Am Anfang steht immer die ehrliche Analyse. Veränderungen sind oft schwer und können sogar weh tun. Sind Sie in Ihrer aktuellen Situation aber nicht glücklich, dann lohnt der beschwerliche und möglicherweise auch schmerzhafte Weg!

## *Unterschätzt und ein Tabuthema: Geldsorgen*

Dass Einsamkeit krankmachen kann, ist allgemein akzeptiert. Die meisten wissen das auch. Welche Dimensionen Geldsorgen für die Betroffenen haben, wird in der Öffentlichkeit hingegen kaum bis gar nicht thematisiert. In meiner täglichen Arbeit werde ich regelmäßig damit konfrontiert. Immer wieder erlebe ich, dass junge Paare rasch heiraten und dann ebenso schnell glauben, ein Eigenheim würde die Glückseligkeit bedeuten. Und wenn ich hier von jungen Paaren rede, dann meine ich wirklich junge Paare. Meist sind die beiden noch zwischen 20 und 30. Der Beginn der Liebe ist gar nicht so lange her, erst wenige Jahre oder sogar erst einige Monate. Beide glauben, die Partnerin oder den Partner für ein ganzes Leben gefunden zu haben. Sie lassen sich auch nicht von der hohen Scheidungsrate von ihrem Weg abbringen und schließen den vermeintlichen Bund fürs Leben. Nur wenige Jahre später, die beiden sind oft immer noch nicht 30, wird das Haus oder wenigstens eine Wohnung gekauft. Noch ein paar Jahre später werden viele Paare dann aber doch von der Statistik eingeholt, und es folgt die Trennung. Danach dann natürlich auch der Verkauf des Hauses. Fast immer mit Verlust. Einer von beiden oder sogar beide schleppen fortan Schulden mit sich. Selbst wenn es nicht zur Trennung kommt, überschätzen viele ihre Möglichkeiten, den monatlich fälligen Betrag an die Bank abzuführen. Die sogenannten Wechselfälle des Lebens wie etwa Arbeitslosigkeit werden in aller Regel bei der Aushandlung des Kredits nicht mit einkalkuliert.

Ich habe nichts gegen ein Eigenheim. Ganz im Gegenteil. Aber wer Haus oder Wohnung kaufen möchte, sollte mit klarem Kopf und sehr kühl seine Möglichkeiten überdenken. Ein Kredit ist nur sinnvoll, wenn er einem im Alltag (finanzielle) Luft zum Atmen lässt und auch dann noch funktioniert, wenn etwas Unvorhergesehenes wie Scheidung, Arbeitslosigkeit oder Krankheit eintritt.

Es sind aber durchaus nicht nur junge Menschen, die sich verschulden und dann über ihren Schulden nicht mehr in den Schlaf kommen. Nahezu jede Zahlung ist heute in bequemen Raten möglich. Das verführt. Beim letzten Jahreswechsel habe ich eine Anzeige gelesen, in der Feuerwerkskörper angeboten wurden, die in Raten über sechs Monate abgezahlt werden konnten. Was für ein Unfug: Am 1. Januar gegen 0.30 Uhr ist das Feuerwerk abgebrannt. Bezahlt werden muss es aber noch im Juni. Auch Urlaubsreisen in Raten zu bezahlen, halte ich zumindest für kritikwürdig. Die Erholung ist rasch verflogen. Das Abstottern des Reisepreises hingegen zieht sich über Monate hin. Wird die Abzahlung auch noch zum Stressfaktor, hat der Urlaub am Ende mehr Energie geraubt, als er gebracht hat.

Wahres Glück finden wir Menschen nie in materiellen Dingen. Immer nur in uns. Eventuell noch in Beziehungen mit anderen. Das ist eine Erkenntnis, die uns immer mehr abhandenkommt. Ersparen Sie sich schlaflose Nächte, Angst und Brustenge, nur weil Sie sich mit Ihren Finanzen vertan haben. Ich bin nur Arzt, dennoch erlaube ich mir Ihnen zu raten, kaufen Sie allenfalls Haus oder Auto auf Kredit. Nichts anderes. Und bei Haus und Auto sollten Sie gut kalkulieren. Holen Sie sich Rat bei engen Freunden oder Familienangehörigen, die keine emotionale Beziehung zu Ihrem Wunsch haben und Ihnen somit aus emotionaler Distanz raten. Hören Sie nicht auf den Bankberater. Der hat ein ganz anderes Interesse als Sie, im Grunde das gegenteilige.

## Fehlende Erholung in der Nacht

Tagsüber sind wir gefordert, müssen klar denken und überlegt reagieren. Der kleine und der große Ärger dürfen uns nicht kaputtmachen. Im Gegenteil: Wir müssen lernen, Situationen, in denen wir uns ärgern, verletzt, nicht richtig verstanden oder in die Ecke gedrängt fühlen, möglichst souverän zu überspielen, zumindest nach außen. Gerade im Geschäftsalltag ist es wichtig, wie Menschen auftreten. In Stresssituationen noch zu lächeln, ruhig zu bleiben und ebenso ruhig zu sprechen. Das ist die Königsdisziplin. Und die wird oft von uns erwartet. Von Verkäufern im Einzelhandel, von Pflegepersonal oder Ärzten im Krankenhaus, von Beschäftigten im öffentlichen Dienst und so weiter.

Aber auch ohne Ärger oder Stress sind wir jeden Tag gefordert. Von morgens bis abends: im Straßenverkehr, beim Einkauf, im Umgang mit Kindern oder Partner, im Gespräch mit Freunden, Bekannten, Arbeitskollegen. Von diesen Anforderungen an uns müssen sich Körper und Seele erholen. Das tun sie nachts, wenn wir schlafen. Hormone wie das Schlafhormon Melatonin, das dem Körper „sagt", dass es Zeit zum Ruhen ist, oder das Wachstumshormon (*Human Growth Hormone*, HGH) reparieren nachts Dinge an unseren Zellen, die tagsüber kaputtgegangen sind. Wie viel Zeit sie in der Nacht benötigen, um alles wieder ins Lot zu bringen, was am Tag Schaden genommen hat, ist umstritten. Die optimale Schlafdauer liegt je nach Schlaftyp für Erwachsene irgendwo zwischen sechs und acht Stunden.

Während wir schlummern, werden aber nicht nur Zellschäden repariert. Wir verarbeiten in der Nacht auch Dinge, die uns tagsüber emotional beschäftigt haben, Dinge, die uns begeistern oder freuen, belasten oder ärgern. Auf den Punkt gebracht: Schlaf ist die Erholung für Körper und Seele. Unabdingbar, wenn wir am nächsten Tag wieder geistig und körperlich auf der Höhe sein möchten.

Die vielen Ereignisse, die täglich auf uns einwirken, sind wie lauter Druckwellen, die auf Körper, Stoffwechsel, Zellen und Seele aufprallen. Kleine Druckwellen und große. Man kann das mit einer Insel in der Nordsee vergleichen. Jede Flut ist eine Druckwelle für die

Insel. Normale Fluten machen einer Insel nichts aus, zumal nach der Flut die Ebbe kommt und das Wasser wieder ablaufen kann. Ebbe und Flut sorgen dafür, dass immer etwas Sand weggespült und an anderer Stelle wieder angespült wird. Die Insel verändert sich. Ganz diskret. Aber sie verkleinert sich nicht. Eine Sturmflut, also eine große Druckwelle, oder, genau genommen, viele große Druckwellen, sind jedoch ein Problem. Je größer die Druckwellen, desto größer das Problem. Je größer die Flut ist, desto mehr Sand wird weggespült – und nicht mehr anderswo angespült. Das kann so weit gehen, dass die Insel in ihrer Existenz bedroht wird. Zugegeben: Dafür braucht es schon ziemlich große Druckwellen und davon meistens auch viele. In der Geschichte hat es solche Fluten mit dem Verschwinden von Inseln immer wieder gegeben.

Zurück zu uns Menschen: Damit ein Mensch durch den Druck, der Tag für Tag auf ihn einwirkt, krank wird, braucht es schon viele und große Druckwellen über einen langen Zeitraum. Wir Menschen können einiges ertragen. Auch mit den ganz großen Druckwellen können wir meist umgehen. Das Problem besteht in aller Regel auch gar nicht in den Druckwellen, sondern in der fehlenden Entlastung von den Druckwellen: Entspannung.

Flut und Ebbe lösen sich alle sechs Stunden ab. Das hat die Natur hervorragend geregelt. Auch bei uns Menschen sollten sich Flut und Ebbe regelmäßig ablösen. Wer viel Druck hat, muss diesen auch wieder loswerden, abwerfen. Möglichst jeden Tag. Sport ist dafür ideal. Der Druck, den wir am Tag aufgeladen haben, ist eine Art Energie. „Ich bin geladen", sagt manch einer, wenn sich der Druck im Laufe des Tages immer weiter erhöht hat. Wer nach Hause kommt, ein üppiges Abendessen zu sich nimmt und sich dann vor den Fernseher verkriecht, gibt Körper und Seele kaum eine Chance, den Druck abzuwerfen, sich zu entladen. Wer aufgeladen ins Bett geht, wird nicht erholsam schlafen.

Weil viele genau diese Erfahrung machen, gönnen sie sich abends das eine oder andere Glas Alkohol. Das führt zumindest zur Betäubung. Alkohol setzt die Hirntätigkeit herab, sodass die Gedanken nicht mehr endlos kreisen. Das Aufgeladen-Sein ist noch da, wird aber unterdrückt. Alkohol wirkt jedoch fatal: Zunächst aktiviert er den Teil unseres Nervensystems, der für Ruhe sorgt, den Parasympathikus. Auch deshalb macht Alkohol müde. Nach einigen Stunden kommt es jedoch zu einem sogenannten Rebound. Der aktivierende Teil unseres unbewussten Nervensystems, der Sympathikus, wird aktiv. In dieser Phase werden Menschen, die vor dem Zubettgehen Alkohol trinken, oft wach. Nicht selten merken sie, dass ihr Herz schneller schlägt als gewöhnlich. Auch das ist eine Wirkung des Sympathikus. Schlafmedikamente haben eine ähnliche Wirkung. Sie betäuben und verändern den Schlaf. Menschen, die abends zu Alkohol oder Schlaftabletten greifen, haben eine schlechtere Schlafqualität. Der Grund: Es fehlt die abendliche Energieentladung, die Ebbe für Körper und Seele. Wenn Körper und Seele sich nachts nicht richtig erholen, sind wir am nächsten Tag nicht voll auf der Höhe, reagieren in schwierigen Situationen nicht so souverän, wie wir reagieren könnten, wenn wir ausgeruht wären.

Damit Sie mich nicht missverstehen: Ein schönes und gemütliches Abendessen im Kreis von Familie oder Freunden mit angenehmen Gesprächen oder ein unterhaltsamer Fernsehfilm gehören zu einem Leben in Freude und Ausgeglichenheit dazu. Mal wieder hat der von mir so geschätzte Begriff der Ganzheitlichkeit seine Berechtigung. Es kommt darauf an, dass Sie allen Facetten des Systems Mensch gerecht werden, allen Komponenten von Körper und Seele. Ein dauerhafter schlechter oder zu geringer Schlaf kann uns irgendwann krankmachen.

Die folgenden Tipps auf der nächsten Seite können Ihnen helfen, morgens ausgeruht zu sein.

**So schlafen Sie gut!**

1. Zwischen Arbeit und Zubettgehen sollten mehrere Stunden liegen. Körper und Seele brauchen Zeit, um herunterzukommen, Druck beziehungsweise Energie abzugeben.

2. Ideal zum Runterkommen sind Sport und Bewegung. Gehen Sie joggen oder ins Fitnessstudio, wenn Sie sich so richtig geärgert haben. Sie werden sehen, dass sich Ihr Ärger danach anders anfühlt, leichter. Vielleicht ist er sogar verflogen. Sie haben dann die negative Ärger- oder Stressenergie wieder abgegeben und sich im wahrsten Sinne des Wortes Luft verschafft.

3. Trennen Sie Privates von Beruflichem. Natürlich sollten Sie sich abends mit Ihrem Partner oder Ihrer Partnerin über Ihren Tag austauschen und dabei auch von unschönen Dingen erzählen. Auch das gehört zur Verarbeitung. Nicht selten finden Probleme in solchen Gesprächen eine Lösung. Aber irgendwann muss dann Schluss sein mit den beruflichen Themen. Viele Paare verlieren ihre Sexualität miteinander auch deshalb, weil sie, wenn sie zusammen sind, nur noch Probleme wälzen.

4. Trinken Sie nur an ein oder zwei Tagen in der Woche Alkohol. Und auch nur, wenn Sie Lust darauf haben. Trinken Sie in keinem Fall Alkohol, um Ärger runterzuspülen oder sich zu betäuben.

5. Essen Sie möglichst nur selten spät zu Abend. Je früher Sie zu Abend essen, desto besser. Und essen Sie möglichst nichts Schweres.

6. Gucken Sie abends keine aufregenden Filme. Unser Unterbewusstsein kann zwischen Fiktion und Wahrheit nicht unterscheiden. Der schreckliche Mord im Krimi ist für unser Unterbewusstsein real passiert – und muss in der Nacht verarbeitet werden.

7. Lassen Sie den Computer mehrere Stunden vor dem Schlafengehen aus. Möglichst vier Stunden oder mehr. Zum Schlafen braucht unser Körper das Schlafhormon Melatonin aus der Zirbeldrüse im Gehirn. Das blaue Computerlicht unterdrückt die Ausschüttung von Melatonin.

8. Fernseher, Handy, Computer und strombetriebene Wecker haben im Schlafzimmer nichts zu suchen. Sie produzieren Elektrosmog. Elektrosmog kann den Schlaf stören. Wahrscheinlich über mehrere Wege. Die Störung der Melatonin-Ausschüttung scheint einer davon zu sein.

Wer jahrelang Raubbau an seinem Körper und seiner Seele treibt und keinen Ausgleich zu belastenden Lebensumständen findet, kommt womöglich an einen Punkt, an dem er sich vollständig leer und ausgebrannt fühlt. Energie? Fehlanzeige. Burn-out.[5] Noch so ein Modebegriff, bei dem der eine oder andere die Stirn runzelt. Leider wird auch mit diesem Wort leichtfertig umgegangen. Für die wirklich Betroffenen ist Burn-out jedoch eine Katastrophe. Wer keine Energie mehr hat, liegt morgens im Bett und fragt sich, wie er aufstehen, wie er sein Tagewerk auch nur annähernd erledigen soll. Der schnellste Sportwagen nutzt nichts, wenn der Tank leer ist. Genau das ist bei Burn-out der Fall. Der Tank ist leer. Vollständig. Man kann das im Blut oder im Speichel messen: Das Hormon Kortisol, das morgens normalerweise ansteigt und einen typischen Tagesverlauf hat, rührt sich nicht mehr. Kein Anstieg morgens, keine Abflachung der Hormonkurve über den Tag. Kortisol bleibt einfach von morgens bis abends unterirdisch. Da hilft auch kein Sport mehr, keine netten Gespräche mit Partner oder Kindern und erst recht keine unterhaltsamen Filme. Wer wirklich ausgebrannt ist, braucht oft monatelange Ruhe. Unterstützend behandeln kann man das Krankheitsbild nach guter Diagnostik mit bestimmten Vitalstoffen und Aminosäuren. Auch Psycho- und Verhaltenstherapie können sinnvoll sein.

Im Burn-out nimmt der Körper sich letztlich, was er über einen sehr langen Zeitraum, oft über Jahre, nicht bekommen hat: Ruhe.

Auch wenn ich mich wiederhole: Zu einem ausgeglichenen Leben gehören neben Anspannung und Stress Entspannung und Entstressung. Wie bei einem Pendel. Geht das Pendel in die eine Richtung, muss es danach wieder in die andere Richtung gehen können. Wenn Sie glauben, an einem Burn-out-Syndrom zu leiden oder auf dem Weg dorthin zu sein, sollten Sie in jedem Fall medizinische Hilfe in Anspruch nehmen. Je früher, desto besser. Erneut kann Ihr Hausarzt Ihr erster Ansprechpartner sein.

## *Wenn das Leben sinnlos wird*

Mangelnde Wertschätzung, zu wenig Zuwendung und Liebe, Geldsorgen, Stress, tägliche Belastungen oder Mobbing machen traurig
und können zur inneren Verzweiflung führen. Sie können den Alltag
zur Qual machen und dafür sorgen, dass Betroffene schon morgens
mit Druck auf der Brust, Bauchschmerzen oder anderen Beschwerden aufwachen. Oft ist dann professionelle Hilfe gefragt. Es gibt
immer einen Ausweg. Auch wenn manch einer den nicht sofort sieht
und ihn sich erst von seinem Arzt, Therapeuten oder Coach zeigen
lassen muss. Medikamente sind nicht zwingend nötig und schaden oft mehr als sie nutzen. Auch Schlaftabletten helfen nicht. Sie
dämpfen allenfalls. Mittelfristig verschlechtern sie die Situation. Eine
Änderung des Verhaltens ist gefragt. Das ist in der Umsetzung oft
schwierig, mit Hindernissen verbunden und nicht selten langwierig.

Anders sieht es bei einer Depression aus. Dabei gibt es **die**
Depression, genau genommen, gar nicht. Das Krankheitsbild
hat diverse Facetten. Typische Anzeichen einer Erkrankung sind
Interessensverlust, Freudlosigkeit, Antriebsarmut, erhöhte Ermüd-
barkeit, verminderte Konzentration, geringeres Selbstwertgefühl,
Gefühle von Schuld und Wertlosigkeit sowie pessimistische
Zukunftsgedanken. Allen gemeinsam ist eine für Außenstehende
nicht nachvollziehbare Niedergeschlagenheit beziehungsweise
Traurigkeit. Normalerweise schwanken Stimmungen. Jeder kennt
das: schlechte Tage, an denen man sich verkriechen möchte, und
gute Tage, an denen man das Gefühl hat, Bäume ausreißen zu
können. Tage, an denen Belastungen schwer auf der Seele liegen,
und Tage, an denen so etwas an einem abprallt. Unsere Stimmung
schwingt wie die angeschlagene Saite einer Gitarre.

Bei Depressiven ist das anders. Deren Stimmung ist immer gleich.
Gleich schlecht. Dabei haben auch Menschen mit einer manifesten
Depression Phasen, in denen sie nicht depressiv sind. Oft geht es
ihnen sogar wochen- oder monatelang gut und sie führen ein norma-
les Leben. Sind sie in der Depression, gibt es aber keine Veränderung
der Stimmung. Auch das dauert oft wochen- oder monatelang. Eine
Patientin von mir sagt dann immer: „Ich bin wieder voll drin. Bin

unendlich traurig. Ich finde keinen Weg heraus. Und, ich weiß nicht, wie lange das anhält."

Diese immer gleichbleibende, sich nicht bewegende, niedergeschlagene Stimmung, verbunden mit tiefer Traurigkeit, ist oft mit einer dramatischen Antriebsarmut und der Vorstellung verbunden, dass es keinen Ausweg daraus gibt. Für manch einen erscheint der Tod die einzige Lösung zu sein, ja, er kann sogar etwas Tröstliches haben. Ein Patient von mir, der seine Depression endgültig überwunden hat, hat es einmal so formuliert: „Wenn sonst alles verschlossen war, war der Tod doch noch ein Weg, den ich hätte gehen können. Er schien, wenn es mir richtig schlecht ging, immer eine Lösung für mich zu sein. Vielleicht sogar eine Erlösung."

Die Todessehnsucht kann derart stark sein, dass selbst ein Sprung aus großer Höhe oder ein Sich-vor-den-Zug-Werfen nicht schreckt. Depressive denken und fühlen anders. Überlegungen, dadurch bei anderen Menschen wie etwa Zugführern ein Trauma auslösen zu können, sind unwesentlich.

Die Ursachen für Depressionen sind bis heute nicht klar. Nachhaltig hält sich die Vermutung, dass Depressionen mit einem zu niedrigen Spiegel des Glückshormons Serotonin zusammenhängen. Gesichert ist das nicht. Im Gegenteil: Seit Jahren gehen viele Experten davon aus, dass diese Erklärung mindestens unzureichend ist, möglicherweise sogar falsch. Sicher scheint zu sein, dass es eine Veranlagung für Depressionen gibt. Das heißt aber nicht, dass jeder, der diese Veranlagung hat, auch tatsächlich erkrankt.

Medikamente sollten meiner Ansicht nach zurückhaltend eingesetzt werden. Ich habe wiederholt Patienten erlebt, die Medikamente zur Stimmungsaufhellung entweder gar nicht oder nur unter großen Schwierigkeiten wieder absetzen konnten. Bei einer schweren Depression jedoch kann die Verordnung eines Medikaments sinnvoll sein, insbesondere dann, wenn Suizidgedanken hinzukommen. Bei leichteren Stimmungstiefs und depressiv gefärbten Gedanken helfen auch andere Behandlungsformen (siehe Kasten).

Ein Burn-out ist von einer Depression deutlich zu trennen. Dennoch können die Übergänge fließend sein, gerade bei Menschen, die eine Veranlagung für Depression haben. Der Übergang in eine

Depression ist oft nicht leicht zu erkennen, weil Betroffene nicht immer eine derart tiefe Traurigkeit und Antriebsschwäche haben.

Wenn Sie regelmäßig Belastungen ausgesetzt sind, die Ihr Denken, Fühlen und Handeln beeinflussen oder gar beeinträchtigen, wenn Sie sich gemobbt fühlen und bestimmte Situationen oder Menschen deshalb meiden, wenn Sie einsam sind und Ihnen das Alleinsein schon fast weh tut, wenn Sie Geldsorgen haben, die Sie nachts um den Schlaf bringen, wenn Sie aus anderen Gründen regelmäßig nachts wach liegen und deshalb tagsüber nicht leistungsstark sind, wenn Ihr täglicher Stress so stark ist, dass Sie Sorge haben auszubrennen, oder wenn Sie das Gefühl haben, immer wieder unendlich traurig zu sein, brauchen Sie professionelle Hilfe. Entscheidend ist, dass jemand von außen auf Ihre Situation blickt. Das ist wie in einem Theater. Den Schauspielern auf der Bühne fehlt der Überblick. Sie stecken selbst in ihrem Schauspiel drin. Der Regisseur guckt von außen und oft auch von oben auf die gesamte Situation.

Und derjenige, den Sie mit Ihrem Problem konfrontieren, sollte für solche Situationen nicht nur Experte sein, sondern auch emotional unbeteiligt.

**Nichtmedikamentöse Behandlungsmöglichkeiten
bei depressiv gefärbten Stimmungstiefs**

***B-Vitamine:*** B-Vitamine sind Nervenvitamine. Und um die Nerven geht es. Wenn Sie Probleme mit Ihrer Stimmung haben, sollten Sie Ihren Vitamin-B-Blutspiegel kennen (siehe auch Kapitel 12). Die Ergänzung mit B-Vitaminen (nach Blutspiegel) ist so etwas wie die Basistherapie für Menschen mit Stimmungsproblemen.

***Aminosäure 5-Hydroxytroptophan:*** Diese Aminosäure ist die Vorstufe für Serotonin. Von der Diskussion über einen niedrigen Serotoninspiegel als Ursache einer Depression habe ich schon berichtet. Dennoch habe ich wiederholt mit der Gabe von 5-Hydroxytryptophan Stimmungsbesserungen bei Patienten erlebt. Deshalb ist 5-Hydroxytrypophan für mich bis heute eine Therapieoption und in jedem Fall eine gute Alternative zu einem Antidepressivum. 5-Hydroxytryptophan können Sie jederzeit problemlos absetzen. Achtung: Nehmen Sie nicht einfach Tryptophan, auch wenn das einfacher zu bekommen ist. Tryptophan ist die Vorstufe zu 5-Hydroxytryptophan. Nur, Tryptophan hat zwei mögliche Wege der Weiterverarbeitung im Stoffwechsel. Der andere Weg, der nicht zum 5-Hydroxytryptophan führt, ist ungünstig. Also: Besser gleich 5-Hydroxytryptophan. Dosierung: 150 bis etwa 300 Milligramm pro Tag. Lassen Sie vorher das Hormon Serotonin messen. Und Achtung: Sie dürfen 5-Hydroxytryptopahn in keinem Fall zusammen mit einem Stimmungsaufheller, einem Antidepressivum, einnehmen. Dann kann es zu einem Überschießen des Serotonins kommen, was zu einem schweren Krankheitsbild mit Ruhelosigkeit, Muskelzuckungen, Schwitzen u. a. führen kann.

***Sport:*** Sport hat positive Auswirkungen auf unsere geistige Leistungsfähigkeit im Allgemeinen und unsere Stimmung im Besonderen. Auch an dieser Stelle gilt also: Fordern Sie Ihren Körper, möglichst mehrmals pro Woche. Sport im Freien ist super, auch im Winter. Aber natürlich können Sie Sport auch in einer Halle oder einem Fitnessstudio treiben (siehe auch Kapitel 18).

***Meditation:*** Meditation ist eine Technik, welche die Seele oder auch das Unterbewusstsein erreicht, beeinflusst und beruhigt. Der Zustand der Seele wiederum hat massiven Einfluss auf den Zustand des Körpers. Meditation ist somit gut geeignet, die Seele positiv zu programmieren, und damit auch den Körper (siehe auch Kapitel 19).

***Yoga:*** Für mich ist Yoga die Königsdisziplin, mit der jeder seine Seele stimulieren und damit auch therapieren kann. Yoga ist auch deshalb so hervorragend geeignet zur Selbstbehandlung, weil es sowohl die Techniken der Meditation anwendet als auch körperliche Übungen. Die körperlichen Übungen sind so angelegt, dass sie wiederum direkt Einfluss auf die Seele nehmen. Deshalb erreichen Yogapraktizierende eine Harmonisierung zwischen Körper und Seele (siehe auch Kapitel 19).

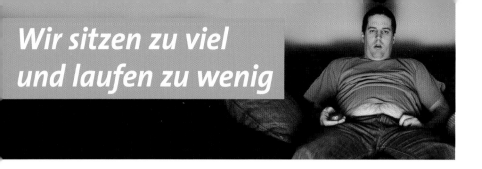

# Wir sitzen zu viel und laufen zu wenig

Eine gute Freundin erzählte mir kürzlich, dass ihre Mutter als Kind jeden Tag 15 Kilometer zur Schule gegangen sei. Die Mutter meiner Freundin wuchs in einer ländlichen Region auf, und ihre Schule befand sich in der nächstgrößeren Stadt, eine Busverbindung gab es nicht. Mittags musste sie den langen Weg zurücklaufen. Hin und zurück also 30 Kilometer täglich. Das war kurz nach dem Zweiten Weltkrieg und ist somit schon einige Jahrzehnte her. Dass meine Freundin bei der Erzählung ihrer Mutter in der Hauptsache etwas ganz anderes beeindruckt hat, nämlich, dass der Schulweg damals nahezu durchgehend unbeleuchtet war, erwähne ich nur am Rande. Auf die Frage, ob sie denn nicht ängstlich gewesen sei, hat ihre Mutter geantwortet: „Wovor hätte ich mich denn fürchten sollen?" Auch diesbezüglich hat sich einiges geändert. Unsere Zeit ist auf praktisch allen Ebenen deutlich fortschrittlicher. Ob auch alles besser geworden ist, steht auf einem anderen Blatt. Aus medizinischer Sicht allerdings wäre etwas weniger Geschwindigkeit und ein Leben im Einklang mit der Natur an vielen Stellen durchaus sinnvoll. Ich bin überzeugt, es würde uns zufriedener und gesünder machen.

## Wir sind zum Laufen gemacht

Weniger Auto fahren und stattdessen mehr laufen – das kostet Zeit. Zeit, die wir uns im Alltag in aller Regel nicht nehmen wollen. Wozu haben wir denn schließlich ein Auto? Dabei sind wir Menschen von Natur aus fürs Laufen gemacht. Das beginnt bei unseren Füßen mit ihrer Wölbung, geht weiter über die Beine mit ihren Muskeln, die dafür sorgen, dass wir bei Bedarf schneller laufen und sogar rennen können. Auch Becken, Wirbelsäule und sogar die Art, in der unser Schädel auf unserer Wirbelsäule thront, sind so aufeinander abgestimmt, dass es zum Laufen optimal ist. Über Jahrhunderte war Laufen die selbstverständliche Art der Fortbewegung, auch wenn es immer wieder Bestrebungen gab, schneller zu sein als auf den eigenen Füßen möglich. Von Pferden gezogene Streitwagen gab es schon mehr als 2000 Jahre vor Christi Geburt. Im antiken Griechenland und im antiken Rom waren Wagenrennen sehr beliebt. Das ändert aber nichts daran, dass es für die meisten Menschen zum Laufen keine Alternative gab. Streitwagen und später die Kutschen waren in den meisten Fällen Statussymbole und nur etwas für sehr gut Betuchte. Auch die Konstruktion des Fahrrads Anfang des 19. Jahrhunderts hat zunächst nichts daran geändert, dass die Mehrheit tagtäglich auf den eigenen Füßen unterwegs war.

Die Erfindung des Autos hat alles verändert. Aber auch nicht sofort. Das Auto wurde erst nach dem Zweiten Weltkrieg mit beständig zunehmendem Wohlstand zu einem Massenprodukt. Heute ist es für viele Menschen das natürliche Fortbewegungsmittel. Oft schon für erschreckend kurze Strecken. Denken Sie noch mal an die Geschichte der Mutter meiner Freundin, die jeden Tag 30 Kilometer auf ihren Füßen unterwegs war. Heute ist es gang und gäbe, Kinder mit dem Auto bis vor die Schule zu fahren. Kein Wunder also, dass 80 Prozent der Kinder an Bewegungsarmut leiden, wie eine Langzeitstudie ergab.[1] Es gibt eine Parallelität zwischen der Menge an Autos und der abnehmenden Gehstrecke, die ein durchschnittlicher Mensch in der westlichen Welt zurücklegt. Vor etwa 100 Jahren waren rund 18 Kilometer die Strecke, die ein Erwachsener pro Tag zu Fuß gegangen ist. Mitte des letzten Jahrhunderts waren es immerhin noch etwa zehn Kilometer, Ende des vergangenen Jahrhunderts etwas unter zwei. Heute legt ein durchschnittlicher Erwachsener etwa 700 Meter pro Tag auf seinen eigenen Füßen zurück.[2] Ich war in den 1970er- und 80er-Jahren Schüler und bin fast vom ersten Tag an mit dem Fahrrad zur Schule gefahren. Egal, ob Sommer oder Winter, ob Sonne oder Regen, Sturm oder Schnee. Fahrten mit dem Bus waren selten. Mein Schulweg betrug fünf Kilometer. Ich habe die Schule dreimal gewechselt, die Entfernung von zu Hause blieb in etwa gleich. In meiner Erinnerung fuhren nahezu alle Mitschüler mit dem Fahrrad. An den Fahrradständer meines Gymnasiums habe ich besondere Erinnerungen. Er diente nicht nur zum Abstellen der

Fahrräder und war jeden Tag mit Drahteseln zum Bersten gefüllt, er war auch ein beliebter Treffpunkt in den Pausen und nach dem Unterricht. Eigentlich gab es sogar zwei Fahrradständer. Als ich dieser Schule vor einigen Jahren noch einmal einen Besuch abgestattet habe, war ich erstaunt, dass der Fahrradständer dramatisch kleiner geworden ist. Verlegt worden ist er zudem. Es mag ein Zufall sein. Ist mir aber aufgefallen. War der große Fahrradständer früher direkt vor dem Hauptgebäude, so steht der heutige, deutlich kleinere, neben der Schule. Dass der Fahrradständer in der Schule eine Art Treffpunkt war, sagt vielleicht auch etwas über den damaligen Zeitgeist aus. Vielleicht ist es etwas pathetisch, aber die Fahrräder standen im Zentrum der Schüler.

Ob heute wirklich weniger Schüler mit dem Fahrrad zur Schule fahren, weiß ich nicht. Gefühlt ist es so. Dazu passt, dass in der Siedlung, in der wir wohnen, vor einigen Jahren die Bushaltestelle verlegt wurde. Dabei wurden aus einer zwei Haltestellen. Im Ergebnis müssen die Schüler, die in unserer Siedlung wohnen, jetzt nicht mehr einen so weiten Weg zur Bushaltestelle laufen. Das kann man gut finden, und sicher ist es praktisch. Letztlich betrifft der ausgebaute Haltestellenservice nicht nur Schüler, sondern auch alle anderen. Gerade für ältere Menschen ist dadurch vielleicht sogar eine größere Mobilität erreicht. Und möglicherweise führen mehr Haltestellen auch dazu, dass der öffentliche Nahverkehr gegenüber dem individuellen Autoverkehr gestärkt wird. Dennoch habe ich jedes Mal, wenn ich an diesen Haltestellen vorbeikomme, das Gefühl, dass das Mehr an Bushaltestellen und dadurch die kürzere Strecke auf den eigenen Füßen zum Geist unserer Zeit passt. Wenn ich an dieser Stelle von Zeitgeist schreibe, dann beziehe ich das auf eine zunehmende Bequemlichkeit. Bequemlichkeit im Sinne von weniger Fortbewegung durch eigene Muskelkraft.

## *Verspannte Muskeln = schmerzender Rücken*

Unsere Wirbelsäule besteht aus 24 Wirbelkörpern, zwischen denen sich jeweils eine Bandscheibe befindet. Sie ist eine Art Federkissen und sorgt dafür, dass Bewegungen und Sprünge abgefedert werden. Um die Wirbelsäule herum ist ein kompaktes System von Muskeln angelegt, welches sie stabilisiert. In Wirklichkeit handelt es sich sogar um mehrere Systeme beziehungsweise Muskelgruppen: tief gelegene (autochthone) Muskeln, die der Wirbelsäule direkt aufliegen und sie aufrecht halten, und oberflächliche Muskeln, die keinen direkten Kontakt zur Wirbelsäule haben. Letztere stellen eine Verbindung zu Brustkorb, Kopf, Armen und Beinen her. Die Muskeln haben unterschiedliche Verläufe, mal verlaufen sie längs, mal quer. Diejenigen, die der Wirbelsäule Halt geben und eine wichtige Rolle für die Bewegungsfähigkeit unseres Rückens spielen, können Sie sich vorstellen wie die waagerechten und senkrechten Stützen eines Bücherregals. Je mehr und je schwerer die Bücher sind, desto stabiler müssen die Stützen des Regals sein. Sind die Bücher zu schwer für das Regal, bricht es irgendwann zusammen.

Unsere Wirbelsäule ist natürlich deutlich komplizierter aufgebaut als ein Bücherregal. Auch wenn zwischen den Wirbelkörpern Bandscheiben liegen, stehen die Wirbelkörper über Fortsätze miteinander in Kontakt. Überall da, wo die Wirbelkörper miteinander Kontakt haben, befinden sich kleine Gelenke. Sie sind der Hauptspieler dafür, dass wir uns nach vorn, nach hinten, nach rechts und nach links bewegen können. Gelenke brauchen Bewegung. Bewegung sorgt dafür, dass in den Gelenken Flüssigkeit gebildet wird. Gelenkflüssigkeit ist das Schmiermittel. Ohne Schmiermittel kommt es zu raschem Verschleiß. Anders gesagt: Wer viel bewegungslos sitzt, hat gute Chancen auf schnellen Verschleiß der Gelenke zwischen den Wirbelkörpern. Mit allen Konsequenzen wie Arthrose, also Verschleiß, dauerhafter Fehlhaltung und natürlich Schmerzen. Bewegungsloses oder nahezu bewegungsloses Sitzen sorgt zudem dafür, dass die Muskulatur in einer Stellung verharrt, in aller Regel in keiner entspannten. Verhärtete und verspannte Muskeln sind die unausweichliche Folge. Ist die Muskulatur auch noch schwach und untrainiert, hat sie einer monotonen Haltung nichts entgegenzusetzen. Hinzu kommt, dass Muskeln, die wieder und wieder über Stunden angespannt sind, gar nicht mehr in vollständige Dehnung kommen. Erneut sind dauerhafte Fehlhaltung und Schmerzen die Folge.

Auch für die Bandscheiben ist es wichtig, dass der gesamte Rückenapparat in regelmäßiger Bewegung ist. Bei monotoner Belastung des Rückens drücken die Wirbelkörper in immer wieder gleicher Form auf die Bandscheiben. Diese dauerhafte Belastung erhöht das Risiko für einen Bandscheibenvorfall. Bei einem Bandscheibenvorfall fällt eine Bandscheibe aus ihrer Position zwischen zwei Wirbelkörpern vollständig vor. Passiert das, drückt sie auf die Nerven, die in unmittelbarer Nähe der Wirbelsäule verlaufen. Die Konsequenz sind wiederum Schmerzen. Und oft auch eine eingeschränkte Bewegungsfähigkeit, zum Beispiel des Beines, das von den Nerven versorgt wird, auf die die vorgefallene Bandscheibe drückt. Schließlich kann es sogar zu Empfindungsstörungen kommen. Meist ist wiederum die Extremität betroffen, die von den Nerven versorgt wird, auf die die vorgefallene Bandscheibe Druck ausübt. Mit einem Bandscheibenvorfall ist nicht zu spaßen. Oft heilt er ohne dauerhafte Folgen aus. Aber nicht immer.

Besonders leidgeprüft sind Rückenmuskeln und Gelenke von Menschen, die sich beim Sitzen nicht nur kaum bewegen, sondern auch noch das eine Bein über das andere kreuzen. Dabei verdreht sich die Wirbelsäule in einer völlig unnatürlichen Form – mit der Folge von einseitiger Belastung der Gelenkkörper und ebenfalls einseitiger Belastung der Muskelgruppen um die Wirbelsäule herum.

Was kann die Konsequenz sein? Verändern Sie immer wieder Ihre Sitzposition. Gerade wenn Ihre Arbeit es erfordert, dass Sie über eine oder mehrere Stunden sitzen müssen. Stehen Sie zwischendurch in regelmäßigen Abständen auf.

Und ganz wichtig: Treiben Sie Sport. Gerade für Menschen, die viel sitzen müssen, ist Kraftsport sinnvoll. Optimal ist eine Kombination aus Kraft- und Ausdauersport. Damit stärken Sie einerseits Ihre Muskulatur und können gezielt Übungen für Ihre Rückenmuskeln machen, andererseits stärkt Ausdauersport Ihr Skelett, also Ihre Knochen und damit auch Ihren Rücken. Wenn Sie sich dann noch zusätzlich oder auch alternativ zum Ausdauersport Zeit für Yoga nehmen, trainieren Sie Ihren Rücken und alle Strukturen, die damit zusammenhängen, in optimaler Form. Yoga ist ideal zur Dehnung der Muskeln (siehe auch Kapitel 18 und 19).

## *Wir werden jeden Tag mit Energie aufgeladen*

Arbeit bedeutet Input: Egal, ob Sie als Sachbearbeiter beim Straßenverkehrsamt arbeiten, als Bankangestellte hinter einem Schalter stehen, an der Kasse in einem Supermarkt sitzen, als Tischlerin oder Kraftfahrzeug-Mechatroniker arbeiten, mit Patienten, Mandanten oder Schülern zu tun haben, immer sind Sie gefordert, müssen aufmerksam sein und Informationen verarbeiten. Informationen sind Energie. Energie, die von anderen zu Ihnen fließt. Energie, die Ihren Körper und Ihren Stoffwechsel auflädt. Manchmal ist es positive Energie. Wenn Sie Spaß an einer Aufgabe haben, etwas gut gemacht haben, gelobt oder gar befördert werden. Manchmal ist es aber auch negative Energie. Wenn Sie etwas tun müssen, was Ihnen keine Freude macht, wenn Sie sich über jemanden ärgern oder jemand Sie kritisiert. Positive oder negative Emotionen können Sie manchmal an Ihrem Puls spüren. Wenn Ihr Herz vor Freude regelrecht hüpft. Aber auch, wenn Sie sich so sehr ärgern, dass Sie das Gefühl haben, im Gesicht rot anzulaufen und dabei ebenfalls einen schnellen Puls spüren. Herz und Stoffwechsel sind in der Lage, unterschiedliche Emotionen zu steuern und damit bis zu einem gewissen Grad abzufangen. Die Natur hat die Regulation bei Angst und Stress aber anders geplant: Ursprünglich waren Stress und Angst in den meisten Fällen mit dem Kampf-und-Flucht-Modus verbunden. Hatten nichts mit Büros und Dienstleistungen zu tun und erste recht nichts mit Computern, sondern mit Tieren, vor denen man weglaufen musste oder mit kriegerischen Auseinandersetzungen, bei denen ebenfalls Bewegung – Angriff, Verteidigung oder wiederum Flucht – erforderlich war.

    Natürlich ist es angenehm, heute nicht mehr vor Tieren wegrennen zu müssen. Und ganz sicher ist es Fortschritt, dass wir in Westeuropa seit 1945 in Frieden leben und nicht mit anderen Menschen kämpfen oder vor Soldatinnen und Soldaten fliehen müssen. Aus diesem Fortschritt resultiert jedoch ein Problem. Die Energie, mit der wir unseren Körper jeden Tag aufladen, fließt nicht mehr ab. Viele Menschen sind abends nach der Arbeit regelrecht hochgefahren. Aufgeladen. Befinden sich in einem ständigen Ausnahmezustand. Um wieder ins Gleichgewicht zu kommen, muss diese Energie raus. Das geht durch Bewegung: Joggen, Rennradfahren, Badminton, Handball, Tennis- oder Golfspielen sind ideal, aber auch Zumba, Schwimmen oder Walken. Einer meiner Freunde, der Tennis spielt, erzählte einmal, dass er seine besten Partien hat, wenn er verärgert ins Spiel geht. Er ist in der Lage, sich auch dann voll auf das Match zu konzentrieren, und seine Schläge kommen gezielt und mit einer Kraft und Geschwindigkeit, die er an anderen Tagen nur selten hat.

Auch Yoga bietet über verschiedene Körperstellungen, Atemübungen und Mentaltraining eine gute Möglichkeit, Anspannung und negative Energie aufzulösen. Durch gezielte Affirmationen beziehungsweise Autosuggestionen können Sie Körper, Geist und Seele beruhigen und wieder zu innerer Ausgeglichenheit und Harmonie kommen.

Werden Stress, Wut, Trauer und überbordende Energie nicht abgebaut, kann der Körper Signale beziehungsweise Krankheitssymptome mit zum Teil dramatischen Verläufen aussenden.

Dazu gehört auch das sogenannte Broken-Heart-Syndrom, eine akute Krankheit des Herzmuskels. Die Symptome sind denen eines Herzinfarktes zum Verwechseln ähnlich: vernichtender Schmerz in der Brust, Herzrasen, Atemnot. Es können sogar schwere Herzrhythmusstörungen auftreten, die zum Tode führen. Auf welche Weise massiver Stress zu einer so schweren Herzkrankheit führt, ist nicht ganz sicher geklärt. Wahrscheinlich spielen die bis zum Anschlag erhöhten Stresshormone die entscheidende Rolle. Stresshormone steigen an, wenn wir mit Energie aufgeladen sind. Vor allem mit negativer Energie. Das Broken-Heart-Syndrom ist dramatisch, zum Glück aber selten.[3]

Häufig hingegen sind als Folge jahrelangen, manchmal jahrzehntelangen Stresses Bluthochdruck, Herzinfarkt und Schlaganfall. Wenn Stress und ein hoher Stresshormon-Level die Folge negativer Energie ist, heißt das: Wer Tag für Tag mit Energie und eben auch mit negativer Energie aufgeladen wird, mit Ärger, mit Frustration, vielleicht Wut oder sogar Verzweiflung und Trauer, bringt immer wieder Stresshormone in seine Stoffwechselbahnen. Stresshormone sind durchaus auch positiv. Sie sind sogar notwendig zur Verarbeitung von schwierigen Situationen. Nur irgendwann müssen sie die

Möglichkeit haben, auch wieder aus dem Stoffwechsel zu verschwinden. Und weil sie mit negativer Energie Hand in Hand gehen, muss die negative Energie weichen.

Und damit sind wir wieder bei Bewegung, genau genommen, beim Sport. Wenn Sie Ihren Körper, Ihren Bewegungsapparat, Ihre Muskulatur in Aktivität bringen, können Sie negative Energien auflösen. Sie können sich entladen. Dass regelmäßiger Sport das Risiko für praktisch alle körperlichen und seelischen Krankheiten vermindert, ist wissenschaftlich hinlänglich gesichert.[4]

## Der träge Darm

Dass der Darm eine zentrale Rolle für die Gesundheit spielt, können Sie allein schon daran erkennen, dass sich in diesem Buch zwei Kapitel mit ihm beschäftigen (Kapitel 5 und Kapitel 17). Die Grundlage für eine gute Darmfunktion ist seine Aktivität. Und wenn ich hier von Aktivität des Darms schreibe, schließe ich Aktivität von Speiseröhre und Magen mit ein. Aktivität heißt, dass das, was wir essen, verdaut und dann weitertransportiert wird.

Die Verdauung beginnt im Mund. Durch Kauen und Speichel wird aus Nahrung ein Brei, der dann in die Speiseröhre gelangt, von dort in den Magen, und schließlich in den Darm mit seinen verschiedenen Abschnitten. Wie gut oder wie schlecht Essen verdaut wird, können Sie bei der Verdauung im Mund weitgehend selbstständig entscheiden. Wie oft Sie kauen und wie schnell oder wie langsam Sie essen, können Sie selbst beeinflussen. Schon in der Speiseröhre ändert sich das. Die Geschwindigkeit der Nahrungsfortbewegung dort können Sie nicht kontrollieren, weder beschleunigen noch verlangsamen. Das Gleiche gilt für die Verdauung und die Fortbewegung der Nahrung in Magen und Darm.

Verdauung und Fortbewegung beinhaltet im Wesentlichen zwei Dinge: Ausschüttung von Säuren und Säften, damit die Nahrung immer weiter aufgespalten wird, und danach ein Zusammenziehen des jeweiligen Abschnittes von Speiseröhre, Magen oder Darm. Das Zusammenziehen heißt Peristaltik. Verantwortlich für die Peristaltik sind Muskeln, die Speiseröhre, Magen und Darm wie eine Wand umschließen. Zudem sind Speiseröhre, Magen, Darm und die Muskulatur der drei Organe stark durchblutet.

Körperliche Aktivität steigert unseren Herzschlag und damit den Blutfluss. Blutfluss in unserem gesamten Körper. Vereinfacht gesagt: Wer viel sitzt, wird wenig durchblutet, und damit werden auch Speiseröhre, Magen und Darm weniger durchblutet. Auch die Muskeln sind umso aktiver, je mehr wir uns bewegen. Noch einfacher gesagt: Wer den überwiegenden Teil seines Lebens am Schreibtisch verbringt, darf sich nicht wundern, wenn er nur unregelmäßig Stuhlgang hat. Dass regelmäßiger Stuhlgang wesentlich für das Wohlbefinden ist, weiß jeder, der schon mal unter Verstopfung gelitten hat.

Verstopfung ist ein typisches Problem nach Operationen. Also in Situationen, in denen der gesamte Kreislauf künstlich in einen Ruhezustand versetzt worden ist. Und, Verstopfung tritt bei alten Menschen häufiger auf als bei jungen. Auch das hat – zumindest zum Teil – mit verminderter Bewegung zu tun. Die zentrale Empfehlung für Menschen, die unter Verstopfung leiden, heißt: Bewegen Sie sich! Laufen Sie! Machen Sie Sport!

Selbst wenn Sie nicht unter Verstopfung leiden und das Gefühl haben, Ihr Darm arbeitet ordentlich, ist Bewegung, Laufen und letztlich Sport wesentlich für eine gute Darmfunktion, eine gute Durchblutung und Peristaltik. Sie können das mit einem Haus vergleichen. Durchblutung und Peristaltik sind das Fundament. Sie können ein noch so schönes Haus bauen, hochwertige Steine verwenden, ein tolles Dach kreieren und einen beeindruckenden Balkon haben. Wenn kein solides Fundament vorhanden ist, wird Ihnen Ihr schönes Haus entweder ganz zusammenbrechen oder zumindest ein Leben lang Probleme bereiten. So ist es auch mit Ihrem Magen-Darm-Trakt: Sie können noch so gut auf Ihre Ernährung achten, und wenig Zucker, dafür aber viele Ballaststoffe essen, wenn Sie viel sitzen und wenig laufen, wenn Sie keinen Sport treiben, dann kann Ihr Darm keine oder nur wenig Aktivität entfalten. Ein träger Darm ist nie ein gesunder Darm.

## *Gebremste Durchblutung*

Ich bin in der ersten Fünfzigerhälfte und würde Sie belügen, wenn ich Ihnen erzählen würde, dass mein Gesicht glatt und faltenlos ist. Wenn ich aber nach dem Joggen in den Spiegel gucke, bin ich oft überrascht. Mein Gesicht ist dann rosiger als sonst, ganz offensichtlich gut durchblutet. Meine Haut erscheint straffer und ich habe den Eindruck, weniger Falten zu haben.

Wie schnell oder wie langsam wir altern, haben wir zum Großteil selbst in der Hand – durch das, was wir essen und trinken. Führen wir unserem Körper in großer Menge Entzündungsbeschleuniger wie gehärtete Fette oder Omega-6-Fette und Klebstoff wie Zucker zu oder versorgen wir uns regelmäßig mit mehreren Portionen Obst und Gemüse am Tag und mit guten Fetten und Eiweißen? Die Basis für langsames oder schnelles Altern unserer Haut und aller anderen Organe ist einmal mehr die Durchblutung.

In Ruhe pumpt unser Herz etwa vier bis fünf Liter Blut pro Minute durch unseren Körper. Der Fachbegriff dafür lautet Herzminutenvolumen. Das Herzminutenvolumen hängt von zwei Größen ab: von der Menge Blut, die das Herz mit jedem Schlag auswirft und von der Herzfrequenz, also wie oft das Herz in einer Minute schlägt. Ihre Herzfrequenz können Sie zählen. Sie entspricht dem Puls. Den können Sie an Ihrem Handgelenk fühlen. Bei Menschen, die regelmäßig Sport treiben, kann das Herz nach einer gewissen Trainingszeit mit jedem Schlag mehr Blut auswerfen. Das sogenannte Schlagvolumen des Herzens wird größer. Und dass der Puls bei Sport ansteigt, ist eine Binsenweisheit. Wer Sport treibt, sorgt also auf zwei Wegen dafür, dass sein gesamter Körper in regelmäßigen Abständen besser durchblutet wird. Tatsächlich betrifft das den gesamten Körper: Haut, Muskeln, Leber, Milz, Nieren sowie alle anderen Organe und letztlich jede der vielen Billionen Zellen. Damit unsere Zellen sich immer wieder regenerieren, also erholen können, ist es wichtig, dass Schadstoffe abtransportiert werden. Damit sind wir erneut bei der Durchblutung: Je höher das Herzminutenvolumen ist, desto besser können die Dinge, die unsere Zellen gern loswerden möchten, zu unseren Ausscheidungsorganen oder zur Lunge abtransportiert werden, wo sie unseren Körper verlassen.

Natürlich können Sie an dieser Stelle einwenden, dass Dauerstress dann auch helfen müsste: Über einen beständig hohen Puls und damit ebenfalls ein erhöhtes Herzminutenvolumen. Dennoch ist Stress kein Gesundheitsbringer, sondern ein Gesundheitsräuber. Im System Mensch greifen diverse Rädchen ineinander. Nur wenn alle Rädchen möglichst optimal funktionieren, sind Körper, Geist und Seele gesund. Abgesehen davon, dass Stress unser Herz nicht trainiert und das Schlagvolumen nicht erhöht, lädt er uns massiv mit negativer Energie auf, lässt uns aber keine Chance, diese wieder loszuwerden. Stress fördert sogar Entzündungen.

Sport bewirkt nicht nur einen Trainingseffekt für Herz und Kreislauf, sondern gibt uns die Möglichkeit, negative und somit überflüssige Energie wieder loszuwerden. Sport bremst Entzündungen. Und Sport steigert unsere Durchblutung. Für Organe, die an der Entgiftung beteiligt sind, ist das geradezu lebenswichtig. Die Kläranalage unseres Körpers ist unsere Leber. Durch die muss alles durch, was vom Darm in unseren Körper geschleust wird. Das ist oft genug Junkfood. Müll. Essen und Trinken, das voller künstlicher Zusatzstoffe ist, die in unserem Stoffwechsel wie ein Brandbeschleuniger wirken. Wie Torpedos auf unsere Zellen. Ist die Kläranalage Leber dann auch noch träge, weil sie einerseits verfettet ist und andererseits nur wenig durchblutet, weil der Mensch überwiegend sitzt und das einzige, was seinen Kreislauf in Schwung bringt, Stress mit starkem Pulsanstieg ist, dann ist das Desaster vorprogrammiert. Dann gibt es keine oder zumindest keine ausreichende Entgiftung. Und wenn es keine ausreichende Entgiftung gibt, dann sind Krankheiten vorprogrammiert. Zu einem gesunden und guten Lebensstil mit dem Ziel, in einem guten Zustand möglichst alt zu werden, gehört Sport dazu. Er ist die Basis für eine gute Durchblutung unseres gesamten Körpers.

## Schlaffer Körper – schlaffe Psyche – schlaffer Geist

*Mens sana in corpore sano sit*: Es sei ein gesunder Geist in einem gesunden Körper. Den Spruch können Sie erweitern oder ändern: Es sei eine gesunde Seele in einem gesunden Körper. Körper, Geist und Seele sind miteinander verbunden. Jeder der drei Teile funktioniert nur dann gut, wenn die beiden anderen auch gut arbeiten. Wir können nur aufrecht und zufrieden durch den Alltag gehen, wenn auch Seele und Geist aufrecht und zufrieden sind. Sie können sich noch so viel Mühe geben, fröhlich und zufrieden zu wirken, wenn Sie innerlich im Unfrieden sind, wenn Sie sich jeden Tag ärgern, enttäuscht oder wütend sind, dann ist das zu sehen. Am Körper. Sie können sich kurz auf Ihre Haltung konzentrieren und sie beeinflussen. Aufrecht stehen und willentlich lächeln. Sobald Ihre Gedanken im nächsten Moment nicht mit dem eigenen Körper beschäftigt sind, werden Sie wieder etwas in sich zusammensinken, die Schultern ein wenig hängen lassen und Ihre Mundwinkel werden nach unten gleiten.

Wenn ich an dieser Stelle von Körper, Geist und Seele schreibe, stellt sich die Frage: Welcher Teil hängt von welchem ab? Letztlich funktionieren alle drei miteinander. Menschen, die im Krieg oder auf der Flucht sind, können sich wahrscheinlich noch so sehr um ihren Körper kümmern. Es würde ihnen nichts nutzen. Geist und Seele stehen bei ihnen so sehr unter Belastung, dass auch der Körper leidet. Und schnell altert. Dennoch ist unser Körper nicht umsonst unsere Hülle. Unser Rahmen. Der Rahmen, der uns hält. Ist der Rahmen aufrecht, hat auch das, was von ihm umrahmt wird, eine gute Chance, aufrecht zu sein. Wir leben in einer Zeit, die viel Stress verursacht, in der alles schnell gehen muss, wir oft mehrere Dinge zur selben Zeit machen. Dennoch ist es im Vergleich der Weltgeschichte eine gute Zeit. Natürlich gibt es immer Dinge, die besser sein könnten. Jede Gewalttat ist eine zu viel. Arbeitslosigkeit ist für jeden Betroffenen eine desaströse Situation. Keinem Arbeitslosen nutzt es etwas, dass es Zeiten mit deutlich mehr Arbeitslosigkeit gegeben hat als heute. Viele Menschen sind durch die hohe Zahl von Einbrüchen in Häuser und Wohnungen beunruhigt. Dennoch möchte ich in keinem anderen Land leben. In keinem Land in Südamerika, auch in keinem Land in Afrika oder in Asien. Noch nicht mal in den USA. Europa ist ein guter Ort zum Leben. Also eigentlich haben wir alle Voraussetzungen, körperlich, geistig und seelisch aufrecht durch unser Leben zu gehen. Aber viele Menschen haben sich angewöhnt, für das Training ihres Körpers keine oder nur wenig Zeit aufzubringen.

Wenn ich in meiner Sprechstunde mit Patienten über Sport spreche, dann höre ich oft: Dafür habe ich keine Zeit. Natürlich muss es in Wahrheit heißen: Dafür nehme ich mir keine Zeit. Wie auch immer. Keine Zeit für den eigenen Körper zu haben oder sich keine Zeit für ihn zu nehmen, ist für das System Mensch eine Katastrophe. Eben, weil Körper, Geist und Seele zusammenhängen. Ist der Körper schlaff und hat keine Spannung, dann ist es nur eine Frage der Zeit, bis auch Geist und Seele schlaff werden und spannungslos sind.

Das Umgekehrte gilt natürlich auch: Hat der Körper, unsere Hülle, unser Rahmen, Kraft und Spannung, dann haben in aller Regel auch Geist und Seele Kraft und Spannung. Viele erfolgreiche Unternehmer sind aktiv, joggen oder gehen ins Fitnessstudio. Ich kenne einige erfolgreiche Menschen, die besonders vor wichtigen Gesprächen oder Veranstaltungen laufen gehen und dabei die folgende Sitzung vor ihrem geistigen Auge durchspielen. Dass muss nicht zwangsläufig joggen sein. Einer meiner Patienten macht in solchen Situationen einen langen Spaziergang. Auch hier zeigt sich der Zusammenhang zwischen Körper und Seele: Kommt der Körper in Bewegung, kommen auch die Gedanken in Bewegung.

Wenn Sie in einem möglichst guten Zustand möglichst alt werden wollen, wenn Sie in Ihrem Leben Freude und Erfolg haben möchten, aktiv und motiviert sein und auch so wirken möchten, dann kommen Sie nicht umhin, Ihrem Körper etwas anzubieten, ihn aktiv zu halten, sich zu bewegen. Möglichst jeden Tag. Und sich im Optimalfall nicht nur zu bewegen, sondern auch Sport zu treiben. Jede Woche möglichst zwei- oder dreimal richtig zu schwitzen. Ich selbst jogge. Ich bin kein guter Jogger, mache es mittlerweile aber gern. Ich nehme mehrmals im Jahr an Volksläufen über zehn Kilometer teil und bin ganz stolz, im letzten Jahr zum ersten Mal einen Halbmarathon gelaufen zu sein. Mit einer nur mäßigen Zeit. Darauf kommt es aber nicht an.

Finden Sie Ihren Sport. Melden Sie sich beispielsweise in einem Verein mit einem breiten Angebot an und probieren Sie verschiedene Sportarten aus, bis Sie die gefunden haben, an der Sie Spaß haben. Eventuell finden Sie etwas, das Sie gemeinsam mit Ihrer Partnerin oder mit Ihrem Partner machen können. In unserer schnelllebigen Zeit mit den diversen Verpflichtungen gehen Partnerschaften auch deshalb oft in die Brüche, weil es keine gemeinsamen Aktivitäten gibt. Sport kann man wunderbar zusammen machen. Und so auch noch die Partnerschaft stabilisieren!

Leben ist Bewegung – Bewegung ist Leben.

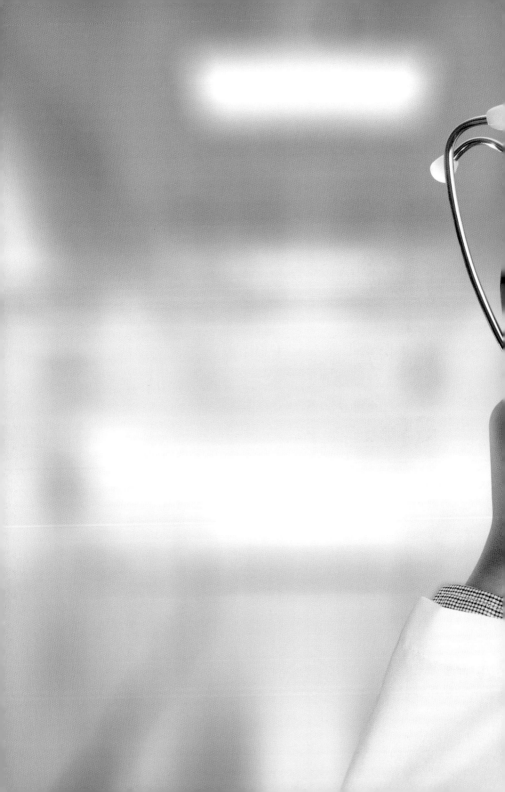

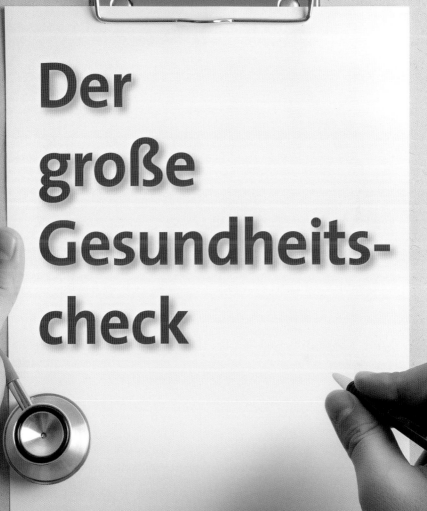

# Der große Gesundheits-check

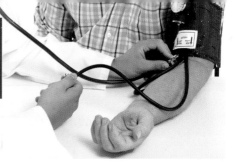

# Vorsorgeuntersuchungen

Von einem gewissen Alter an sollten Sie einen Arzt Ihres Vertrauens haben. Das ist der Hausarzt, der „Arzt oder die Ärztin für den ganzen Menschen", der mit Ihnen spricht und Ihnen zuhört. Er sollte über Sie möglichst genau Bescheid wissen. Er sollte wissen, ob Sie Medikamente einnehmen und wenn ja, welche, und er sollte darüber informiert sein, in welchen Familienverhältnissen Sie leben. Er sollte auch ein Gefühl dafür haben, ob Sie eine glückliche oder eine weniger glückliche Partnerschaft führen, und wissen, ob Sie Kinder haben und wie Ihre Beziehung zu denen ist. Natürlich sollte er sich dafür interessieren, ob Sie Sport treiben, und wenn ja welchen und wie oft pro Woche. Auch ob Sie rauchen, ist etwas, worüber er Bescheid wissen sollte.

Einen guten Hausarzt erkennen Sie daran, dass er sich für Ihre körperliche und seelische Verfassung interessiert, also ganzheitlich denkt. Gerade wenn Sie länger oder chronisch krank sind, sollten in der Behandlung immer beide Aspekte Berücksichtigung finden: der körperliche und der seelische. Ihr Hausarzt sollte in der körperlichen Behandlung nicht nur auf Medikamente setzen. Bespricht er mit Ihnen auch den Einsatz von Vitamin- oder Mineralstoffpräparaten, gegebenenfalls die Umstellung der Ernährung oder eine Behandlung der Darmflora, können Sie relativ sicher sein, dass er über den Tellerrand guckt und nicht stur nur auf den Einsatz von Pharmaka setzt. Sie sollten Ihrerseits in der Beziehung zu Ihrem Hausarzt ehrlich sein und nichts verschweigen, was für Ihre Gesundheit oder Gesundwerdung eine Rolle spielen könnte.

Ist Ihr Vertrauensverhältnis zu Ihrem Hausarzt gut, können Sie ihm auch sagen, wenn Ihnen mal etwas nicht so gefallen hat oder Sie mit etwas nicht einverstanden sind. Wechseln Sie Ihren Hausarzt nicht einfach, wenn Sie mal mit einer seiner Entscheidungen nicht zufrieden waren. Sprechen Sie mit ihm darüber. Er wird versuchen, eine Lösung zu finden, mit der Sie sich wohler fühlen. Der Hausarzt oder die Hausärztin Ihres Vertrauens ist Ihr Gesundheitsbegleiter, im Optimalfall für viele Jahre oder Jahrzehnte.

Dass ich mich für Fußball interessiere, wissen Sie bereits, wenn Sie das Buch bis hierhin gelesen haben. Lange hat mich die Frage beschäftigt, warum einige Mannschaften jahrelang erfolgreich sind, während andere von der einen Panne in die nächste stolpern. Ich habe es zwar nicht statistisch ausgewertet, aber mein Eindruck ist: Über einen längeren Zeitraum erfolgreich sind die Mannschaften, die über Jahre von demselben Trainer trainiert werden. Bei denen nicht sofort die Reißleine gezogen wird, wenn es mal nicht so gut läuft. Wenig Erfolg haben fast immer Teams, bei denen regelmäßig der Trainer ausgewechselt wird. Natürlich hinkt der Vergleich von Fußballtrainer und Hausarzt ein wenig. In Ihrem Verhältnis zu Ihrem Hausarzt geht es nicht um das Gewinnen von Pokalen oder Meisterschaften. Aber auch in Ihrem Verhältnis zu Ihrem Hausarzt gilt: Eine lange und vertrauensvolle Beziehung ist für Sie von Vorteil.

Noch etwas: Der Boss sind Sie. Sie entscheiden letztlich, was Sie umsetzen und was nicht. Der Arzt oder die Ärztin ist nur Ihr Gesundheitscoach. Ihr Ratgeber. Das heißt auch, dass Sie letztlich die Verantwortung für Ihr Wohlergehen selbst tragen. Das mag unbequem klingen, ist aber überaus wichtig. Ihr Hausarzt kann noch so erfahren sein, noch so engagiert und noch so interessiert, auch an Fragen von Gesunderhaltung und gesundem Altern. Wenn Sie im Gespräch wesentliche Informationen über sich und/oder Ihre Beschwerden für sich behalten, können die Überlegungen Ihres Arztes immer nur unvollständig sein. Und was Sie am Ende von dem umsetzen, was Sie mit Ihrem Arzt besprochen haben, entscheiden Sie allein.

Sie sollten die Verantwortung noch aus einem ganz anderen Grund nicht abgeben: Wer die Verantwortung hat, hat auch die Macht. Und die Macht über sich selbst sollten immer Sie haben.

Wenn Sie den Hausarzt Ihres Vertrauens gefunden haben, bei dem Sie sich gut aufgehoben fühlen, suchen Sie ihn nicht erst auf, wenn Sie sich richtig krank fühlen. Er sollte Ihr Partner für Ihre Gesundheit sein. Das beinhaltet zwei Dinge:

Wenn Sie vollkommen gesund sind, sollte er Ihr Begleiter und Ratgeber sein, wenn es darum geht, diese Gesundheit bestmöglich zu erhalten. Dazu gehört etwa die Kontrolle wesentlicher Vitalstoffe (siehe Kapitel 12 und 13), aber auch Gesundheitsuntersuchungen und Krebsvorsorgeuntersuchungen, um frühzeitig zu erkennen, wenn etwas beginnt schiefzulaufen im System Mensch – wenn der Blutdruck diskret ansteigt, der Blutzuckerspiegel nicht mehr ganz im Normbereich ist oder sich im Darm Polypen gebildet haben, aus denen ein Tumor werden kann.

Wenn Sie bereits krank sind, möglicherweise sogar chronisch, Bluthochdruck haben oder schon einen Herzinfarkt hinter sich, dann sollte Ihr Hausarzt Ihr Partner sein, der die Erkrankung beobachtet und eine eventuelle Verschlechterung frühzeitig erkennt.

Ihr Hausarzt oder Ihre Hausärztin ist Ihr Lotse im Gesundheitssystem. Ihn sollten Sie bei Beschwerden aller Art grundsätzlich als Erstes ansprechen, selbst, wenn er nicht Experte für eine Krankheit oder ein Beschwerdebild ist, unter dem Sie leiden. Es gibt heute so viele Spezialisierungen und Unterspezialisierungen in der Medizin, dass Sie unmöglich in jedem Fall den Überblick haben können, bei welchem Beschwerdebild Sie zu welchem Spezialisten gehen sollten. Patienten, die einen festen Hausarzt haben, vermeiden in aller Regel unnötige Doppeluntersuchungen oder Behandlungen mit Medikamenten, die nicht zusammen eingenommen werden dürfen.

Frauen sollten neben Hausarzt oder Hausärztin noch einen Gynäkologen oder eine Gynäkologin an ihrer Seite haben. Männer benötigen in höherem Alter neben ihrem Hausarzt meist einen Urologen, den sie zumindest hin und wieder aufsuchen.

## Wichtig: der Check-up

Ab einem Alter von 35 Jahren ist in Deutschland alle drei Jahre ein Check-up als Kassenleistung beim Hausarzt möglich. Man kann darüber streiten, warum ausgerechnet ab 35 und nicht ab 30 oder 40 Jahren. Die Altersgrenze ist willkürlich gewählt. Seit 2019 kann im Alter zwischen 18 und 35 Jahren einmalig eine Gesundheitsuntersuchung durchgeführt werden. Erneut ist die Frage berechtigt, warum nur einmal? Zumal es dabei völlig egal ist, ob ein Patient 18, 22 oder 31 Jahre alt ist.

In Österreich hat jeder ab 18 Jahren einen Anspruch auf einen Check-up, und das in jedem Jahr. Dazu gehört eine Blutentnahme. Aber Achtung: Bei den Blutwerten, die abgenommen werden, sind seitens der Krankenkassen nur ganz wenige vorgesehen, in der Hauptsache Cholesterin und Blutzucker. Das ist zur Einschätzung des Gesundheitsstatus völlig unzureichend. Besprechen Sie deshalb vorher mit Ihrer Ärztin oder Ihrem Arzt, ob die Bestimmung zusätzlicher Blutwerte sinnvoll ist und wenn ja welche. Ich lege Ihnen dabei besonders ans Herz, nicht nur Krankblutwerte bestimmen zu lassen (siehe Kapitel 11), sondern auch Gesundblutwerte (siehe Kapitel 12 und 13). Die Gesundblutwerte sind ein wesentlicher Baustein in der Einschätzung Ihrer Energiepotenziale und Ihrer Abwehrkräfte. Wenn Ihnen also nicht nur die Frage wichtig ist, ob Sie krank sind, sondern auch, wie Sie Ihre Gesundheit erhalten können, sollten sie darauf bestehen. Es geht um Ihre Leistungskraft und Ihre Abwehrkräfte. Die Bestimmung zusätzlicher Blutwerte ist allerdings häufig eine Selbstzahler-Leistung.

Neben der Blutentnahme werden Sie beim Check-up von Kopf bis Fuß untersucht. Dazu gehören unter anderem: Abhorchen von Herz, Lunge und einigen Blutgefäßen wie den beiden Halsadern, die zum Gehirn führen, Messen des Blutdrucks, Untersuchung der Wirbelsäule und gegebenenfalls auch einiger Gelenke, Abtasten der Schilddrüse und so weiter. Ihr Arzt verschafft sich aber auch einen Eindruck von wesentlichen Dingen wie Ihrer Körperhaltung oder Haut- und Gesichtsfarbe.

Schließlich gibt es zum Abschluss ein Gespräch über die Blutwerte und Ihren allgemeinen Gesundheitszustand. Der Check-up ist wichtig. Für Sie, aber auch für Ihren Arzt. Durch Blutwerte, Untersuchung und Gespräch erhält Ihr Arzt einen wesentlichen Überblick über Ihren körperlichen und seelischen Zustand. Nur wenn er den hat, kann er Ihnen als Gesundheitscoach mit Rat und Tat zur Seite stehen.

In der Konsequenz: Nehmen Sie Check-up-Untersuchungen regelmäßig in Anspruch. Viele Veränderungen spüren Sie nicht. Bei einem erhöhten Blutdruck zum Beispiel ist es sogar möglich, dass Sie das Gefühl haben, sich besonders leistungsfähig zu fühlen. Das macht Bluthochdruck aber nicht besser. Auch hohe Blutzuckerwerte können mit dem Gefühl einhergehen, mehr Energie zu haben.

Andere Veränderungen wie Elektrolytverschiebungen oder einen niedrigen Vitamin-D-Spiegel merken Sie möglicherwiese gar nicht oder zumindest sehr lange nicht.

Denken Sie daran: Je früher ungünstige bis hin zu krankhaften Veränderungen diagnostiziert werden, desto geringer ist der langfristige Schaden.

## Krebsvorsorgeuntersuchungen

Von Check-up-Untersuchungen sind Krebsvorsorgeuntersuchungen zu unterscheiden. Sie sind eigenständige Untersuchungen, zum Teil auch in anderen zeitlichen Abständen.

---

**Empfohlene Krebsvorsorgeuntersuchungen**

*Für Frauen:*
Ab 20 Jahren, jedes Jahr: Gynäkologische Tastuntersuchung mit Probenentnahme aus Gebärmuttermund und Gebärmutterhals.
Ab 50, bis 70 Jahren, alle zwei Jahre: Mammografie (Röntgen der Brüste); in Österreich ab 40 Jahren.

*Für Männer:*
Ab 45 Jahren, jedes Jahr: Untersuchung des Genitals und Abtasten der Prostata; in Österreich ab 40 Jahren.

*Krebsvorsorgeuntersuchungen für Frauen und Männer:*
Ab 35 Jahren, alle zwei Jahre: Untersuchung der Haut auf Veränderungen von Muttermalen; in Österreich jedes Jahr.
Ab 50 Jahren, jedes Jahr: Tastuntersuchung beziehungsweise Test auf Blut im Stuhl zur Dickdarmkrebsvorsorge; in Österreich ab 40 Jahren.
Ab 50 Jahren, alle zehn Jahre oder in Abhängigkeit vom Ergebnis alle drei oder fünf Jahre: Darmspiegelung.[1]

---

Nehmen Sie auch diese Untersuchungen regelmäßig in Anspruch. Krebserkrankungen sind umso besser heilbar, je früher sie diagnostiziert werden. Immer wieder höre ich von Patienten die Einschätzung, lieber keine Gesundheitsuntersuchung oder Krebsvorsorgeuntersuchung durchführen zu lassen, um eine eventuell ungünstige Diagnose gar nicht erst zu erfahren. Kommt eine Krankheit, merken Sie sie sowieso. Früher oder später. Also lieber früher. So früh wie möglich!

## Sinn und Unsinn von Tumormarkern

Weil Krebserkrankungen umso besser heilbar sind, je früher sie diagnostiziert werden, stellt sich die Frage, wie man sie möglichst früh sicher erkennt. Kein leichtes Unterfangen. Krebs kann in allen Organen wachsen, aus praktisch jeder Zelle in unserem Körper entstehen. Also gibt es **die Krebskrankheit** nicht. Das macht eine einheitliche Diagnostik schwierig. Es gibt Symptome wie Gewichtsabnahme oder Nachtschweiß, die auf einen Tumor hinweisen können. Das sind sogenannte unspezifische Symptome, also Symptome, die nicht klar einer bestimmten Erkrankung zuzuordnen sind. Auch einige Blutwertveränderungen wie zu wenig rote Blutkörperchen können ein Hinweis auf eine Tumorerkrankung sein. Aber erneut ist auch dies nur ein unspezifischer Hinweis.

Um es ganz deutlich zu sagen: Die allermeisten Patienten mit Gewichtsabnahme und Nachtschweiß oder zu wenig roten Blutkörperchen haben keinen Tumor. Der Wunsch nach Blutwerten, die einen Tumor im Frühstadium eindeutig anzeigen, ist sehr groß. Bei Patienten wie bei Ärzten. Und in der Tat tut sich in der Wissenschaft seit einigen Jahren etwas. Es ist möglich, dass es in den nächsten Jahren Blutwerte gibt, die frühzeitig auf einen Tumor hinweisen. Aktuell aber noch nicht.

Seit Jahren jedoch sind sogenannte Tumormarker geläufig. Sie tragen Namen wie CEA, CA 19-9, CA 125 oder SCC. Dabei handelt es sich um Zucker-Eiweiß-Moleküle, die von Tumorzellen hergestellt werden oder von körpereigenen Zellen in der Umgebung von Tumoren. Auf den ersten Blick sind Tumormarker also verlockend für eine frühzeitige Diagnostik. Man kann sie im Blut bestimmen. Doch Vorsicht: Häufig steigen Tumormarker im Blut an, ohne dass ein Tumor vorliegt. Manchmal werden diese Zucker-Eiweiß-Moleküle auch von entzündeten Zellen gebildet. Und manchmal liegen Tumorzellen vor, die aber keine dieser Zucker-Eiweiß-Verbindungen produzieren. Stellen Sie sich das Desaster vor: Sie fühlen sich völlig gesund und gehen zur allgemeinen Vorsorgeuntersuchung zum Arzt. Eigentlich wollen Sie nur bestätigt wissen, dass Sie richtig liegen mit Ihrem Gefühl. Alle Blutwerte sind in Ordnung, auch die Vitalstoffe, die Sie haben bestimmen lassen, sind zu Ihrer Zufriedenheit ausgefallen. Sicherheitshalber hat Ihr Arzt auch noch ein, zwei Tumormarker mitbestimmen lassen. Und siehe da, der eine der beiden ist erhöht. Was nun? Natürlich sind Sie entsetzt und bekommen Angst. Was Sie an dieser Stelle nicht wissen, ist, dass Sie keinen Tumor haben. Weil der Wert erhöht ist, muss eine aufwendige weitergehende Diagnostik erfolgen. Auch Tumormarker sind nicht eindeutig einem Organ zuzuordnen. Die weitergehende Diagnostik erstreckt sich also auf Ihren ganzen Körper: mit Röntgen, Computertomografie und Kontrollen weiterer Blutwerte. Dabei quält Sie die ganze Zeit die Angst, schwer krank zu sein. Selbst wenn nach mehreren Wochen mit diversen Diagnostik-Schritten kein Tumor und keine Auffälligkeit gefunden wurde, bleibt die Ungewissheit des erhöhten Wertes.

Auch das Umgekehrte ist denkbar: Ein Tumormarker steigt nicht an, obwohl ein Tumor vorliegt. Das mag für einen Laien verwirrend klingen, ist in der Medizin aber Teil der täglichen Arbeit: Die Frage, ob ein Ergebnis tatsächlich das anzeigt, was es anzeigen soll. Das ist wie bei einem Puzzlespiel. Die einzelnen Teilchen müssen am Ende ein schlüssiges Bild ergeben. Deshalb liegt eine wesentliche Aufgabe des Arztes darin, Befunde richtig einzuordnen.

Bevor ein Arzt ein Puzzleteilchen in die Hand nimmt, sollte er sich die Frage stellen, ob dieses Teilchen überhaupt zum Spiel passt. Sehen Sie mir das Beispiel mit dem Puzzlespiel bitte nach. Die Diagnostik von Krankheiten ist natürlich kein Spiel. Dennoch muss am Ende einer Diagnostik das Bild immer schlüssig sein. Und Tumormarker sind an dieser Stelle, an der Stelle einer Suchdiagnostik auf einen eventuellen Tumor, schlicht ungeeignet und haben hier nichts zu suchen. Wie nahezu immer im Leben gibt es Ausnahmen. Zu denen gleich mehr.

Vorher will ich Ihnen aber noch erzählen, warum Tumormarker dennoch nicht unnütz sind. In der Verlaufsbeobachtung von Tumorkrankheiten sind sie wichtig und zuverlässig. Liegt ein Tumor vor und ist behandelt worden, wird der Verlauf meist über Jahre kontrolliert. Es geht darum sicherzustellen, dass die Krankheit nicht zurückkommt beziehungsweise ein eventuelles Neuauftreten frühzeitig zu diagnostizieren. In der Beobachtung des Verlaufes kommen verschiedene Kontrolluntersuchungen zum Einsatz: körperliche Untersuchung,

Sonografie, Computertomografie und Bestimmung verschiedener Blutwerte. Bei den Blutwerten dann auch die Tumormarker.

Ist die Tumorkrankheit behandelt worden, werden die für den jeweiligen Tumor spezifischen Tumormarker bestimmt. Es gibt vor der Beobachtung des Verlaufes also einen Ausgangswert. Steigt der entsprechende Tumormarker in den folgenden Monaten oder Jahren an, ist das dann ein deutlicher Hinweis auf eine eventuelle Rückkehr des Tumors.

Der Unterschied zur blinden Bestimmung von Tumormarkern in der allgemeinen Gesundheits- und Krebsvorsorgeuntersuchung besteht also in zwei Dingen:

1. Es gibt einen Ausgangswert nach Behandlung eines bekannten Tumors.
2. Steigen der oder die Tumormarker im Verlauf der Nachsorgebeobachtung tatsächlich an, kann eine weitergehende Untersuchung mit zum Beispiel Computertomografie gezielt erfolgen. Es ist ja bekannt, wo der Tumor ursprünglich war.

## Wichtige Tumormarker für die Diagnostik

Zu den Ausnahmen, also zu den Tumormarkern, die auch in der Diagnostik eine Rolle spielen, zählt das PSA, das Prostata-Spezifische-Antigen, ein Marker zur Diagnostik von Tumoren in der Prostata. Der PSA-Wert sollte im Rahmen der Krebsvorsorgeuntersuchung beim Hausarzt bei Männern ab 45 im Blut bestimmt werden (in Österreich ist dies ab 40 eine Kassenleistung). Ist der Wert in der ersten Untersuchung unauffällig, reicht es, ihn alle zwei oder drei Jahre zu kontrollieren, auch wenn die weitere Krebsvorsorgeuntersuchung jedes Jahr erfolgt.

Über Folgendes sollte sich jeder Mann klar sein: Ist der PSA-Wert erhöht, wird ihn der Hausarzt zum Urologen überweisen. Der wird dann eine Biopsie durchführen. Bei einer Biopsie wird in die Prostata „gepiekst" und es werden Zellen entnommen. Ein erhöhter PSA-Wert ist noch lange kein Beweis für einen Prostata-Tumor. Deshalb müssen Zellen aus der Prostata untersucht werden, um festzustellen, ob ein Tumor vorliegt oder eben nicht.

Als Argument gegen eine Bestimmung des PSA-Wertes wird gern angeführt, dass Prostatatumoren die Lebenserwartung häufig nicht vermindern würden, eine Therapie des Tumors die Lebensqualität aber stark beeinträchtigt. Das stimmt nicht. Als gesichert gilt, dass die PSA-Früherkennung die Sterblichkeit an Prostata-Tumoren deutlich vermindert.[2]

Die Vorteile der Kontrolle des PSA-Wertes alle zwei bis drei Jahre überwiegen. Aus folgenden Gründen:

1. Ein Tumor kann früh erkannt werden, sodass die Behandlung einsetzt, solange der Tumor noch auf die Prostata begrenzt ist.
2. Bei manchen Prostatatumoren ist keine direkte Behandlung notwendig. Der Tumor kann in regelmäßigen Abständen beobachtet werden. Auch dieses Vorgehen ist nach klarer Diagnostik möglich.

Deutlich weniger prominent als PSA ist Kalzitonin, ein Tumormarker für einen seltenen Tumor in der Schilddrüse, das sogenannte medulläre Schilddrüsenkarzinom. Kalzitonin ist auch kein Tumormarker für jede Routinediagnostik. Sind in einer Ultraschalldiagnostik der Schilddrüse Knoten entdeckt worden, ist die Blutbestimmung von Kalzitonin jedoch sinnvoll. Knoten in der Schilddrüse sind in Deutschland und Österreich häufig. Etwa jeder dritte Erwachsene hat einen oder mehrere Schilddrüsenknoten. Ursache ist meist der auch heute noch vorhandene Jodmangel. In der weit überwiegenden Mehrzahl der Fälle sind Schilddrüsenknoten völlig harmlos. Dennoch müssen sie beobachtet werden. Durch Ultraschallkontrollen und – ab einer bestimmten Größe – durch eine sogenannte Szintigrafie. Die Szintigrafie ist eine spezielle Röntgenuntersuchung.

Weil in vereinzelten Fällen hinter einem Schilddrüsenknoten aber auch einmal ein Tumor stecken kann, ist die Kalzitonin-Bestimmung sinnvoll. Aber Achtung: Die Bestimmung von Kalzitonin hat tatsächlich nur Sinn, wenn in einer Ultraschalluntersuchung der Schilddrüse Knoten gesichtet wurden. Und auch noch einmal auf den Punkt gebracht: Kalzitonin ist nur hinweisend für das sogenannte medulläre Schilddrüsenkarzinom, keineswegs für alle Arten von Schilddrüsenkarzinomen.

Neben Kalzitonin gibt es noch den einen oder anderen Tumormarker, der bei bestimmten Veränderungen oder Krankheiten zur Diagnostik von Tumoren bestimmt wird. Einer davon ist Alpha-Fetoprotein, ein Eiweiß, das von Leber- und Darmzellen gebildet wird. Liegt eine Leberkrankheit wie zum Beispiel Leberzirrhose vor, ist das Risiko für einen Tumor in der Leber erhöht. In diesen Fällen, und nur in diesen, ist die Blutbestimmung von Alpha-Fetoprotein sinnvoll, um einen Tumor in der Leber nicht zu übersehen.

Ich fasse noch einmal zusammen: Es gibt nur einen Tumormarker, der in der allgemeinen Krebsvorsorge etwas zu suchen hat: das PSA bei Männern.

Darüber hinaus gibt es die einen oder anderen Tumormarker, die (ausschließlich) bei bestimmten Veränderungen bestimmt werden sollten. Ansonsten gilt: Tumormarker haben ihren Stellenwert und ihre Berechtigung in der Verlaufsbeobachtung nach Behandlung einer Tumorkrankheit.

Unabhängig davon bin ich mir sicher, dass in den nächsten Jahren andere Marker entwickelt werden, mit deren Hilfe frühzeitig und ziemlich sicher ein Tumor diagnostiziert werden kann. Schließlich gilt: Verringern Sie die Wahrscheinlichkeit auf einen Tumor so weit wie möglich. Das können Sie durch Ihre Lebensführung: Rauchen Sie nicht, treiben Sie regelmäßig Sport, nehmen Sie sich immer wieder Zeiten zum Entspannen und essen Sie gut und gesund.

## Informative Untersuchung: Ultraschall der Bauchorgane

Ultraschall ist für den Patienten ohne jedes Risiko. Und für Arzt oder Ärztin eine einfach zu erlernende Methode, die zudem rasch und unkompliziert durchgeführt werden kann. Dabei wird ein Schallkopf auf den Patienten beziehungsweise die zu untersuchende Körperregion aufgesetzt. Vom Schallkopf breiten sich Schallwellen aus. Diese werden von den Strukturen, auf die sie treffen, reflektiert, also zurückgeschickt. Die Dichte einer Struktur entscheidet darüber, wie viele der Schallwellen zurückkommen. Ist eine Struktur sehr dicht, wie etwa ein Gallenstein, werden sämtliche Schallwellen reflektiert. Ist eine Struktur weniger dicht, wie etwa Lebergewebe, werden nur einige der Schallwellen reflektiert. In der Fachsprache spricht man von echodichten und weniger echodichten Strukturen. Im Ergebnis ist das Ultraschallbild unterschiedlich hell beziehungsweise dunkel. Von Patienten höre ich immer wieder, ein Ultraschallbild würde wie eine Mondlandschaft aussehen.

Aber es können nicht nur Organe und Veränderungen in Organen im Ultraschall dargestellt werden. Auch Blutfluss lässt sich erkennen – über einen sogenannten Dopplereffekt, der auf dem Bildschirm farbig ist. Dadurch werden zum Beispiel Aussackungen in Blutgefäßen, sogenannte Aneurysmata, sichtbar. Ein Aneurysma in der Bauchschlagader ist gar nicht so selten. Besonders häufig betroffen sind ältere Männer, deren Blutgefäße hart und starr sind, also verkalkt. Ein Aneurysma kann natürlich auch bei Frauen auftreten und bei Männern, deren Blutgefäße noch nicht so verkalkt sind. Es ist in jedem Fall sinnvoll, ab etwa 60 Jahren den Hausarzt im Abstand von einigen Jahren hin und wieder zu bitten, mit Ultraschall einen Blick auf die Bauchschlagader zu werfen.

Wird ein Aneurysma übersehen, kann es irgendwann platzen. Die Wand des Blutgefäßes gibt immer weiter nach und geht irgendwann kaputt. Das Risiko für ein platzendes Aneurysma ist in der Bauchschlagader besonders groß, weil der Druck in dem großen Blutgefäß besonders hoch ist. Platzt ein Aneurysma in der Bauchschlagader, ist der Patient in den meisten Fällen nicht zu retten. Das Ereignis ist dramatisch, denn der Betroffene verliert innerhalb kurzer Zeit sehr viel Blut. Das geht so schnell, dass kaum ein Operationsteam eine Chance hat, rechtzeitig einzugreifen. Dazu muss es heute gar nicht erst kommen: Ultraschall sei Dank. Frühzeitig diagnostiziert, kann eine Aussackung in der Bauchschlagader operiert werden.

Alle Bauchorgane können im Ultraschall beurteilt werden: Gut und sicher können Leber, Gallenblase, beide Nieren, Milz, Bauchspeicheldrüse und Blase betrachtet werden. Magen, Dünn- und Dickdarm lassen sich in Teilen darstellen. Das reicht oft, um einen Hinweis auf eine Entzündung der Magenschleimhaut zu bekommen oder einen Darmverschluss zu erkennen oder auszuschließen.

Auch Entzündungen von Divertikeln im Enddarm können mithilfe von Ultraschall diagnostiziert werden. Ebenso können Prostata beziehungsweise Gebärmutter in der Ultraschalluntersuchung vom Bauch aus beurteilt werden. Sicherer sind für beide Organe jedoch die Untersuchungen über After beziehungsweise Scheide, die vom Urologen beziehungsweise Frauenarzt durchgeführt werden.

Veränderungen oder Erkrankungen wie Gallensteine, Harnstau bei Nierensteinen, Zysten in Leber oder Nieren, vergrößerte Milz oder Tumorerkrankungen sind im Ultraschall in vielen Fällen sicher und auch frühzeitig zu erkennen.

## Sinnvoll bei Atembeschwerden: die Lungenfunktionsprüfung

Weniger bekannt als Ultraschall, EKG oder Belastungs-EKG ist die Prüfung der Lungenfunktion, in Arztpraxen oft einfach „LuFu" genannt. Der Fachbegriff lautet Spirometrie. Mit der Lungenfunktion kann gemessen werden, wie viel Volumen Luft ein Mensch maximal ein- und danach wieder ausatmen kann, und wie viel Volumen er bei einem normalen Atemzug ein- und danach wieder ausatmet. Aber auch andere Atemgrößen lassen sich erfassen, etwa wie viel Volumen Luft nach dem Einatmen innerhalb einer Sekunde wieder ausgeatmet werden oder wie viel Volumen Luft sich nach dem normalen Ausatmen noch in der Lunge befindet.

Die Lungenfunktion ist in der Durchführung ebenso harmlos wie das EKG. Sie ist rasch und schmerzlos, sinnvoll immer dann, wenn Atembeschwerden bestehen wie beispielsweise ein seit Wochen bestehender Husten oder Luftnot. Aber auch bei Menschen, die seit vielen Jahren rauchen, sollte hin und wieder eine Lungenfunktionsprüfung erfolgen. Zur Routine gehört sie bei Patienten mit Asthma oder der typischen Raucherkrankheit Chronisch Obstruktive Lungenkrankheit (COPD; siehe auch Kapitel 3). Bei Patienten mit Asthma oder COPD ist die Lungenfunktion auch eine große Hilfe in der Einschätzung der Behandlung. Sowohl bei Asthma als auch bei COPD gibt es Medikamente – in aller Regel Sprays – aus verschiedenen Gruppen (welche Vitalstoffe zur Ergänzung von Medikamenten sinnvoll sind, siehe Kasten). Diese kann man gegebenenfalls auch kombinieren.

Dass ich eine eher distanzierte Haltung zu Pharmaka habe, wissen Sie. Auch bei den Lungenkrankheiten gilt: so viel wie nötig und so wenig wie möglich. Das ist eigentlich selbstverständlich, und eine gute Freundin von mir würde an dieser Stelle sagen: fünf Euro ins Phrasenschwein. Aber so einfach ist es nicht.

Gerade Asthmatiker bekommen oft mehr Medikamente als nötig. Es gibt Asthmasprays, die enthalten zwei Wirkstoffe: Kortison und ein sogenanntes Beta-2-Sympathomimetikum. Kortison ist entzündungshemmend, das Beta-2-Sympathomimetikum weitet die Bronchien. Kortison als Spray ist übrigens deutlich harmloser als Kortisontabletten. Das Spray wirkt praktisch ausschließlich in den Bronchien, also dort, wo sich das Geschehen abspielt. Kortisonspray braucht aber immer einige Minuten, bis es anfängt zu wirken. Das Beta-2-Sympathomimetikum wirkt deutlich schneller, kann aber unangenehme Nebenwirkungen haben, etwa auf das Herz. Das kann schneller schlagen. Auch der Blutdruck kann steigen.

Es gibt Asthmapatienten, die brauchen nur in bestimmten Situationen ein Spray. Sie merken zum Beispiel bei Nebel, dass sie schlechter Luft bekommen. Sie benötigen dann aber einen Wirkstoff, der schnell wirkt. Für diese Patienten reicht es völlig, wenn sie ein Spray mit Beta-2-Sympathomimetikum bei sich haben, das sie jederzeit anwenden können. Andere Asthmatiker brauchen regelmäßig ein Medikament, erleben Situationen mit akuter Verschlechterung aber gar nicht oder nur sehr selten. Sie müssen täglich sprühen, benötigen aber kein Beta-2-Sympathomimetikum. Sie müssen mit einem Kortisonspray, welchen sie täglich und regelmäßig nutzen, behandelt werden. Schließlich gibt es Asthmapatienten, die jeden Tag beide Medikamente benötigen.

Vor vielen Jahren hat die Pharmaindustrie Kombisprays entwickelt. Also Sprays, die beide Wirkstoffe enthalten. Leider werden seither auch viele Asthmatiker mit diesen Kombisprays behandelt, die gar nicht beide Wirkstoffe benötigen. Gut für die Pharmaindustrie, schlecht für die betroffenen Patienten.

Also: Wenn Sie an Asthma leiden, hinterfragen Sie Ihre Therapie kritisch. Übrigens: Asthma kann sich im Laufe der Jahre deutlich verbessern. Ich habe auch schon Fälle erlebt, in denen Patienten mit Asthma auf einmal keinerlei Atembeschwerden mehr hatten. Ohne Medikament! Asthma gehört regelmäßig kontrolliert und die Behandlung gegebenenfalls angepasst. In Diagnostik und Kontrolle der Behandlung hilft die Lungenfunktion. COPD ist die deutlich schlimmere der beiden Krankheiten, deshalb erlaube ich mir an dieser Stelle noch einmal den Appell: Wenn Sie rauchen, dann hören Sie auf damit. Lassen Sie sich gegebenenfalls beraten, mit welchen Methoden das gut funktioniert (siehe auch Kapitel 3).

---

### Vitalstoffe bei Asthma und COPD

Asthma und COPD müssen in den meisten Fällen mit Medikamenten behandelt werden. Zusätzlich sinnvoll sind Vitalstoffe, die den Medikamenteneinsatz vermindern und in leichten Fällen sogar überflüssig machen können: Sowohl Asthma also auch COPD sind – einmal mehr – Entzündungskrankheiten. Deshalb hat jede Therapie Sinn, die Entzündungen blockiert. Sinnvoll sind:

- Vitamin C, 500 bis 1000 Milligramm pro Tag sollten es schon sein. Sie können auch guten Gewissens zwei Gramm am Tag nehmen, dann zum Beispiel verteilt auf zwei Einzeldosen zu je einem Gramm vor dem Frühstück und vor dem Abendessen. Vitamin C bremst den Entzündungsprozess.

- Zink, 15 Milligramm pro Tag. Zink ist das Leitmineral des Immunsystems und blockiert ebenfalls Entzündungen. Sie können es als Einzeldosis nehmen. Weil manche Menschen von Zink kurzzeitig Übelkeit bekommen, ist es sinnvoll, Zink abends vor dem Schlafengehen zu nehmen. Sie „verschlafen" die Übelkeit dann gegebenenfalls. Wenn Sie dauerhaft Zink einnehmen, sollten Sie es hin und wieder – im Optimalfall ein- bis zweimal im Jahr – im Blut kontrollieren lassen.

- Omega-3-Fettsäuren, entweder als Fischölkapseln oder – wenn Sie Vegetarier oder Veganer sind – als Algenöl. Es kommt dabei besonders auf die beiden ungesättigten Fettsäuren EPA und DHA an. Die Tagesdosis sollte bei etwa 0,5 bis 1 Gramm EPA/DHA am Tag liegen.

Diese drei Substanzen – Vitamin C, Zink, EPA/DHA – sollten Sie als Asthma- beziehungsweise COPD-Patient unbedingt einnehmen. Darüber hinaus ist – sozusagen in zweiter Linie – sinnvoll:

- Vitamin E, 200–400 Milligramm über den Tag verteilt, zum Beispiel in zwei Einzeldosen zum Frühstück und Abendessen.

# Die Krankblut-
# werte

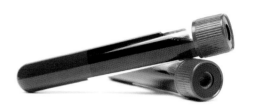

Die Schulmedizin heute ist in erster Linie krankheitsorientiert, das heißt, sie diagnostiziert Krankheiten und stellt sich im Anschluss die Frage, wie Schmerzen oder körperliche Beeinträchtigungen therapeutisch gelindert werden können. Das gilt zumindest für die meisten chronischen Erkrankungen. Eigentlich schade: Man wartet, bis das Kind in den Brunnen gefallen ist, um sich dann zu überlegen, wie man es am besten wieder herausbekommt. Wesentlicher besser wäre es natürlich, sich frühzeitig darüber Gedanken zu machen, was man alles tun könnte, damit das Kind erst gar nicht in den Brunnen fällt. Im Prinzip sollte eine Medizin, die den einzelnen Menschen in den Mittelpunkt ihres Denkens und Handelns stellt, beides: Ratgeber sein für Gesundheit und Gesunderhaltung und Experte für Diagnose und Behandlung.

Blutwerte spielen in der Diagnostik eine zentrale Rolle – für die Frage von Gesundheit und Gesunderhaltung, für die Diagnose von Krankheiten und schließlich auch für deren weiteren Verlauf. Blutwerte sind jedoch immer nur ein Teil des Ganzen, ein einzelnes Mosaiksteinchen. Sie liefern stets nur Hinweise. Die Kunst des Arztes liegt darin, die richtigen Blutwerte untersuchen zu lassen. Heute ist ja fast alles messbar: Leberwerte, Herzenzyme, Vitamine, Mineralstoffe, Hormone und diverse Antikörper. Deshalb ist es wichtig, dass der Arzt oder die Ärztin weiß, welche Blutwerte für den jeweiligen Patienten wichtig sind und welche man vernachlässigen kann.

Die Menschen sind verschieden. Auch die Fragen, die sie an Ärzte haben, variieren, ebenso wie ihre Erwartungen. Deshalb kann eine Medizin, die sich am einzelnen Menschen orientiert, niemals eine Standardmedizin sein. Genau das Gleiche trifft auf die Blutwerte zu, die bestimmt werden sollten oder müssen. Auch sie sind keine Standards. Natürlich ist es zwingend erforderlich, bei jedem Diabetiker ein- und dieselben Blutwerte im Krankheitsverlauf zu kontrollieren. Das gilt auch für Menschen, die einen Herzinfarkt hinter sich haben, über dauerhafte Müdigkeit klagen oder unter Stress leiden. Aber bei einem Diabetiker, der eine Abteilung mit zehn Kollegen führt und unter Stress und Schlaflosigkeit leidet, müssen zu den Zuckerwerten zusätzlich andere Werte bestimmt werden als bei einem Diabetiker, der sich entspannt seines Rentnerdaseins freut und sportlich aktiv ist. Man kann nun mal nicht alle Menschen über einen Kamm scheren.

Ich unterteile Laborwerte in Krankblutwerte und Gesundblutwerte. Krankblutwerte sind Werte, die Krankheiten anzeigen, also etwa ein erhöhter Blutzuckerwert, der auf Diabetes hinweist oder erhöhte Nierenwerte, die ein Indiz für eine Nierenschädigung sind. Gesundblutwerte sind Werte, die unseren Stoffwechsel antreiben. Etwas pathetisch formuliert: die uns Flügel verleihen. Dazu gehören zum Beispiel Vitamine und Mineralstoffe. Ohne sie kann das System Mensch nicht funktionieren. Aber sie sollten nicht einfach nur da sein, sie sollten uns in optimaler Menge zur Verfügung stehen.

## Wenn Entzündungen im Blut sichtbar werden

Um Entzündungen geht es in diesem Buch immer wieder. Entzündungsprozesse sind die Basis aller chronischen Krankheiten und ebenso die des Alterns. Anders formuliert: Lodern viele Entzündungsfeuerchen in unserem Körper, steigt das Risiko, krank zu werden und schneller zu altern. Umgekehrt gilt: Lodern nur wenige dieser Feuerchen in uns, und das auch nur hin und wieder, haben wir eine gute Chance, gesund in die Jahre zu kommen.

Bei den meisten Entzündungen handelt es sich um stille Entzündungen, *Silent Inflammations* (siehe auch Kapitel 2). Diese sind mit herkömmlichen Blutwerten nur schwer zu erfassen. Lediglich ein Wert gibt einen Hinweis auf „stille Entzündungen": hsCRP. Zu diesem Entzündungswert gleich mehr. Sind die Entzündungen nicht mehr still, sondern gravierend, ist das im Blut deutlicher zu erkennen, im Wesentlichen durch drei Werte: weiße Blutkörperchen (Leukozyten), das sogenannte Akut-Phase-Eiweiß CRP und die Blutsenkungsgeschwindigkeit BSG.

CRP heißt C-reaktives Protein beziehungsweise C-reaktives Eiweiß. Das Akut-Phase-Eiweiß CRP wird in der Leber gebildet und ist Teil des Immunsystems. Heute lässt sich eine besonders sensible Variante messen, das hsCRP, wobei hs für *high sensitive* steht, besonders sensibel. Das Problem bei den Entzündungswerten und somit auch beim sensiblen hsCRP besteht darin, dass sie unspezifisch sind. Das heißt: Ist hsCRP erhöht, wissen Patient und Arzt, dass irgendwo im Körper ein Entzündungsfeuer lodert. Das kann ein kleines sein oder ein großes. Handelt es sich um eine stille Entzündung, einen leichten Schwelbrand, ist der Wert nur leicht erhöht. Je größer und höher das Entzündungsfeuer lodert, desto höher ist der Wert.

Nur: Wo im Körper brennt es? Darauf gibt der Wert keine Antwort. Menschen mit viel Bauchfett haben oft erhöhte hsCRP-Werte. Bauchfett ist nicht einfach nur da. Es bildet Hormone, ein Großteil davon sind Entzündungsförderer. Trägt jemand viel Fett am Bauch mit sich herum, lodern in ihm meist auch viele Entzündungsfeuerchen. Brennen diese stark genug, lassen sie das hsCRP in die Höhe schnellen. Ebenso häufig weisen Raucher einen hohen hsCRP-Wert auf. Und wer ständig entzündungsfördernde Nahrungsmittel mit einem großen Anteil an Zucker, Omega-6 und gehärteten Fetten isst, kann ebenfalls ein erhöhtes hsCRP aufweisen. An dieser Stelle sehen Sie, warum Laborwerte immer nur ein Mosaiksteinchen im Gesamtbild sind. Immer ist der Arzt als Detektiv gefordert und muss Indizien zusammensetzen, um eine Diagnose stellen zu können.

Nicht so sensibel wie das hsCRP ist die Blutsenkungsgeschwindigkeit BSG. Sie hat ihren Charme vor allem darin, dass sie in nahezu jedem Praxislabor durchgeführt werden kann. Arzt und Praxisteam brauchen dafür nur entsprechend präparierte Röhrchen. In die wird Blut abgenommen. Die Röhrchen werden aufgestellt und nach ein und zwei Stunden kann man ablesen, wie langsam oder wie schnell die Blutzellen im Röhrchen abgefallen sind. Liegt eine Entzündung vor, sinken die Blutzellen schneller ab. Mit der BSG lässt sich nicht erkennen, ob das Bauchfett zu starken Entzündungen geführt hat, ob jemand ständig entzündungsfördernde Nahrungsmittel isst oder ob ein Raucher gravierende Entzündungen in sich birgt. Auch zur Diagnose einer *Silent Inflammation* ist die BSG ungeeignet. Bei Infekten oder schweren Krankheiten ist die Geschwindigkeit der Blutsenkung jedoch erhöht.

## Großes und kleines Blutbild

Wir Menschen reden oft und gern aneinander vorbei. Der eine sagt etwas, der andere versteht etwas völlig anderes. In solchen Fällen sind Missverständnisse vorprogrammiert. Gespräche zwischen Arzt und Patient sind besonders schwierig. Beide besitzen einen unterschiedlichen Wissenshintergrund. Eine der wesentlichen Aufgaben praktisch arbeitender Ärzte besteht darin, Befunde, Diagnosen und Therapien so zu erklären, dass sie verstanden werden. Das gelingt mal besser, mal schlechter. Die Frage nach dem Blutbild ist eine typische Falle für Missverständnisse zwischen Arzt und Patient. Blutbild bedeutet lediglich: Bestandteile des Blutes. Leberwerte, Nierenwerte, Blutzucker oder gar Vitamine gehören zum Blutbild nicht dazu.

Das kleine Blutbild beinhaltet folgende Wertmessungen: rote und weiße Blutkörperchen, Blutplättchen, Blutfarbstoff Hämoglobin, Hämatokrit (beschreibt das Fließvermögen des Blutes) sowie drei Werte, die Auskunft geben über Größe und Farbstoffgehalt der roten Blutkörperchen. Beim großen Blutbild kommen noch die Vorstufen der roten und weißen Blutkörperchen dazu.

Die roten Blutkörperchen beziehungsweise Erythrozyten werden im Knochenmark aus Vorstufenzellen gebildet. Sie transportieren Sauerstoff. Der ist in den roten Blutkörperchen an das Eiweiß Hämoglobin gebunden. Hämoglobin gibt dem Blut seine eigentliche rote Farbe und besteht seinerseits aus Eisen. Sauerstoff ist Naturdoping. Damit sind wesentliche Dinge klar: Fehlt Eisen oder fehlen rote Blutkörperchen, kann der Organismus nicht genügend von der natürlichen Dopingsubstanz Sauerstoff transportieren. Die Folge: Der Mensch ist ständig müde. Weiter ist damit klar, dass wir für eine vernünftige Diagnostik von Müdigkeit neben dem Blutbild mit seinen roten Blutkörperchen auch Eisen (und mindestens den Eisenspeicher Ferritin) brauchen (siehe auch Kapitel 13). Die Lebensdauer der roten Blutkörperchen beträgt zwei bis drei Monate.

Weiße Blutkörperchen beziehungsweise Leukozyten werden gern als die Polizeipatrouille unseres Körpers bezeichnet. Zu Recht, denn sie bekämpfen wirksam Eindringlinge wie zum Beispiel Bakterien, Viren, Würmer oder Pilze. Dabei handelt es sich in Wahrheit um verschiedene Zellen, die unter dem Sammelbegriff weiße Blutkörperchen zusammengefasst werden. Im großen Blutbild werden die weißen Blutkörperchen in ihre verschiedenen Zellen aufgeteilt. Das ist in manchen Fällen sinnvoll, etwa um zu erkennen, ob eine Infektion durch Bakterien oder vielleicht doch durch Würmer oder andere Parasiten verursacht ist. In einer Routineuntersuchung ohne spezielle Fragestellung reicht die Gesamtbestimmung der weißen Blutkörperchen ohne Unterteilung.

Die Blutplättchen, die in der Fachsprache Thrombozyten heißen, sind kleiner als rote und weiße Blutkörperchen. Sie sind vor allem wichtig für die Blutgerinnung, also dafür, dass Blutungen möglichst schnell zum Stillstand kommen.

Hämoglobin und Hämatokrit sind keine Zellen. Sie beschreiben die Farbe des Blutes (Hämoglobin) beziehungsweise wie dick- oder dünnflüssig das Blut ist (Hämatokrit).

Schließlich gibt es noch drei Marker, die hinsichtlich der Größe und Form der roten Blutkörperchen Aussagekraft haben. Mit diesen drei Markern bekommen Ärztin oder Arzt Hinweise auf die Ursache einer Blutarmut. Fehlt Eisen, was zum Beispiel bei Frauen durch die regelmäßige Monatsblutung oft der Fall ist, sind die roten Blutkörperchen kleiner, als sie sein sollen. Auf dem Laborzettel taucht also ein Zuwenig an roten Blutkörperchen auf, und gleichzeitig ist erkennbar, dass die vorhandenen roten Blutzellen auch noch kleiner sind. Trinkt jemand mehr Alkohol, als ihm und seinem Körper guttut, fehlen ihm oft B-Vitamine. Besonders B12 und B9. Vitamin B9 ist besser bekannt unter dem Namen Folsäure. Ohne die B-Vitamine 9 und 12 bilden sich zwar große, aber unreife rote Blutkörperchen.

## *Erhöhte Leberwerte – seltener durch Alkohol verursacht als angenommen*

Die Vermutung, erhöhte Leberwerte seien fast immer durch Alkohol verursacht, hält sich bis heute fest in den Köpfen. Den viel feineren Hinweis auf regelmäßigen Alkoholkonsum habe ich Ihnen gerade beschrieben. Ein erfahrener Arzt guckt sich das Blutbild an, inklusive der Größe der roten Blutkörperchen. Wenn er seinen Patienten dann noch einigermaßen kennt, ahnt er, ob er das Thema Alkohol ansprechen muss oder vielleicht in eine andere Richtung denken sollte. Natürlich steigen bei einem regelmäßigen Zuviel an Alkohol früher oder später die Leberwerte an. Das ist selbstverständlich, denn die Leber ist das zentrales Entgiftungsorgan. Durch die Leber muss alles durch. Sie hat nur selten Ruhe.

Nur, das Umgekehrte stimmt eben nicht: Erhöhte Leberwerte lassen nicht als Erstes auf Alkohol schließen, sondern auf zu viel Essen und vor allem auf viele einfache Kohlenhydrate und zu viel Zucker. Aus Kohlenhydraten und vor allem Zucker baut unsere Leber Fett, und irgendwo muss sie hin mit dem Fett. Das Ergebnis sind dann nicht nur hohe Leberwerte, sondern ebenso eine Fettleber.

Erhöhte Leberwerte können auch ein Hinweis auf Entzündungen der Leber sein, eine sogenannte Hepatitis. Steht diese Frage im Raum, müssen zusätzliche Blutwerte bestimmt oder notfalls eine Probe aus dem Lebergewebe entnommen werden. Aber ich kann Sie beruhigen: Eine Probe aus Leberzellen ist extrem selten nötig.

Auch verschiedene Medikamente können die Leber belasten. Antidepressiva, also Stimmungsaufheller, gehören zum Beispiel dazu. Ein Argument mehr, den Einsatz eines Antidepressivums genau abzuwägen. Aber es bleibt dabei: Die häufigste Ursache erhöhter Leberwerte liegt heutzutage in zu vielen einfachen Kohlenhydraten und vor allem zu viel Zucker in Essen und Getränken.

Nun will ich Ihnen noch erzählen, wie die drei wichtigsten Leberwerte heißen: Gamma-GT, GOT und GPT. Die Gamma-GT gilt als der sensibelste Wert. Er ist bei einem beginnenden Leberschaden meist der erste Wert, der ansteigt. Bei Verdacht auf eine kranke Leber sollten jedoch alle drei Werte im Blut bestimmt werden.

## Nieren – bedroht durch Bluthochdruck, Zucker, Schmerzmedikamente

Die Niere ist eines der wesentlichen Ausscheidungs- und Entgiftungsorgane. Sie sollte jeden Tag gut gespült werden. Dafür können Sie ganz einfach Sorge tragen, indem Sie ausreichend trinken, das heißt wenigstens zwei Liter, gern auch etwas mehr, am besten Wasser oder ungesüßte Tees. Die Frage nach der Trinkmenge ist eine der schwierigsten Fragen in der Sprechstunde. Zumindest empfinde ich das so. Ich stelle sie regelmäßig. Und habe oft das Gefühl, dass sich manch ein Patient verschätzt und seine Trinkmenge höher vermutet, als sie tatsächlich ist. Deshalb empfehle ich Ihnen, einmal zu kontrollieren, wie viel Sie tatsächlich trinken. Besorgen Sie sich Literflaschen mit Wasser und trinken Sie an einem, zwei oder drei Tagen nur aus diesen Flaschen. Stellen Sie sich morgens drei raus und nehmen eine oder zwei davon gegebenenfalls auch mit zur Arbeit. Die Wahrscheinlichkeit, dass Sie sich abends wundern, dass es nicht so leicht ist, schon auf zwei Liter zu kommen, ist erfahrungsgemäß groß.

Wenn ich hier von der Niere schreibe, ist das natürlich nicht ganz korrekt. In Wahrheit sind es zwei, zumindest bei den meisten Menschen. Der eine oder andere hat nur eine Niere, was in aller Regel kein Problem ist. Diese übernimmt die Aufgabe für beide. Ob nun eine oder zwei Nieren: Das Organ sollte gut gepflegt werden. Den ersten Tipp in diese Richtung habe ich Ihnen soeben gegeben. Sind die Nieren in regelmäßiger Spülarbeit, werden sie gut trainiert und leben besser.

Natürlich werden die Nieren auch mit Blut versorgt. Im Blut kommen all die Substanzen in die Nieren geschwommen, die dort filtriert werden, um später über den Urin unseren Körper zu verlassen. Dabei sind die Nieren in der Tat mit einer Filteranlage zu vergleichen: Von der Bauchschlagader gehen zwei große Gefäße ab, eins nach rechts zur rechten Niere, eins nach links zur linken. Diese beiden großen Gefäße, die Nierenarterien, zweigen sich auf und werden kleiner, bis sie schließlich an die Filteranlage kommen. Die Filteranlage wird unter Medizinern Nephron genannt.

Die Substanzen, die aus dem Blut herausfiltriert werden, gelangen durch ein kleines Rohrsystem bis ins Nierenbecken. Weil es eine

## AUFBAU EINES NEPHRONS

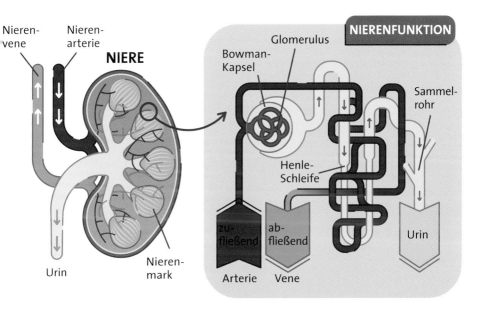

ganze Reihe von Filteranlagen gibt, durch die Urin transportiert wird, ist das Nierenbecken eine Art Sammelstation. Von dort aus wandert der Urin durch den Harnleiter abwärts zur Blase.

Die Niere ist jedoch nicht nur ein einfaches Ausscheidungsorgan. Über ein feines und komplexes Regulierungssystem ist sie in der Lage, den Elektrolyt- und Wasserhaushalt in unserem Stoffwechsel zu kontrollieren und gegebenenfalls anzupassen. Dabei arbeitet sie so exakt wie ein Computer. Kontinuierlich wird gemessen, die Daten werden sofort verarbeitet, und nötigenfalls wird gehandelt. Das Rohrsystem ist sogar in der Lage, bestimmte Mineralstoffe noch auf ihrem Transport ins Nierenbecken zurückzugeben – zurück ans Blut, durch die Wand des Rohres hindurch an ein begleitendes, kleines Blutäderchen. Und ruckzuck stehen Kalzium, Magnesium oder Phosphat dem Organismus wieder zur Verfügung.

Damit nicht genug: Eine weitere wichtige Rolle spielen unsere Nieren bei der Regulation des Blutdrucks. Das machen sie nicht ganz uneigennützig. Denn sie brauchen selbst einen normalen Blutdruck, um gut arbeiten zu können. Dauerhaft zu hohen Blutdruck mögen sie gar nicht. Sie können den Blutdruck regulieren und damit auch den Druck, mit dem das Blut bis an die Filteranlage geschwommen kommt. Aber eben nur bis zu einem gewissen Grad. Einmal mehr gilt: Behalten Sie Ihren Blutdruck im Blick. Gegebenenfalls muss er behandelt werden.

Auch Zucker mögen die Nieren nicht. Über verzuckerte Eiweiße verstopft er regelrecht die Filteranlage. Das ist wie bei einem Sieb mit kleinen Löchern. Kippen Sie regelmäßig grobporigen Sand in das Sieb, werden die Löcher irgendwann undurchlässig. Wer seinen Körper tagtäglich mit Zucker flutet, darf sich nicht wundern, wenn die Nieren irgendwann krank werden. Problem ist, dass der Zuckerschaden an den Nieren nicht weh tut. Die Filteranlage wird schwächer und schwächer. Nur bemerken die Betroffenen lange nichts. Deshalb haben viele Diabetiker schon bei Diagnosestellung eine Nierenschädigung.

Auch über Medikamente müssen wir an dieser Stelle reden, vor allem über Schmerzmedikamente und dabei über eine bestimmte Gruppe, die sogenannten NSAR (nichtsteroidale Antirheumatika).

196

Die in Deutschland am häufigsten eingenommenen Wirkstoffe aus dieser Gruppe sind Ibuprofen und Diclofenac. Sie können die Durchblutung verschlechtern und dazu führen, dass sich Blutgefäße zusammenziehen. Die kleinen Äderchen, die die Filteranlagen in den Nieren mit Blut und allem versorgen, was über die Nieren ausgeschieden wird, sind besonders sensibel. Diese Präparate können letztlich zur vollständigen Vernichtung der Nierenfunktion führen. Dann droht die Dialyse. Erneut gilt: Jede Einnahme von Tabletten sollte gut überlegt sein. Vor- und Nachteile müssen gründlich gegeneinander abgewogen werden.

Folgende Werte können für die Überprüfung der Nierenfunktion kontrolliert werden: zunächst der Kreatininwert, der gängigste Nierenwert – ein Stoffwechselprodukt, das über die Nieren ausgeschieden wird. Arbeiten die Nieren nicht mehr richtig, steigt dieser Wert an. Leider gibt es ein kleines Problem: Kreatinin steigt erst dann an, wenn die Nieren schon zu etwa 50 Prozent nicht mehr richtig arbeiten, das heißt: Beginnt die Einschränkung der Nierenfunktion gerade erst, lässt sich das am Kreatinin noch gar nicht erkennen. Also wurden verschiedene Formeln entwickelt, mit denen Arzt oder Ärztin versucht, die Nierenfunktion möglichst genau zu berechnen. Am gängigsten ist die sogenannte Glomeruläre Filtrationsrate (GFR). Um es noch einmal klar zu sagen: Dabei handelt es sich nicht um eine gemessene Größe, sondern um eine errechnete. Es gehen der Kreatininwert im Blut, das Alter, das Gewicht und das Geschlecht in die Rechnung ein. Natürlich sind auch hier Fehler nicht ausgeschlossen. Und weil es mit den Blutwerten in der Diagnostik der Nierenfunktion nicht so ganz einfach ist, wird auch Harnstoff manchmal als Wert mit herangezogen. Harnstoff ist das Endprodukt des Eiweißstoffwechsels und steigt bei eingeschränkter Nierenfunktion an.

Eben weil die Blutdiagnostik der Nierenfunktion eine Herausforderung ist, wird bei Diabetikern, bei denen die Nieren besonders sensible Organe sind, regelmäßig der Urin kontrolliert, und zwar auf bestimmte Eiweiße, die an der Nierenfilteranlage normalerweise vorbeischwimmen. Funktionieren die Filter nicht mehr richtig, plumpsen einige dieser Eiweiße hindurch und werden mit dem Urin ausgeschieden.

## Wohlstandskrankwerte

Die Ursachen für Krankheiten sind im Wesentlichen:

1. Stress beziehungsweise eine kranke Seele
2. zu wenig Bewegung beziehungsweise kein Sport
3. zu viel Alkohol
4. Rauchen
5. Junkfood

Die Ursachen drei bis fünf, also zu viel Alkohol, Rauchen und eine Ernährung, die den Begriff Nahrung nicht wert ist, sind in den Krankblutwerten zu erkennen. Nicht sofort, doch nach einer gewissen Zeit und einer gewissen Dosis der Gifte. Den Begriff Gift wähle ich hier ganz bewusst. Dinge, mit denen wir unseren Körper nachhaltig schädigen und die ihn sogar zerstören können, sind nichts anderes als Gift. Und, erst die Dosis macht das Gift, sagte schon der Arzt und Naturforscher Paracelsus (1493–1541). Niemand zerstört seinen Körper, weil er in seiner Jugend (oder später) die eine oder andere Zigaretten probiert hat, um dann festzustellen, dass er nicht rauchen will. Niemand zerstört seinen Körper, der bei Feierlichkeiten oder bei netten Treffen mit Freunden das eine oder andere Glas Bier, Wein oder meinetwegen auch Schnaps trinkt. Und niemand zerstört seinen Körper, der hin und wieder ein Stück Kuchen oder Torte isst. In der Tat ist es die Dosis, die das Genussmittel zur zerstörerischen Substanz macht.

Wir Menschen tendieren dazu, uns etwas vorzumachen. Überprüfen Sie sich und Ihr Genussverhalten. Insbesondere bei den Dingen, für die Sie eine Schwäche hegen. Essen Sie Süßes oder trinken Sie Alkohol wirklich nur so selten, wie Sie glauben?

Zur Sache: Raucher haben erhöhte Werte der weißen Blutkörperchen. Ursache: die ständige Entzündung, die der Raucher sich selbst immer wieder zufügt. Über die Veränderungen, die Alkohol im Blutbild und schließlich auch bei den Leberwerten verursacht, habe ich schon berichtet: Wer hin und wieder ein Glas Wein oder eine Flasche Bier genießt, hat in aller Regel keinerlei Veränderungen im Blut. Wer mehr trinkt, als seinem Stoffwechsel guttut, weist vergrößerte und unreife rote Blutkörperchen auf. Irgendwann steigen auch die Leberwerte Gamma-GT, GOT und GPT an. Schließlich kann die Leber verfetten oder vollständig zerstört werden. Das nennt man Leberzirrhose. Leberverfettung und Leberzirrhose sind im Ultraschall zu sehen.

Auch wenn ich mich an dieser Stelle wiederhole: Die häufigste Ursache einer verfetteten Leber in der westlichen Welt ist nicht Alkohol, sondern einfache Kohlenhydrate und vor allem Zucker. Also schlechter Kraftstoff für unseren Körper. Junkfood. Wer viele einfache Kohlenhydrate und Zucker isst, ernährt auch seine Darmflora in ungünstiger Form (siehe dazu Kapitel 1) Das wiederum kann die Verdauung im Darm ändern. Bei einigen Menschen führt eine geschädigte Darmflora dazu, dass normale Nahrungsmittel im Darm zu Fuselalkoholen verstoffwechselt werden, die in den Blutkreislauf und dann zunächst zur Leber gelangen. Auf Dauer resultieren wiederum erhöhte Leberwerte.

Auch der Blutfettwert Triglyzeride ist ein guter Anhaltspunkt dafür, ob jemand zu viele einfache Kohlenhydrate und Zucker isst (siehe auch Kapitel 14). Schwieriger ist da schon der Zusammenhang von Cholesterin und Ernährung. Die These, dass hohes Cholesterin auf zu hohen Konsum gesättigter Fette hinweist, lässt sich heute nicht mehr halten. Wenn es überhaupt einen Zusammenhang zwischen hohem Cholesterinspiegel und Ernährung gibt, dann sind einmal mehr einfache Kohlenhydrate und Zucker auf der Anklagebank (siehe auch Kapitel 14).

Ein typischer Wohlstandsblutwert ist die Harnsäure. Sie ist das Abbauprodukt von Purinen, das sind organische Verbindungen, die in diversen Fleischarten enthalten sind, etwa in Kalbsleber, Kalbsniere, Bratwurst, Schweinefleisch, Ente usw. Vereinfacht ausgedrückt: Wer zu viele Purine isst, entwickelt schnell einen zu hohen Harnsäurewert. Wer zu viel Harnsäure im Blut hat, kann Gicht bekommen, die ein oder mehrere Gelenke befällt. Am häufigsten betroffen ist das Grundgelenk einer der beiden Großzehen. Harnsäure bildet kleine Kristalle, die Sie sich wie Glassplitter vorstellen können. Und genauso schmerzhaft sind sie auch, wenn sie sich im betroffenen Gelenk anlagern. Dieses wird dann rot und schwillt an.

Die Pharmaindustrie hat ein Medikament erfunden, mit dem die Harnsäure gesenkt werden kann. Das geht aber auch auf natürlichem Weg: mit dem Verzehr von wenig oder gar keinem Fleisch. Es ist aber nicht nur Fleisch, das den Purinspiegel und damit auch den Harnsäurespiegel ansteigen lässt: Als gesichert gilt heute, dass Fruchtzucker das ebenfalls kann.[1]

Die vergleichsweise kleinen Mengen an Fruchtzucker, die Sie zu sich nehmen, wenn Sie drei bis fünf Äpfel, Birnen oder Apfelsinen am Tag essen, können das natürlich nicht. Selbst wenn Sie mal zehn oder mehr Mandarinen essen, passiert mit der Harnsäure gar nichts. Aber die meisten Süß- und Softgetränke werden künstlich mit Fruchtzucker versetzt. Haushaltszucker besteht ebenfalls zur Hälfte aus Fruchtzucker. Dass Konfitüre, Schokoaufstriche, Fruchtjoghurts, Ketchup, Kakaopulver und eigentlich alle Nahrungsmittel, bei denen die Lebensmittelindustrie für Sie Arbeitsschritte übernimmt, Berge von Zucker enthalten, haben Sie in diesem Buch schon gelesen.

Eine natürliche Ernährung, bei der Sie möglichst viel selbst zubereiten und sich so wenig wie möglich von der Industrie zusammenpanschen lassen, sorgt automatisch für einen niedrigen Harnsäurespiegel und schützt Sie vor Gicht. Dabei geht es gar nicht nur um Harnsäure und Gicht. Ein erhöhter Harnsäurespiegel scheint auch das Risiko für Herzinfarkt zu erhöhen.[2] Ein Argument mehr für eine natürliche Ernährung, die so wenig Industriemüll wie möglich enthält.

Zu den Wohlstandskrankwerten gehört selbstverständlich auch der Blutzuckerwert (siehe Kapitel 15). Die Konsequenz ist: Lassen Sie so oft wie möglich die Hände von Zucker, einfachen Kohlenhydraten und Industriefertigmüll und greifen Sie stattdessen zu natürlichen Nahrungsmitteln. Essen Sie viel Obst und vor allem Gemüse.

## Die Schilddrüse – klein, aber oho

Die Schilddrüse ist ein zentrales Steuerungsorgan für unseren Körper und aktiviert den Stoffwechsel. Für unser Wohlergehen trägt sie eine entscheidende Bedeutung. Die Schilddrüse bestimmt darüber, ob wir uns schwungvoll und energiegeladen fühlen oder müde, antriebslos und schlapp sind. Genau genommen, sind es die Schilddrüsenhormone T3 und T4. T3 und T4 werden von einem übergeordneten Hormon reguliert. Das heißt TSH und kommt aus dem Gehirn, genauer gesagt aus der der Hypophyse. Befinden sich genügend Schilddrüsenhormone T3 und T4 im Blut, drosselt die Hypophyse ihre TSH-Ausschüttung. Schwimmen zu wenig Schilddrüsenhormone im Blut, erhöht die Hypophyse ihre TSH-Ausschüttung. Um festzustellen, ob die Schilddrüse normal arbeitet, reicht meist die Bestimmung des TSH-Werts, also die Bestimmung des Hormons, das von der Hypophyse ausgeschüttet wird. Die Bestimmung des TSH hat den Charme, dass man zwei Fliegen mit einer Klappe schlägt. Man erhält Auskunft über die Hypophyse und über die Schilddrüse selbst.

Ist der TSH-Wert außerhalb der Norm, also zu hoch oder zu niedrig, ist es sinnvoll, T3 und T4 zu bestimmen, genau genommen, fT3 und fT4. Die Hormone T3 und T4 sind auf ihrem Weg durch das Blut zum großen Teil an Eiweiße gebunden. Aktiv sind sie aber nur in freier Form, also dann, wenn sie nicht an Eiweiße gebunden sind. Diese freien Formen bezeichnet man als fT3 und fT4.

Bei der Betrachtung des TSH-Werts ist noch etwas zu beachten: Ist er zu hoch, haben wir es nicht etwa mit einer Überfunktion der Schilddrüse zu tun, sondern mit einer Unterfunktion. Ist er zu niedrig, liegt eine Überfunktion vor. Das ist einfacher, als es zunächst klingt. Bei einer Unterfunktion muss die Schilddrüse mehr Hormone bilden, denn sie möchte die Unterfunktion ausgleichen. Dafür braucht sie mehr Steuerhormon. Also steigt der TSH-Spiegel. Bei einer Überfunktion wird die Schilddrüse versuchen, ihre Hormonbildung zu drosseln. Also braucht sie weniger Steuerhormon TSH.

Wenn eine Fehlfunktion der Schilddrüse gesichert ist, also eine Über- oder eine Unterfunktion, sollten sogenannte Antikörper im Blut bestimmt werden. Insbesondere der Begriff Hashimoto-Thyreoiditis ist mittlerweile vielen Menschen ein Begriff. Dabei handelt es sich um eine Reaktion, bei der der eigene Körper Antikörper gegen die Schilddrüse bildet. Die Hashimoto-Thyreoiditis verläuft am Anfang oft wie eine Überfunktion und schlägt im weiteren Verlauf in eine Unterfunktion um. Neben der Hashimoto-Thyreoiditis gibt es noch eine andere, seltener auftretende und auch weniger bekannte Schilddrüsenerkrankung durch gegen den eigenen Körper gerichtete Antikörper: Morbus Basedow. Zum Nachweis beider Erkrankungen sind bestimmte Antikörper nachweisbar.

## Herzenzyme und Werte, die nur in besonderen Fällen eine Rolle spielen

Mit der Bestimmung von Entzündungswerten, Blutbild, Leber- und Nierenwerten, Cholesterin, Triglyzeriden, Schilddrüsenhormon und gegebenenfalls noch Harnsäure hat der Arzt oder die Ärztin einen guten orientierenden Überblick, ob und wenn ja, wie krank ein Mensch ist.

In bestimmten Situationen können auch andere Werte wichtig sein, etwa um einen Hinweis auf eine bestimmte Krankheit zu geben oder diese sehr unwahrscheinlich zu machen. Herzenzyme zum Beispiel sind ein wesentlicher Teil in der Diagnostik eines Herzinfarktes. Besteht der Verdacht auf einen akuten Infarkt, muss innerhalb kürzester Zeit die Diagnose stehen, im Optimalfall innerhalb weniger Minuten. Denn davon hängt die Therapie ab. Bei einem Herzinfarkt gehen Muskelzellen des Herzens zugrunde. Dabei werden Enzyme aus den Herzmuskelzellen ins Blut freigesetzt. Diese Enzyme kann man messen. Zur Routinediagnostik bei einem Gesundheitscheck gehören Herzenzyme jedoch nicht.

Bei unklaren Bauchschmerzen und Verdacht auf eine Entzündung der Bauchspeicheldrüse ist es sinnvoll, zwei beziehungsweise drei Enzyme zu kontrollieren, die in der Bauchspeicheldrüse gebildet werden: Lipase, Elastase und Amylase sind die Namen des Trios. Dabei ist es umstritten, ob die Bestimmung der Amylase sinnvoll ist. Denn diese wird nicht nur in der Bauchspeicheldrüse gebildet, sondern auch in anderen Drüsen. Wie auch immer: Auch die Enzyme der Bauchspeicheldrüse gehören nicht zur Routinediagnostik.

Die Regulierung der Gerinnung unseres Blutes ist ein komplizierter Prozess, bei dem sich diverse Rädchen gegenseitig kontrollieren und ineinandergreifen. Das muss so sein, denn ist unser Blut zu dünn, bluten wir leicht, und ist es zu dick, besteht die Gefahr einer Thrombose. Auch die Überprüfung der Gerinnung ist nur sinnvoll, wenn es konkrete Hinweise auf Störungen gibt. Eine exakte Bestimmung, wie gut oder wie schlecht die Blutgerinnung funktioniert, gehört in die Hand eines Spezialisten. In die Hand eines sogenannten Hämatologen. Nimmt ein Patient das Medikament Marcumar® zur künstlichen Blutverdünnung ein, werden zwei Blutgerinnungswerte routinemäßig überprüft: Quick und INR (International Normalized Ratio). Heutzutage wird eigentlich nur noch der INR-Wert kontrolliert, weil der genauer ist. Aber auch hier gilt: Quick und INR gehören nicht zur Routinediagnostik.

Ich habe Ihnen in diesem Kapitel einen Überblick über die wesentlichen Blutwerte gegeben, die ich als Krankblutwerte bezeichne. Wichtig ist mir, dass Sie verstehen, was in Ihrem Körper und in Ihrem Stoffwechsel passiert. Dafür ist es notwendig, auch ein Verständnis dafür zu bekommen, was Blutwerte aussagen können und was nicht. Und schließlich eine zumindest ungefähre Vorstellung davon, wann welche Blutwerte bestimmt werden sollten.

# Die Krankblutwerte im Überblick

| WERT | NORMBEREICH |
|---|---|
| **Entzündungswerte** | |
| hsCRP | bis 1 mg/l (leichte Erhöhung bei 1–3 mg/l, ab 3 mg/l starke Erhöhung) |
| CRP | bis 5 mg/l |
| BSG | bis 50 Jahre nach 1 Std. bis 15 mm/h bei Männern und bis 20 bei Frauen |
| | über 50 Jahre nach 1 Std. bis 20 mm/h bei Männern und bis 30 bei Frauen |
| **Blutbild** | |
| Rote Blutkörperchen (Erythrozyten) | 4,3–5,6 Mill/µl bei Männern und 4,0–5,4 bei Frauen |
| Weiße Blutkörperchen (Leukozyten) | 3.800–10.500 pro µl |
| Blutplättchen (Thrombozyten) | 140.000–345.000 pro µl |
| Hämoglobin | 13–17 g/dl bei Männern und 12–16 g/dl bei Frauen |
| Hämatokrit | 42–50 % bei Männern und 38–44 % bei Frauen |
| **Auskunft über Form und Größe der roten Blutkörperchen geben:** | |
| MCV (mittleres Corpuskuläres Volumen) | 85–98 fl |
| MCH (mittleres Corpuskuläres Hämoglobin) | 28–34 pg |
| MCHC (mittlere Corpuskuläre Hämoglobin Concentration) | 31–37 g/dl |
| **Leberwerte** | |
| Gamma-GT | bis 60 U/l bei Männern und bis 40 U/l bei Frauen |
| GOT (= AST) | bis 50 U/l bei Männern und bis 35 U/l bei Frauen |
| GPT (= ALT) | bis 50 U/l bei Männern und bis 35 U/l bei Frauen |
| **Nierenwerte** | |
| Kreatinin | bis 1,1 mg/dl bei Männern und bis 0,9 mg/dl bei Frauen |

| Weitere Wohlstandskrankwerte | |
|---|---|
| Triglyzeride | bis 150 mg/dl |
| Gesamtcholesterin | bis 200 mg/dl |
| HDL-Cholesterin | siehe Kapitel 14 |
| LDL-Cholesterin | siehe Kapitel 14 |
| Harnsäure | bis 7,0 mg/dl bei Männern und bis 6,0 mg/dl bei Frauen |
| Blutzucker | siehe Kapitel 15 |
| HbA1c | siehe Kapitel 15 |
| **Schilddrüse** | |
| TSH | 0,4–4,0 µU/ml |
| fT3 | 2,0–4,4 pg/ml |
| fT4 | 0,93 – 1,7 ng/dl |

Anmerkung:
Labornormwerte können von Labor zu Labor leicht variieren. Ich habe mich überwiegend orientiert an: Gerd Herold: Innere Medizin, 2017.

Abkürzungen:
mg/dl: Milligramm pro Deziliter; mm/h: Millimeter pro Stunde; Mill/µl: Millionen pro Mikroliter; µl: Mikroliter; g/dl: Gramm pro Deziliter; fl: Femtoliter; pg: Picogramm; U/l: Units pro Liter; µU/ml: Mikrounits pro Milliliter; pg/ml: Picogramm pro Milliliter; mg/l: Milligramm pro Liter; µmol/l: Mikromol pro Liter; ng/ml: Nanogramm pro Milliliter; µg/dl: Mikrogramm pro Deziliter; g/l: Gramm pro Liter; µg/l: Mikrogramm pro Liter; mmol/l: Millimol pro Liter; ng/dl: Nanogramm pro Deziliter; pmol/l: Picomol pro Liter; nmol/l: Nanomol pro Liter

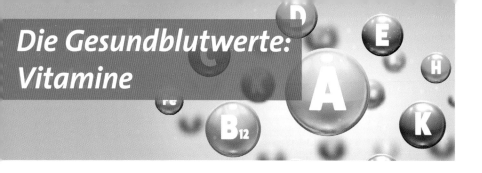

# Die Gesundblutwerte: Vitamine

Das Wort Vitamin stammt vom Lateinischen „vita" ab, das heißt Leben. Damit ist eigentlich schon alles gesagt. Ohne Vitamine wären wir nicht lebensfähig. Bis auf wenige Ausnahmen kann unser Körper sie nicht selbst bilden und ist auf die regelmäßige Zufuhr über die Nahrung angewiesen. Unser gesamter Stoffwechsel arbeitet wie zahlreiche ineinandergreifende Zahnrädchen, und Vitamine sorgen dafür, dass diese Rädchen laufen können. Sind wir gut mit allen Vitaminen versorgt, drehen sich die Zahnräder in ausreichender Geschwindigkeit. Fehlen diese essenziellen Nährstoffe jedoch oder liegt ein gravierender Mangel vor, verlangsamt sich deren Geschwindigkeit – und der Stoffwechsel ebenso. Deshalb gehört die Diagnostik der Vitamine immer mit dazu, wenn es um die Frage geht, warum sich ein Mensch über längere Zeit müder und kraftloser fühlt, als er das sonst von sich kennt.

Kritiker behaupten, einen wirklichen Vitaminmangel gäbe es heute nicht mehr. Wir müssten uns nur ausgewogen ernähren, dann würden wir automatisch von allem genug bekommen, was unser Körper benötigt, auch von allen Vitaminen. Diese Behauptung übersieht zweierlei: Zum einen ernähren sich viele Menschen in den industrialisierten Ländern heutzutage alles andere als ausgewogen. Viele essen nicht die zum Beispiel von der Deutschen Gesellschaft für Ernährung empfohlenen fünf Portionen Obst und Gemüse am Tag.[1] Nach einer Studie aus England sind sogar mehr als fünf Portionen Obst und Gemüse pro Tag sinnvoll.[2]

Zum anderen gibt es zwischen keinen Vitaminen in unserem Stoffwechsel und genügend Vitaminen noch jede Menge Abstufungen. Stellen Sie sich das vor wie bei einer Ruderregatta: Jedes Boot sollte mit acht Ruderern besetzt sein. In unserem Beispiel treten sechs Schiffe gegeneinander an: Aber die Voraussetzungen der Boote sind unterschiedlich. Eines ist mit acht Ruderern besetzt, eines mit sieben, eines mit sechs, eines mit fünf, eines mit vier und eines mit drei Ruderern.

Welches Boot wird gewinnen? Wahrscheinlich das mit der achtköpfigen Besatzung. Die Boote mit sieben und mit sechs Ruderern haben vielleicht auch noch eine Chance auf den Sieg. Aber nur, wenn sie sehr gut trainiert haben und überdurchschnittlich talentiert sind. Ab nur noch fünf Ruderern dürfte es selbst nach hervorragendem Training und auch mit großem Talent kaum möglich sein, das Rennen zu gewinnen. Genauso ist das mit den Vitaminen in Ihrem Stoffwechsel.

Zugegeben, es stimmt, ja: Dass jemand keine Vitamine zu sich nimmt, kommt heute nicht mehr vor. Oder allenfalls in extrem seltenen Fällen. Eine Krankheit wie Skorbut, unter der früher viele Seefahrer gelitten haben, gibt es in der westlichen Welt nicht mehr. Skorbut tritt auf, wenn unser Körper keinerlei Vitamin C bekommt. Es kommt zu Blutungen, Müdigkeit, Muskelschwund, Infektionsanfälligkeit, Durchfall und anderem. Wird der Patient nicht irgendwann mit Vitamin C versorgt, stirbt er.

Aber viele Menschen leiden trotz allem an einem Mangel. Dann sitzen eben nicht acht Ruderer im Boot, sondern nur sechs, fünf oder weniger. Wenn Ihre Vitaminspeicher nicht vollständig gefüllt sind, sind Sie natürlich dennoch in der Lage, Ihren Alltag zu bewältigen, auch mit Stress können Sie umgehen und vielleicht auch noch Sport treiben. Aber Sie erreichen nicht Ihre volle Leistungskraft. Das Ruderboot mit nur drei Ruderern wird in unserem gedachten Rennen aller Wahrscheinlichkeit als Letztes ins Ziel laufen. Aber unter welchen Umständen?

Geht es Ihnen in Ihrem Alltag nur darum, ins Ziel zu kommen, oder ist es für Sie ausschlaggebend, wie Sie ins Ziel kommen? Wollen Sie am Ende des Tages immer nur denken, auch den Tag habe ich wieder geschafft und abgehakt? Sie merken schon: Es geht einmal mehr um Lebensqualität. Um Lebensfreude. Und natürlich auch um die Frage, in welchem Zustand Sie wie alt werden.

Zur Mangelkrankheit Skorbut gehört auch eine erhöhte Infektanfälligkeit, das heißt, wer wenig Vitamin C aufnimmt, neigt leichter zu Infekten, als derjenige, der sich jeden Tag in adäquater Menge damit versorgt. Nun würde ich Sie anschwindeln, wenn ich sagen würde, dass Sie nur darauf achten müssen, jeden Tag ein bis drei Gramm Vitamin C zu sich zu nehmen und schon würden Infekte endgültig der Vergangenheit angehören. So einfach funktioniert der Mensch nicht. Vitamine und in diesem Fall Vitamin C sind immer nur ein Teil im Getriebe, das für eine starke körperliche Abwehr sorgt. Aber es ist ein sehr wichtiger.

Im Folgenden werde ich Ihnen die wesentlichen Vitamine näherbringen. Die Blutbestimmung der Vitamine ist in aller Regel eine Selbstzahlerleistung. Auch deshalb werde ich bei den jeweiligen Vitaminen erwähnen, in welchen Situationen ihre Bestimmung besonders sinnvoll ist. Die Normwerte im Blut finden Sie gebündelt am Ende des Kapitels tabellarisch aufgelistet.

## Vitamin A und Carotinoide

Wenn wir von Vitamin A (Retinol) sprechen, müssen wir auch die sogenannten Carotinoide erwähnen, die zu den für uns gesundheitsförderlichen sekundären Pflanzenstoffen gehören. Sekundäre Pflanzenstoffe geben den Pflanzen ihre typische Farbe. Es sind Hunderte von Carotinoiden bekannt. Aus einigen von ihnen kann unser Körper Vitamin A bilden. Diese Carotinoide werden auch als Provitamin A bezeichnet. Das bekannteste Provitamin A heißt Betacarotin. Es ist gleichzeitig das am häufigsten vorkommende Carotin. Da es sich bei den Carotinoiden um sekundäre Pflanzenstoffe handelt, kommen sie selbstverständlich nur in Pflanzen vor, vor allem in roten, gelben und grünen. Reich an Carotinoiden sind unter anderem Kürbis, Möhren, Grünkohl, Spinat, Brokkoli, Tomaten, Paprika und Wassermelone.

Unser Körper tut sich schwer, die Carotinoide aus dem Darm ins Blut aufzunehmen. Sie sollten den Körper dabei bestmöglich unterstützen. Das können Sie, wenn Sie das carotinoidreiche Obst oder Gemüse zerkleinern oder erhitzen. Auf diese Weise werden die Carotinoide aus ihrem Zellverband aufgeschlossen, freigesetzt und leichter in Ihren Stoffwechsel transportiert. Außerdem benötigen Carotinoide etwas Fett als Träger. Trinken Sie Ihren Möhrensaft also zum Beispiel immer zum Essen. Carotinoide sind für Ihr Immunsystem von unschätzbarem Wert. Sie sind so substanziell, dass man ihnen sogar eine krebsvorbeugende Wirkung zuschreibt.

Vitamin A kommt nicht in Pflanzen vor, sondern nur in tierischen Lebensmitteln. Dazu gehören etwa Eier, Butter, Leber oder

Cheddar-Käse. Wenn Sie vollständig auf tierische Lebensmittel verzichten möchten, können Sie Ihren Körper dennoch ausreichend mit Vitamin A versorgen – über den Umweg von Provitamin A, also Carotinoiden wie Betacarotin.

Vitamin A ist wichtig für unsere Augen. Es sorgt dafür, dass wir auch bei Dunkelheit gut sehen können, und verbessert zudem das Hell-Dunkel-Sehen, was beispielsweise bei Autofahrten in der Nacht unerlässlich ist. Ebenso spielt Vitamin A für Haut und Schleimhäute eine wesentliche Rolle. Es sorgt zum Beispiel für die Regeneration der Hautzellen und hilft so, Schleimhäute feucht zu halten. Aber auch unsere Knochen und unserer Zähne benötigen Vitamin A. Und es ist wichtig für unser Immunsystem.

Um es noch einmal deutlich zu sagen: Wenn Sie Vegetarier oder Veganer sind, können Sie sich dennoch mit genügend Vitamin A versorgen. Über Provitamin A. Wenn Sie tierische Lebensmittel essen, sollten Sie Ihren Körper aber in jedem Fall zusätzlich mit Obst und Gemüse versorgen, das reich an Carotinoiden ist.

Die Bestimmung von Vitamin A im Blut gehört für mich nicht zur Routine. Es gibt andere Vitamine, deren Messung ich für wichtiger halte. Bei Menschen, die ständig unter Infekten leiden oder in deren Familie gehäuft Tumorerkrankungen vorkommen, kann die Bestimmung jedoch sinnvoll sein.

## Die Gruppe der B-Vitamine

Die B-Vitamine bilden eine Familie, eine große zugegebenermaßen: B1, B2, B3, B5, B6, B9 und B12. Jedes der B-Vitamine hat auch einen Eigennamen. Hinter Vitamin B1 verbirgt sich Thiamin, B2 heißt Riboflavin, B3 trägt den Namen Niacin, B5 ist als Pantothensäure bekannt. B6 wird auch als Pyridoxin bezeichnet, Vitamin B12 als Cobalamin. Den Namen Folsäure haben sicher viele von Ihnen schon gehört. Dahinter verbirgt sich Vitamin B9. Wichtiger als die Namen sind jedoch die Funktionen der einzelnen Vitamine. Dabei zeigt sich, dass die B-Vitamine tatsächlich wie eine große Familie agieren, denn sie unterstützen sich gegenseitig.

B-Vitamine sind unerlässlich, damit unsere Nerven ungetrübt funktionieren können. Wer also Missempfindungen wie Kribbeln in den Beinen hat, sollte unbedingt wissen, wie gut er mit B-Vitaminen versorgt ist. Diabetiker leiden häufig an Empfindungsstörungen in Füßen, Beinen und Händen. Diese Störungen können zu unangenehmen Schmerzen führen. Diabetiker sollten also immer wissen, wie gut ihr Stoffwechsel mit B-Vitaminen versorgt ist. Für sie ist eine Ergänzung sinnvoll, besonders mit den B-Vitaminen 1, 3, 6 und 12 (siehe auch Kapitel 15).

Auch für eine ausgeglichene Stimmungslage sind wir auf die Familie der B-Vitamine angewiesen. Bei Menschen mit Gemütsschwankungen bis hin zu Depressionen sollten sie deshalb gemessen und gegebenenfalls in Pillenform gegeben werden. Die Bildung wichtiger Hormone wie Dopamin, Noradrenalin und Adrenalin kann nur funktionieren, wenn genügend B-Vitamine im Spiel sind. Das erklärt zumindest zum Teil auch ihre Funktion für ein ausgeglichenes Befinden. Denn im Gleichgewicht sind wir nur dann, wenn bestimmte Hormone in genügender Menge arbeiten. Dopamin, Noradrenalin und Adrenalin gehören dazu.

B-Vitamine sind überdies an Entgiftungsprozessen in unserem Stoffwechsel, an der Verarbeitung verschiedener Nahrungsmittel und an der Bildung von Energie in unseren Zellen beteiligt. Enthalten sind sie in diversen Nahrungsmitteln, dabei oft in tierischen, Vitamin B12 sogar ausschließlich in tierischen Lebensmitteln (zum Beispiel Rindfleisch, Lachs, Leber). Deshalb sollten Veganer, aber auch Vegetarier, ihren Vitamin-B12-Spiegel regelmäßig bestimmen lassen und gegebenenfalls zusätzlich ein Vitamin-B12-Präparat einnehmen (siehe auch Kapitel 13).

Damit sind wir bei der spannenden Frage nach der Messung der B-Vitamine. Um einen ausreichenden Überblick über die Versorgung zu bekommen, reichen zwei Parameter: Homozystein und Vitamin B12 beziehungsweise Holo-Transcobalamin. Homozystein ist kein B-Vitamin, sondern eine Aminosäure, aber es benötigt drei B-Vitamine für seinen Abbau: B6, B9 (also Folsäure) und B12. Ist der Homozystein-Wert hoch, können Sie davon ausgehen, dass Ihr Körper mehr B-Vitamine benötigt. Um noch einen zusätzlichen Wert zur Kontrolle zu haben, messe ich Holo-Transcobalamin. Das ist die Transportform von Vitamin B12. Natürlich bleibt es Ihnen unbenommen, mit Ihrem Arzt auch die Bestimmung aller anderen B-Vitamine zu verabreden. Aber nicht immer bringt die maximale Bestimmung von Blutwerten einen maximalen Wissensgewinn. Meist reicht es, sich auf wesentliche Werte zu reduzieren und die in Übereinstimmung mit den Beschwerden des Patienten zu bringen.

Für B-Vitamine gilt noch etwas: im Zweifelsfalle einnehmen. Aber vorher und im Verlauf (zum Beispiel zweimal im Jahr) zumindest die Werte von Homozystein und Holo-Transcobalamin kontrollieren lassen.

## Lebensnotwendig: Vitamin C

Vitamin C (Ascorbinsäure) spielt an diversen Stellen unseres Stoffwechsels einen entscheidenden Part. Unter anderem sorgt es dafür, dass das Immunsystem, unsere körpereigene Abwehr, voll einsatzfähig ist. Auch ist es an der Herstellung von Kollagen und Enzymen beteiligt, repariert andere Vitamine wie Vitamin E und aktiviert Hormone wie das Glückshormon Serotonin oder Kalzitonin, das eine wichtige Rolle für die Stabilität der Knochen spielt. Vitamin C ist zudem von Bedeutung für die Ausscheidung und Entgiftung von Schadstoffen, für die verbesserte Aufnahme von Eisen aus dem Darm ins Blut und für die Hemmung von Entzündungen – stillen Entzündungen, den sogenannten *Silent Inflammations*, von denen Sie schon mehrfach in diesem Buch gelesen haben.

Und weil ich Sie, liebe Leserin und lieber Leser, immer wieder darauf hinweise, welche zentrale Rolle Entzündungsprozesse für Gesundheit und Krankheit spielen, ahnen Sie spätestens an dieser Stelle, wie wichtig nicht nur eine ausreichende, sondern eine gute Versorgung mit Vitamin C für Ihren Stoffwechsel ist. Aber auch für die Bekämpfung von größeren Entzündungen spielt Vitamin C eine tragende Rolle. Deshalb sollten Raucher ihren Körper mit ordentlich Vitamin C versorgen. Das heißt im Klartext: als Pille einnehmen – zusätzlich zu einer Vitamin-C-reichen Ernährung.

Leider ist Vitamin C hochgradig empfindlich. Sauerstoff, Feuchtigkeit und Wärme zerstören es. Auch deshalb sollten Sie Obst nicht bei Zimmertemperatur und im Sonnenlicht lagern. Mit sehr viel

Vitamin C warten auf: Hagebutten, Stachelbeeren, Sanddorn, rote Paprika, Kohlrabi, Kiwi, Erdbeeren, Blumenkohl, Brokkoli, Feldsalat.

Was für eine kraftvolle Rolle Vitamin C für die Immunabwehr spielt, können Sie an Hunden und Katzen sehen. Beide sind im Gegensatz zu uns Menschen in der Lage, Vitamin C selbst zu bilden. Hunde- und Katzenbesitzer wissen, dass ihre Tiere nur selten Erkältungskrankheiten bekommen. Die Fähigkeit zur Vitamin-C-Bildung ist dafür wahrscheinlich verantwortlich.

Natürlich kann man Vitamin C im Blut messen. Das ist aber nicht ganz einfach. Das Blut muss nach der Abnahme eingefroren und auch so transportiert werden. Wie gesagt: Vitamin C ist sehr sensibel. Nehmen Sie Vitamin C zusätzlich ein in Situationen, in denen Sie ein starkes Immunsystem brauchen. Unter Stress, bei Infekten oder auch zur Vorbeugung von Infekten. Als Raucher sowieso. Ein Gramm am Tag darf es dann sein. Spüren Sie einen Infekt, können Sie für sieben Tage auch mehr nehmen: drei Gramm auf drei Einzelportionen zu je einem Gramm. Sie sollten es dann mit Zink kombinieren (siehe auch Kapitel 13).

## Vitamin D – das „Sonnenvitamin"

Vitamin D gilt seit einigen Jahren als Superstar unter den Vitaminen und hat Vitamin C in der Medienberichterstattung den Rang abgelaufen. Unser Körper kann über einen komplizierten Mechanismus, an dem Haut, Leber und Nieren beteiligt sind, das Vitamin selbst bilden. Was wir dafür brauchen, ist Sonne, genau genommen, ihre UV-B-Strahlung. Vitamin-D-Mangel ist deshalb weit verbreitet, im Winter mehr als im Sommer. Das hat zwei Gründe: Im Winter zeigt sich die Sonne in unseren Breiten nur selten, und wenn, dann hat sie kaum UV-B-Strahlung.

Vitamin D bringen die meisten Menschen mit einem gesunden Knochenbau in Verbindung. Das ist richtig, aber nur ein Wirkungsort unseres Stars: Alle Organe unseres Körpers weisen Vitamin-D-Rezeptoren auf. Also wird das Vitamin überall benötigt. Beispiele: Im Immunsystem sind verschiedene Zellen (Makrophagen, T-Zellen, B-Zellen u. a.) zwingend auf Vitamin D angewiesen. Unser Herz benötigt Vitamin D für seine Pumparbeit, unsere Bauchspeicheldrüse für die Freisetzung von Insulin, unsere Nieren zur Steuerung verschiedener Hormone (zum Beispiel Renin). Sorgen Sie also dafür, dass Ihr Körper genügend Vitamin D zur Verfügung hat.

Es ist eines der Vitamine, die Sie regelmäßig zweimal im Jahr messen lassen sollten, einmal während der hellen Jahreszeit, zum Beispiel Mai/Juni, und einmal während der dunklen Jahreszeit, zum Beispiel Dezember/Januar. Die meisten Menschen müssen zumindest in Herbst und Winter zusätzlich Vitamin D einnehmen, um einen normalen Wert im Blut zu erreichen. 2000–4000 Einheiten pro Tag sind in der Regel nötig. Steuern Sie die Dosierung über den Blutwert. Solarien helfen in aller Regel nur unzureichend, um Vitamin D zu bilden, weil deren Licht zum überwiegenden Teil UV-A-Strahlung enthält. Die nutzt Ihnen zur Bräunung, aber nicht zur Bildung von Vitamin D. Im Sommer kommt bei vielen ein anderer Störfaktor für die Bildung von Vitamin D hinzu: Sonnencreme, die uns vor gefährlichem Sonnenbrand schützt. Sie hält die UV-B-Strahlung mehr oder minder gut ab. Noch ein Grund, auch im Sommer zu kontrollieren, wie gut Ihr Körper mit Vitamin D versorgt ist.

Auch wenn Vitamin D in der Hauptsache über die Sonne in unserem Körper gebildet wird, gibt es doch ein paar Nahrungsmittel, die es enthalten: Eier, Milch, fette Seefische, Steinpilze, Champignons, Pfifferlinge. Und: Ja, man kann mit Vitamin D überdosieren. Auch deshalb sollten Sie Ihren Vitamin-D-Spiegel in regelmäßigen Abständen kontrollieren lassen.

## Vitamin E – wichtig für die Zellen

Wieder ein Entzündungshemmer und damit unerlässlich für die körpereigene Abwehr: Vitamin E hat eine entscheidende Funktion, was den Schutz der Zellwände anbetrifft. Es wehrt die Angriffe diverser Giftsubstanzen ab, mit denen Ihre Zellen sich Tag für Tag herumschlagen müssen. Im Rahmen dieser Abwehr verändert es sich und muss deshalb wieder repariert werden. Dafür braucht es Vitamin C. Ein wesentlicher Ablauf in der Natur: Vitamine helfen einander gegenseitig und sind deshalb in einem gut aufgestellten Orchester besonders wirkungsvoll. Das Gleiche gilt für Mineralstoffe und sekundäre Pflanzenstoffe.

Deshalb ist es für unsere Gesundheit und ein langes Leben in Vitalität so wichtig, dass wir unseren Körper optimal mit all den Kraft- und Abwehrstoffen versorgen, die die Natur uns zur Verfügung stellt.

Zurück zum Vitamin E: Ist nicht genügend Vitamin C für seine Reparatur vorhanden, wird das veränderte, nicht reparierte Vitamin E selbst zum Zellschädiger. Keine Angst: Wenn Sie sich jeden Tag mit ausreichend Gemüse und Obst versorgen, kann nichts passieren. Und wenn Sie unsicher sind, spricht nichts dagegen, jeden Tag zum Beispiel 500 Milligramm oder auch ein Gramm Vitamin C zusätzlich in Pillenform einzunehmen.

Neben dem Schutz von Zellwänden und der Hemmung von Entzündungen in Blutgefäßen, Gelenken oder an der Haut stärkt Vitamin E zusätzlich unser Immunsystem. Enthalten ist es beispielsweise in Walnüssen, Mandeln, Sonnenblumenkernen, Haselnüssen, Erdnüssen, Olivenöl, Erbsen und Bohnen. Natürlich kann man Vitamin E im Blut messen, und ich mache das auch hin und wieder bei meinen Patienten, insbesondere bei chronischen Entzündungen von Haut oder Gelenken oder auch bei Menschen, die an Arteriosklerose leiden. Wenn Sie Vitamin E als Tablette einnehmen, sollten Sie zusätzlich Vitamin C schlucken und dann auch hin und wieder den Vitamin-E-Blutwert kontrollieren lassen. Eine Dosierung von 100 bis maximal 400 Milligramm Vitamin E pro Tag ist ausreichend.

## Wichtig für Blutgerinnung und elastische Gefäße: Vitamin K

Im Grunde handelt es sich bei Vitamin K um eine Vitamin-Gruppe. Rund 100 Varianten gibt es. Von wesentlicher Bedeutung sind zwei: K1 (Phyllochinon) und K2 (Menachinon). Vitamin K1 spielt eine wichtige Rolle bei der Blutgerinnung. Wenn Sie sich verletzt haben und die Wunde blutet, ist es wichtig, die Blutung möglichst rasch wieder zum Stehen zu bringen. Vitamin K1 sorgt dafür. Der Gerinnungshemmer Marcumar® blockiert Vitamin K1. Menschen, die Marcumar einnehmen müssen, werden somit zum künstlichen Bluter. Aber auch für die Bildung von Energie in Ihren Zellen ist K1 wichtig.

Vitamin K2 steht seit einigen Jahren zunehmend im Fokus des Interesses. Sowohl Wissenschaft als auch Laienmedien interessieren sich dafür. Es ist wichtig für einen stabilen Knochenbau und arbeitet dabei vor allem mit Vitamin D zusammen. Aber auch für elastische Blutgefäße scheint es wesentlich zu sein. Die Diskussionen um das Antioxidans Vitamin K2 und Blutgefäße gehen so weit, dass es die These gibt, Vitamin K2 könne Gefäßverkalkungen zumindest teilweise rückgängig machen.

Dass Vitamin K2 wichtig ist, steht außer Zweifel. Weil ich in den letzten Jahren aber schon viele euphorische Diskussionen um Vitamine erlebt habe, trete ich lieber etwas auf die Bremse. Auch bei K2 handelt es sich ganz sicher nicht um ein Wundervitamin. Erneut greife ich auf eines meiner Lieblingsargumente zurück: Alles, was die Natur macht und regelt, hat einen Sinn. Vitamine wirken in einem Netzwerk oder wie in einem Orchester. Soll heißen: Wir brauchen sie alle. Die Musik – um im Bild mit dem Orchester zu bleiben – klingt dann am schönsten, wenn alle Instrumente gestimmt und die Musiker gut aufeinander eingestellt sind. Es gibt Instrumente, die hört man deutlicher heraus, und es gibt Instrumente, die hört man kaum beziehungsweise nur, wenn man sich ganz auf die Musik einlässt. Aber auch sie sind für den wirkungsvollen Klang von Bedeutung. Es mag sein, dass Vitamin K2 eines der Vitamine ist, die auffälliger sind. Dennoch ist es ist nur eines von vielen. Wenn Sie sich mit Vitaminen beschäftigen, sollten Sie alle berücksichtigen. Am einfachsten geht das mit einer guten Ernährung, denn die versorgt uns auf natürlichem Wege auch mit Vitaminen.

Vitamin K1 steckt beispielsweise in Spinat, Brokkoli, Rosenkohl, Grünkohl oder Sojabohnen. Reich an Vitamin K2 sind Eier, Butter, verschiedene Käsesorten wie Brie, Gouda, Edamer oder Cheddar. Auch Fleisch enthält Vitamin K2. Vitamin K2 entsteht in pflanzlichen Lebensmitteln durch Fermentierung. Vitamin-K2-reiche pflanzliche Lebensmittel sind zum Beispiel Sauerkraut und Tempeh. Aber auch Eigelb liefert das hochwertige K2-Vitamin.

Die Messung von Vitamin K1 im Blut ist nicht üblich. Auch bei Menschen, die den Gerinnungshemmer Marcumar® einnehmen, wird K1 nicht gemessen. Zur Kontrolle, wie dick- oder dünnflüssig deren Blut ist, werden verschiedene Blutgerinnungswerte kontrolliert (siehe Kapitel 11). Die Messung von Vitamin K2 wird nur von wenigen Laboren angeboten.

## Vitaminblutwerte, die Sie bestimmen lassen sollten

| Wert | Normbereich |
|---|---|
| Homozystein (siehe B-Vitamine) | weniger als 12 µmol/l, besser weniger als 10 |
| Holo-Transcobalamin | weniger als 35 pmol/l > Vitamin B12-Mangel sehr wahrscheinlich |
| | 35-50 pmol/l > fraglicher Vitamin B12-Mangel |
| | mehr als 50 pmol/l > ausreichende Versorgung mit Vitamin B12 |
| Vitamin D | über 20 ng/ml, besser über 30 ng/ml |
| | Manche Labore geben den Vitamin-D-Spiegel in nmol/l an. Dann liegt der Zielbereich bei 75–150 (nmol/l). |

Achtung: Mit Vitamin D kann man überdosieren. Das ist eine seltene Ausnahme, gibt es aber. Bei Werten über 100 ng/ml kann es zu Vergiftungen kommen. In dem Fall sollten Sie eine eventuelle Einnahme von Vitamin D sofort absetzen und kurzfristig kontrollieren. Auch um Überdosierungen zu vermeiden, empfiehlt sich die Vitamin-D-Kontrolle zweimal im Jahr.

Die Bestimmung dieser Vitaminwerte kann in bestimmten Situationen zusätzlich sinnvoll sein:

| | |
|---|---|
| Vitamin A | 300–1100 µg/l |
| Vitamin C | über 2 mg/l, optimal 4,5–24,5 mg/l |
| Vitamin E | 6–18 mg/l |

Die Angabe der Normwerte können von Labor zu Labor etwas abweichen. Orientieren Sie sich im Zweifelsfall an den Angaben für Normwerte auf dem Laborausdruck bei Ihrer Ärztin oder Ihrem Arzt. Erklärungen zu den Abkürzungen wie zum Beispiel mg/l finden Sie am Ende von Kapitel 11 aufgelistet.

# Die Gesundblutwerte: Mineralstoffe und Coenzyme

Damit das System Mensch optimal seine Aufgaben erfüllen kann, sind Mineralstoffe genauso lebensnotwendig wie Vitamine. Obwohl ihnen meist weniger Aufmerksamkeit geschenkt wird und sie eher unspektakulär daherkommen, können wir ohne ihr Zutun nicht existieren. Es gibt eine ganze Reihe von ihnen: bekannte wie Magnesium, Kalzium, Natrium, Kalium, Eisen und Zink und weniger bekannte wie Mangan oder Molybdän.

Mineralstoffe werden überall benötigt. So sind sie unter anderem an der Bildung von Hormonen beteiligt. Selen etwa spielt eine elementare Rolle bei der Herstellung unserer Schilddrüsenhormone. Natrium und Kalium sorgen dafür, dass Reize in unseren Nerven kontinuierlich weitergeleitet werden. Anders gesagt: Ohne sie könnten wir uns nicht harmonisch bewegen. Nebenbei sind die beiden essenziellen Nährstoffe an der Regulation unseres Blutdrucks beteiligt. Kalzium und Magnesium sorgen für stabile Knochen und Zähne. Der Kalziumbestand in unserem Stoffwechsel wird entscheidend von Vitamin D geregelt. Daran sehen Sie einmal mehr, wie sich die verschiedenen Vitalstoffe gegenseitig beeinflussen beziehungsweise ergänzen, ja geradezu aufeinander angewiesen sind.

Wir benötigen Eisen in ausreichender Menge, um leistungsstark zu sein. Wer zu wenig Eisen im Blut hat, kommt morgens nur schlecht aus dem Bett und quält sich lustlos und abgeschlagen durch den Tag. Werden die Eisenspeicher wieder gefüllt, wirkt das für Betroffene wie ein natürliches Doping. Eine Behandlung mit Eisen sollte immer auch mit Vitamin C kombiniert werden, denn ohne das Vitamin gelangt Eisen nur mit großer Mühe und in kleiner Menge vom Darm ins Blut. Vitamin C nimmt Eisen regelrecht huckepack und sorgt dafür, dass es die Darmbarriere leichter überwinden kann.

Auch an der Entgiftung von Schadstoffen sind Mineralstoffe beteiligt, etwa Selen. Und Zink ist wichtig für unsere Immunabwehr. Sie sehen: Ohne Mineralstoffe läuft im System Mensch nichts. Wir brauchen möglichst alle, wenn auch in unterschiedlicher Menge. Nicht zu vergessen: Vitamine und Mineralstoffe befeuern einander gegenseitig. Die Basis für eine gute Versorgung mit allem Lebenswichtigen und eben auch mit allen wichtigen Vitaminen und Mineralstoffen ist eine natürliche und abwechslungsreiche Ernährung. Aber das wissen Sie ja bereits.

## Magnesium – wichtig für Herz, Muskeln und Nerven

Neben Eisen ist Magnesium der wahrscheinlich populärste Mineralstoff. Dass Magnesium gegen Muskelkrämpfe hilft, weiß fast jedes Kind. Das bewirkt das Mineral über seine entspannende Wirkung, die es an diversen Orten unseres Stoffwechsels entfaltet, etwa an den Muskeln, welche die Wand unserer Blutgefäße bilden. So sorgt Magnesium für weitergestellte Blutgefäße und wirkt auf diese Weise blutdrucksenkend. Auch wenn Sie unter störendem Herzstolpern leiden, lohnt ein Behandlungsversuch mit Magnesium, aber bitte nur, nachdem Ihr Hausarzt zuvor mithilfe eines Langzeit-EKGs ausgeschlossen hat, dass Sie keine schwerwiegende Herzrhythmusstörung haben. Stresssymptome oder innere Unruhe bessern sich unter der Gabe von Magnesium ebenso häufig.

Auch bei Kopfschmerzen und Migräne lohnt sich ein Behandlungsversuch mit Magnesium. Häufigkeit und Intensität der Anfälle werden unter der Gabe meist weniger. Magnesium entspannt aber nicht nur, kann den Blutdruck senken und die Häufigkeit von Migräneattacken reduzieren, sondern sorgt auch dafür, dass wir genug Energie haben, leistungsstark sind und uns gut konzentrieren können. Für die Energiebereitstellung in den Kraftwerken unserer Zellen, den Mitochondrien, spielt das Mineral eine herausragende Rolle.

Entscheidend ist immer die Dosierung: Sie sollte nicht zu knapp sein. 300 oder 400 Milligramm Magnesium pro Tag sind gegen Muskelkrämpfe oder Nervosität meist zu wenig. Weil Magnesium ein sicherer Mineralstoff ist, sind Überdosierungen nur in besonderen Situationen wie etwa bei einer Nierenschwäche denkbar. Zweimal

400 Milligramm pro Tag sollten es sein, gegebenenfalls auch mehr. Aber Achtung: Magnesium hat eine abführende Wirkung. Das heißt: Irgendwann bekommen Sie von Magnesium Durchfall. Die eine schon bei einer niedrigen Dosierung, der andere erst bei einer größeren Menge. Magnesium sollten Sie im Blut kontrollieren lassen. Weil sich der Großteil des Minerals in unseren Körperzellen aufhält, sollten Sie Ihren Arzt bitten, den Wert im sogenannten Vollblut zu bestimmen und nicht im Serum (im Vollblut werden auch die Werte in den Zellen gemessen. Das Serum enthält keine Zellen mehr, es werden also nur die Mineralstoffe gemessen, die sich außerhalb der Zellen befinden.) Besonders Sportler sollten immer mal wieder ihren Magnesiumwert im Blick haben. Magnesium geht über den Schweiß verloren. Bei Menschen, die häufig Sport treiben und deshalb viel schwitzen, kann der Magnesiumverlust so groß werden, dass sich deshalb Bluthochdruck entwickelt.

Reich an Magnesium sind beispielsweise: Kürbiskerne, Cashewnüsse, Erdnüsse, Mandeln, Haselnüsse, Chiasamen, aber auch Haferflocken oder (reiner) Kakao.

## Eisen – für Sauerstofftransport und -speicherung

Eisen ist Naturdoping, denn es transportiert Sauerstoff in die Zellen. Und den brauchen wir: für Energie, Konzentration, Leistungsstärke und Lebensfreude. Von Eisenmangel sind weltweit viele Millionen Menschen betroffen, auch in Deutschland und Österreich ist dieser weit verbreitet. Besonders betroffen sind junge Frauen, ältere Menschen und hier besonders Männer und Sportler. Frauen im geschlechtsfähigen Alter verlieren Eisen bei der Regelblutung, ältere Menschen ernähren sich oft schlecht und einseitig und haben nicht selten eine eingeschränkte Darmfunktion. Eisen hat Probleme damit, vom Darm ins Blut zu gelangen. Nur ein Bruchteil von dem, was wir zu uns nehmen, gelangt damit dorthin, wo es gebraucht wird. Sind Darmflora oder Darmschleimhaut in ihrer Funktion eingeschränkt, gelangt noch weniger von dem wertvollen Sauerstoffträger ins Blut. Sportler verlieren über ihren Schweiß nicht nur Magnesium, sondern auch Eisen.

Auch bei immer wiederkehrenden Kopfschmerzen, Kälteempfindlichkeit und Kribbeln in den Beinen sollten Sie an Eisenmangel als mögliche Ursache denken. Für Menschen, die an einer Herzschwäche leiden, ist genug Eisen essenziell für eine ausreichende Funktion ihres ohnehin schon kranken Herzens.

Wenn Sie Klarheit über Ihren Eisenstoffwechsel haben wollen, reicht es aber nicht, nur das Eisen im Blut bestimmen zu lassen. Fast noch wichtiger ist die Bestimmung des Eisenspeichers Ferritin. Nur wenn Ihr Körper genügend Eisen auch in seinen Reservetanks hat, kann er jederzeit das so wichtige Mineral rekrutieren. Wenn Sie ganz sicher gehen wollen, lassen Sie auch noch bestimmen, wie gut der Eisentransporter Transferrin in Ihrem Blut mit Eisen beladen ist. Der Blutwert, der Ihnen das anzeigt, heißt Transferrinsättigung. Diese fällt bei Eisenmangel ebenfalls ab. Ist nur wenig Eisen vorhanden, können die Transporter auch nur unzureichend besetzt werden. Während die Transferrinsättigung bei Eisenmangel vermindert ist, ist der Transferrinwert selbst dann meist erhöht. Begründung: Fehlt unserem Stoffwechsel Eisen, schickt er so viele Transporter wie möglich los, um alles an Eisen aufzuladen, was sich in unserem Organismus finden lässt. Leider wird vielen Patienten, die ihren Eisenstoffwechsel kontrollieren lassen, insbesondere bei einem Ferritinwert im unteren Normbereich, gesagt, alles sei in Ordnung. Aber auch sie profitieren oft von einer Behandlung mit Eisen, wenn sie unter Müdigkeit im Alltag oder unter Antriebslosigkeit leiden.

Die Therapie mit Eisen sollte jedoch immer unter Kontrolle der Blutwerte stattfinden. Denn zu viel Eisen im Blut schadet Ihrer Gesundheit ebenfalls. Dass das Eisenpräparat auch Vitamin C enthalten sollte, habe ich Ihnen schon erzählt. Nehmen Sie es mit etwa einer Stunde Abstand zum Essen und nicht zusammen mit Tee oder Kaffee. Wenn es trotz der Einnahme von Eisenpillen zu keiner Verbesserung Ihrer Eisenwerte und Ihres Befindens kommt, können Eiseninfusionen eine Alternative sein. Die haben keinen guten Ruf, weil es in der Vergangenheit immer mal wieder zu schweren Nebenwirkungen gekommen ist. Deshalb sollten sie tatsächlich nur den Fällen vorbehalten bleiben, in denen anders keine Verbesserung des Eisenstoffwechsels zu erzielen ist.

Eisen ist zum Beispiel in Fleisch enthalten. Hervorragende pflanzliche Eisenlieferanten sind Haferflocken, Linsen, Bohnen, Amaranth oder Hirse. Essen Sie dazu vitamin-C-reiches Obst oder Gemüse wie Erdbeeren, Sanddorn, Kiwi, Zitrone, Orange, rote Paprika, Feldsalat, Kohlrabi, Brokkoli, Rosenkohl oder Grünkohl. Sie wissen ja jetzt: Vitamin C nimmt das Eisen huckepack.

## *Kalzium – elementar für Knochen, Zähne und diverse Stoffwechselvorgänge*

Neben Magnesium zählt Kalzium, das für Aufbau und Stabilität der Knochen eine besondere Rolle spielt, zu den bekanntesten Mineralstoffen. Für diese Aufgabe braucht es als Partner Magnesium und Vitamin D. Da der Kalziumstoffwechsel entscheidend von Vitamin D gesteuert wird, sollten Sie für ein stabiles Knochengerüst Ihren Vitamin-D-Wert mehr in den Fokus nehmen, denn für Ihre Knochen ist Vitamin D der Steuermann und Kalzium der Heizer. Sie brauchen beide. Aber Vitamin D gibt die Kommandos.

Wenn Osteoporose in Ihrer Familie häufiger vorkommt, sollten Sie Ihren Kalziumspiegel im Blut in jedem Fall bestimmen lassen, und natürlich auch den von Vitamin D und Magnesium. Für ein Mehr an Kalzium reicht in aller Regel die Gabe von Vitamin D. Das sorgt dafür, dass Ihr Körper weniger Kalzium ausscheidet und mehr im Stoffwechsel zur Verfügung hat. Die Gabe von Kalzium kann zudem kritisch sein: Kalzium kann sich in Ihre Blutgefäße einlagern und die Verkalkung Ihrer Blutadern beschleunigen. Auch wenn das allenfalls indirekt an diese Stelle gehört: Hervorragend geeignet zur Vorbeugung von Osteoporose sind Bewegung und Sport. Vor allem Laufen.

Kalzium spielt nicht nur für Knochen und Zähne eine Rolle, sondern auch an anderen Orten – für die Erregungsleitung in unseren Nerven ist es von Bedeutung. Und damit auch dafür, dass wir unsere Muskeln so bewegen können, wie wir das möchten. Dafür sorgen unsere Nerven, die sich wie Strombahnen durch den Körper ziehen und auch bis zu unseren Muskeln gelangen und diese mit Erregung versorgen.

Wenn Sie Kalzium im Blut kontrollieren lassen, sollte das genau wie bei Magnesium im sogenannten Vollblut erfolgen.

Nahrungsmittel, die uns mit Kalzium versorgen, sind Milch und Milchprodukte, Grünkohl, Brokkoli, Spinat, Rucola, Mandeln, Haselnüsse, Tofu. Ernähren Sie sich vernünftig, aber in bestimmten Fällen (beispielsweise zur Osteoporose-Vorbeugung) brauchen Sie Nahrungsergänzungsmittel (und hier eben Vitamin D).

## Natrium und Kalium – für Nervenerregungen und Blutdruckregulation

Kalium und Natrium sind zwei Gegenspieler, insbesondere an den Erregungsleitungen der Nerven. Sie wissen bereits: Nerven ziehen wie Strombahnen durch Ihren Körper und sorgen dafür, dass Sie alles spüren, was Sie spüren müssen und sich so bewegen können, wie Sie möchten. Wenn Sie Schmerzen haben, weil Sie mit dem Fuß irgendwo dagegengetreten sind oder Sie eine Wespe oder auch nur eine Mücke gestochen hat, dann sind Nerven für den Schmerz verantwortlich. Schmerzen sind sinnvoll. Sie machen uns darauf aufmerksam, dass uns etwas bedroht oder dass wir gerade etwas tun, das uns gefährlich werden könnte.

Das Duo Natrium und Kalium bewirkt, dass es in den Nerven überhaupt zu einer Erregung kommt, dass Sie also überhaupt etwas empfinden. Es sorgt auch dafür, dass die Erregung in adäquater Geschwindigkeit weitergeleitet wird. Wenn Sie auf der Autobahn auf der Überholspur fahren und vor Ihnen schert unerwartet jemand aus, dann reicht es nicht, dass Sie nach zehn Sekunden reagieren – Sie müssen unmittelbar und sofort reagieren.

Auch an der Regulation unseres Blutdrucks wirken die beiden mit. Natrium lässt mehr Flüssigkeit in unseren Blutgefäßen schwimmen und erhöht auf diese Weise den Blutdruck, Kalium als sein Gegenspieler normalisiert den Blutdruck. Die Hauptnatriumquelle ist Salz (siehe auch Kapitel 6). Deshalb ist Natrium auch der einzige Mineralstoff, dessen Zufuhr heute höher ist als noch vor 100 Jahren. Genau genommen, nehmen wir also zu viel Natrium zu uns. Sollten

Sie jetzt in Gedanken Ihren Salzkonsum überschlagen, dann bedenken Sie, dass einige Nahrungsmittel viel Salz enthalten, bei denen Sie möglicherweise nicht damit rechnen: Brot, Wurst oder Käse zum Beispiel. Fragen Sie gegebenenfalls Ihren Bäcker nach salzarmen Brotsorten oder essen Sie Brot oder Brötchen nur hin und wieder. Wurst sollte auf Ihrem Speiseplan möglichst gar nicht stehen. Und besondere salzreiche Käsesorten wie Gouda oder Schmelzkäse sollten Sie in nur überschaubaren Portionen essen.

Kalium ist wie Magnesium das Mineral der Entspannung. Es senkt den Blutdruck und kann einen zu schnellen Puls verlangsamen. Magnesium und Kalium arbeiten dabei Hand in Hand. Mit Kalium können Sie sich relativ leicht in großer Menge versorgen. Praktisch alle Obst- und Gemüsesorten liefern reichlich davon.

Schon vor Jahren hat die sogenannte DASH-Studie für Aufsehen gesorgt.[1] In dieser Untersuchung wurde gezeigt, dass Bluthochdruckpatienten den Blutdruck allein durch eine Umstellung ihrer Ernährung senken konnten. Sie ahnen schon, was entscheidend ist: Gemüse, Gemüse, Gemüse und natürlich Obst. Bis heute geht man davon aus, dass in dieser Studie die entscheidenden Mineralstoffe für die Blutdrucksenkung Kalium und Magnesium waren. Natrium können Sie getrost im Serum bestimmen lassen, es befindet sich ohnehin überwiegend außerhalb der Zellen. Kalium ist zum Großteil in den Zellen. Ich bestimme es dennoch in aller Regel im Serum, weil das allgemein üblich ist (auch der Normwert für Kalium in der Tabelle am Ende dieses Kapitels bezieht sich auf eine Messung im Serum).

## *Selen – Schutz fürs Immunsystem*

Eines der Multitalente unter den Mineralstoffen und ein wichtiger Player für das Immunsystem mit entzündungshemmender Wirkung ist Selen. Insbesondere für Menschen mit Aids, die darauf angewiesen sind, dass bestimmte Zellen ihres Abwehrsystems gut arbeiten, ist das Mineral essenziell. Zudem schleust Selen Schwermetalle aus unseren Zellen und arbeitet tatkräftig bei der Entgiftung mit. Aber

Selen ist nicht nur für die Abwehr wichtig, sondern auch an anderen Stellen gefragt: Bei der Herstellung der Schilddrüsenhormone ist es am letzten Schritt beteiligt. Fehlt Selen, kommt der Schilddrüsenmotor ins Stottern. Schließlich kann ein Selenmangel zu Veränderungen an Haut, Haaren, Nägeln und Muskulatur führen.

Selenmangel ist in Deutschland und Österreich weit verbreitet, weil unsere Böden nur wenig von dem potenten Mineralstoff enthalten. Auch deshalb gilt: Lassen Sie es messen. Und was für Magnesium und Kalzium gilt, gilt auch für Selen: Lassen Sie es im Vollblut bestimmen.

Selen ist überwiegend in tierischen Lebensmitteln enthalten wie Fleisch, Fisch, Eigelb oder Eiweiß, aber auch in nennenswerter Menge in Pilzen, Paranüssen, Knoblauch, Zwiebeln, Kohl und einigen Hülsenfrüchten. Gerade, wenn Sie Vegetarier oder Veganer sind, sollten Sie im Zweifelsfalle Selen ergänzend einnehmen. 100 Mikrogramm pro Tag sind in aller Regel ausreichend. Auch Raucher haben fast immer zu wenig Selen und sollten es zusätzlich nehmen. Einerseits blockiert es Entzündungen, andererseits kann es das Wachstum von Krebszellen hemmen und wirkt auf diese Weise möglicherweise vorbeugend gegen Krebs.

Vorsicht ist dennoch angebracht, denn man kann Selen überdosieren. Das kann sich äußern in Durchfall, Übelkeit, Bauchschmerzen, Müdigkeit und Haarausfall. Deshalb sollten Sie Ihren Selenspiegel im Blut nicht nur zur Diagnostik messen, sondern auch im Verlauf der Einnahme eines Selenpräparates immer mal wieder.

## *Zink, der Allrounder*

Zink ist ein weiteres Multitalent, das an diversen Stellen in unserem Stoffwechsel vonnöten ist, etwa bei der Herstellung von Hormonen wie dem Ausgeglichenheitshormon Dopamin oder dem Glückshormon Serotonin. Viele Hormone werden über Zwischenstufen in unserem Organismus hergestellt. Dafür werden Enzyme gebraucht, sogenannte Reaktionsbeschleuniger. Sie sorgen also für die Geschwindigkeit, mit der eine Reaktion abläuft. Damit Enzyme ihre Arbeit verrichten können, benötigen sie wiederum Vitalstoffe. An der Stelle kommt Zink ins Spiel.

Das Mineral ist zudem unerlässlich für ein potentes Immunsystem. Ich habe eine Reihe von Patienten, die jedes Jahr von Ende September bis Ende April Zink einnehmen und seither deutlich seltener Infekte haben als zuvor. 15 Milligramm sollten Sie jeden Tag mindestens nehmen, wenn Sie Ihre Abwehr stärken möchten. Sie können auch 30 oder 45 Milligramm pro Tag einnehmen. Bei mehr als 15 Milligramm pro Tag sollten Sie es zweimal jährlich im Blut kontrollieren lassen, zum Beispiel zu Beginn der Infektsaison, also Anfang Oktober und im tiefen Winter, also Januar. Manche Menschen vertragen Zink schlecht, und ihnen wird nach der Einnahme kurzfristig übel. In dem Fall probieren Sie, Zink abends unmittelbar vor dem Zubettgehen einzunehmen. Es wird dann oft besser vertragen. Wenn es Sie doch erwischt hat und Sie sich mit einer Erkältung herumplagen, können Sie Zink kurzzeitig auch deutlich höher dosieren: Zum Beispiel sieben Tage dreimal 30 Milligramm. Danach gehen Sie dann wieder auf die vorhergehende niedrigere Dosierung runter.

Wenn Sie Zink über einige Monate einnehmen, kann es sein, dass Ihnen Ihre Finger- und Fußnägel härter und weniger brüchig erscheinen. Möglicherweise bessern sich sogar Hautunreinheiten. Denn auch für Haut, Haare und Nägel ist Zink ein wichtiger Mineralstoff. Ebenso ist es wichtig für die Heilung von Wunden. Bei Sportverletzungen gehört für mich Zink in der Behandlung immer mit dazu. Erneut können Sie über sieben Tage hoch dosieren: dreimal 30 Milligramm pro Tag. Aber noch einmal: Wenn Sie regelmäßig oder immer mal wieder Zink einnehmen, dann lassen Sie es im Blut kontrollieren. Es besteht die Möglichkeit einer Überdosierung.

Es sind überwiegend die tierischen Lebensmittel, die Zink enthalten. Dazu gehören beispielsweise Fisch und Milchprodukte. Aber auch Getreide, Kartoffeln und Gemüse sind Zinklieferanten. Wenn Sie Vegetarier oder Veganer sind, kommen Sie dennoch nicht umhin, sich über Ihre Versorgung mit Zink klar zu sein (Blutkontrolle!) und es gegebenenfalls einzunehmen. Und wenn Sie es bestimmen lassen, gilt einmal mehr: möglichst im Vollblut.

## Carnitin und Coenzym Q10

Bei Carnitin und Coenzym Q10 handelt es nicht um Mineralstoffe, sondern um sogenannte Coenzyme. Damit ist ihre Aufgabe schon klar umschrieben. Coenzyme sorgen dafür, dass Enzyme ihre Aufgabe vollständig erfüllen können. In ihrer Funktion sind Coenzyme mit den Mineralstoffen verwandt. Sowohl Carnitin als auch Q10 spielen einen wichtigen Part bei der Herstellung von Energie in unseren Zellen.

Carnitin transportiert Fettsäuren in die Zellen. Vereinfacht gesagt: Carnitin sorgt dafür, dass Fett verbrannt wird. Deshalb wird es auch gern zum Abnehmen beworben. Ob Carnitin wirklich beim Abnehmen hilft, ist nicht eindeutig klar. In jedem Fall machen Sie keinen Fehler, wenn Sie für genügend Carnitin sorgen. Das heißt einmal mehr, zunächst den Wert im Blut bestimmen zu lassen. Sollte der Carnitinspiegel unterhalb der Norm liegen, führen Sie es entweder vermehrt über die Nahrung zu oder gegebenenfalls in Pillenform.

Carnitin kommt überwiegend in tierischen Lebensmitteln vor. Das Wort Carnitin leitet sich vom Lateinischen „carnis" ab, was ins Deutsche übersetzt Fleisch bedeutet. Fleisch enthält also reichlich Carnitin, das gilt besonders für Rind- und Schweinefleisch. Pflanzliche Lebensmittel, die zumindest auch Carnitin enthalten, sind Brokkoli und Kartoffeln. Besonders Vegetarier und Veganer sollten in regelmäßigen Abständen ihren Carnitinspiegel im Blut messen lassen.

Q10 steckt nicht nur in Fleisch, sondern auch in vielen pflanzlichen Lebensmitteln, etwa in Walnüssen, Mandeln, Sonnenblumenkernen, Sesam, Rosenkohl, grünen Bohnen oder Spinat. Es spielt seine wesentliche Rolle in den Kraftwerken unserer Zellen, den Mitochondrien. Ohne Q10 können die Mitochondrien keine Energie bilden. Im Ergebnis fühlen Sie sich mit zu wenig Q10 im Blut müde und ausgelaugt. Regelrecht leer. Gerade Menschen, für die Energie besonders wichtig ist, brauchen genügend Carnitin und Q10. Herzkranke zum Beispiel. Aber auch Sportler, die auf den Punkt fit sein wollen und im Wettkampf ihr persönliches Maximum an Energie abrufen möchten. Bei Menschen mit Burn-out-Syndrom sollten beide kontrolliert und gegebenenfalls ergänzt werden. Das Gleiche gilt für Krebspatienten, die nach einer Chemotherapie in ein Energieloch fallen, weil sie am Fatigue-Syndrom, am Erschöpfungssyndrom, leiden.

Sie merken schon: Wenn Sie sich einen Überblick über die Vitalstoffe in Ihrem Körper verschaffen wollen, dann sollten Sie die Bestimmung von Carnitin und Q10 mit in Ihre Überlegungen einbeziehen. Zumindest dann, wenn Sie das Gefühl haben, Sie müssten bei Ihrem Lebensstil eigentlich mehr Energie haben.

## *Weitere Vital- und Mineralstoffe*

Die Liste lässt sich fortsetzen um Mangan, Chlor, Molybdän, Kobalt, Kupfer oder Chrom, um nur einige zu nennen. Jeder einzelne Vital- oder Mineralstoff übt in unserem Organismus eine Funktion aus. Dennoch kontrolliere ich nicht alle, sondern konzentriere mich auf die entscheidenden. Die Bestimmung von Vitaminen und Mineralstoffen im Blut ist meist eine Selbstzahler-Leistung. Auch deshalb ist es wichtig, dass Arzt und Patient gemeinsam entscheiden, welche Vitalstoffe bestimmt werden.

Das hängt im Wesentlichen von den Beschwerden ab. Ist jemand ständig müde und abgeschlagen, müssen andere Werte kontrolliert werden als bei einem Diabetiker, dem es ansonsten aber gut geht. Natürlich ist ein umfangreicher Überblick über alle erdenklichen Blutwerte sehr schön, aber er ist nicht nötig. Mit das Erste, was ich als junger Arzt gelernt habe, war: Einen guten Arzt erkennt man nicht daran, dass er alles kontrolliert, was möglich ist, sondern dass er sich in seiner Diagnostik am Patienten und dessen Beschwerden orientiert.

Bei der Bestimmung von Mineralstoffen ist es – fast immer – ausreichend, die großen Spieler wie Magnesium, Zink oder Selen zu bestimmen und gegebenenfalls noch die Coenzyme Carnitin und Q10. Orientieren Sie sich an der Tabelle am Ende des Kapitels. Wenn Sie Vegetarier oder Veganer sind, sollten Sie bestimmte Dinge in jedem Fall beachten (siehe Tabelle). Und, ganz wichtig: Besprechen Sie sich mit Ihrem Arzt. Der sollte möglichst Erfahrung in der

Bestimmung von Vitaminen und Mineralstoffen haben sowie in der Therapie mit Vitalstoffen. Sie sind der Patient! Fragen Sie Ihren Arzt oder Ihre Ärztin danach.

Übrigens: Die Basis einer Behandlung mit Vitalstoffen kann ein Multivitaminpräparat sein. Dieses enthält in aller Regel auch weniger prominente Vitalstoffe wie Mangan oder Molybdän. Mit der Einnahme eines Multivitaminpräparates machen Sie keinen Fehler, selbst, wenn Sie keine oder nur wenige Vitalstoffe im Blut messen lassen.

Aber greifen Sie bitte nicht zum Multivitaminpräparat als Ersatz für eine ausgewogene Ernährung, sondern nehmen Sie es zusätzlich ein.

| Mineralstoffwerte (und Coenzyme) | |
|---|---|
| **Wert** | **Normbereich** |
| **Diese Mineralstoffwerte sollten Sie bestimmen lassen:** | |
| Magnesium | 35–39 mg/l (im Vollblut) |
| Eisen | Männer: 50–160 µg/dl |
| | Frauen: 50–150 µg/dl |
| Ferritin | Männer: 15–400 µg/l |
| | Frauen: 18–120 µg/l |
| **Bei Eisenmangel und niedrigem Ferritinwert eventuell auch:** | |
| Transferrinsättigung | 16–45 % |
| (Transferrin 2–3,6 g/l – Achtung: Bei Eisenmangel ist Transferrin meist erhöht) | |
| **Diese Mineralstoff- und Coenzymwerte sind ebenfalls sinnvoll:** | |
| Zink | 7–7,6 mg/l (im Vollblut) |
| Selen | 100–140 µg/l (im Vollblut) |
| Carnitin | 4,0–9,8 mg/l |
| Q10 | 400–1500 µg/l |
| **Diese Mineralstoffwerte sind in bestimmten Situationen sinnvoll:** | |
| Kalzium | 57–61 mg/l (im Vollblut) |
| Kalium | 3,6–5,0 mmol/l |
| Natrium | 135–145 mmol/l |

Die Angabe der Normwerte kann von Labor zu Labor etwas abweichen. Das hängt von der Messtechnik des jeweiligen Labors ab. Ich habe bei der Angabe der Normwerte verschiedene Quellen verwendet. Bei Eisen, Ferritin, Transferrin und Transferrinsättigung Gerd Herold, Innere Medizin, 2017, bei den anderen Normwerten habe ich mich an den Angaben verschiedener Labore orientiert.

Erklärungen zu den Abkürzungen wie zum Beispiel mg/l siehe Ende von Kapitel 11.

| Hinweis: |
|---|
| Als Vegetarier oder Veganer sollten Sie in regelmäßigen Abständen, zum Beispiel einmal im Jahr, folgende Vitalstoffwerte kontrollieren lassen: Eisen, Ferritin, Homozystein, Holo-Transcobalamin, Zink, Selen und Carnitin. |

# Sie sind so jung wie Ihre Blutgefäße

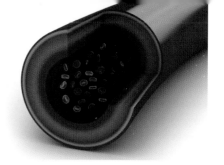

Unser Herz ist eine „Pumpe", die aus zwei Hälften besteht, einer linken und einer rechten. Die linke Pumpen- oder Herzhälfte versorgt den Körper mit Blut, Sauerstoff und all den anderen Dingen, die das Blut mit sich trägt. Die rechte Herzhälfte nimmt das verbrauchte Blut aus dem Körper wieder auf und transportiert es ihrerseits in die Lungenflügel. Dort wird es mit Sauerstoff angereichert, bevor es seine Reise wieder zur linken Herzhälfte und von dort aus in den Körper antritt. Damit dieser ständige Bluttransport funktioniert, zieht sich der Herzmuskel in rhythmischen Bewegungen zusammen und erschlafft danach wieder. Das Zusammenziehen des Herzens wird in der Medizin als Kontraktion bezeichnet. Diese sorgt dafür, dass das Blut aus dem Herzen ausgeworfen wird. Durch das Erschlaffen

## HERZ-KREISLAUF-SYSTEM

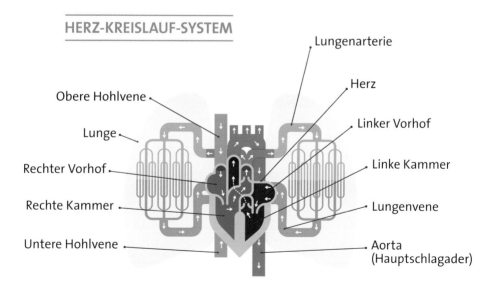

Lungenarterie

Herz

Obere Hohlvene

Linker Vorhof

Lunge

Rechter Vorhof

Linke Kammer

Rechte Kammer

Lungenvene

Untere Hohlvene

Aorta (Hauptschlagader)

wird das Blut vom Herzen angesogen. Das Herz steht im Mittelpunkt unseres Gefäßsystems und sorgt durch die sich regelmäßig abwechselnden Kontraktionen und Erschlaffungen wesentlich dafür, dass Blut überhaupt fließt. Der Begriff „Pumpe", den viele Menschen für das Herz benutzen, ist also gerechtfertigt.

Für den Bluttransport zuständig sind die Blutgefäße. Es beginnt mit einem sehr großen Gefäß, der Schlagader, die das Blut vom Herzen aufnimmt. Bis in den entlegensten Winkel unseres Körpers werden die Blutgefäße dann immer kleiner. Arterien heißen die Adern, die das Blut vom Herzen wegtransportieren, Venen die, die es zum Herzen zurückbringen. Kleine Arterien nennt man Arteriolen. Die kleinsten Arterien in der Peripherie sind schließlich nur noch so groß wie ein Haar und heißen deswegen auch Haargefäße. In ihnen findet der Stoffaustausch statt: Das Blut gibt seine Fracht an die Zellen ab und nimmt verbrauchte Stoffe wieder auf. Eine der wesentlichen Substanzen, die das Blut in den Haargefäßen abgibt, ist Sauerstoff, eine der Hauptsubstanzen, die es aufnimmt, Kohlendioxid.

Unser Herz ist zwar der Motor für den Blutfluss, aber auch die Adern sorgen dafür, dass Blut fließt. Arterien und Venen haben dabei unterschiedliche Techniken. Das muss auch so sein. Allein schon deshalb, weil Arterien das Blut überwiegend mit der Schwerkraft transportieren, also meist nach unten. Venen hingegen transportieren das Blut zu einem guten Teil nach oben, also entgegengesetzt zur Schwerkraft. Arterien haben eine sogenannte Windkesselfunktion, ziehen sich zusammen und erschlaffen danach wieder. Ähnlich wie das Herz. Die Venen benötigen Hilfe, insbesondere in den Beinen, wo das Blut aufwärtsgebracht werden muss. Diese Hilfe bekommen sie von der Muskulatur. Muskeln sorgen dafür, dass das Blut vorwärtsbewegt wird. Man spricht in diesem Zusammenhang auch von Muskelpumpe.

Deshalb steigt das Thromboserisiko auf langen Reisen, im Flugzeug, im Auto oder auch im Zug. Besonders im Flugzeug. Das hat natürlich nichts mit dem Flugzeug zu tun, sondern liegt daran, dass viele Menschen gerade auf Flugreisen lange sitzen, ohne zwischendurch aufzustehen und sich die Beine zu vertreten. Wenn Sie sitzen, knicken Sie die Beine in den Kniegelenken ab. Dadurch machen Sie es Ihren Beinvenen besonders schwer, das Blut gen Herzen zu transportieren. Weil Sie im Sitzen zudem die Beinmuskulatur nicht bewegen, kann auch diese den Fluss nicht unterstützen.

Blut, das nicht fließt, verklumpt leicht. Blut ist eine klebrige Angelegenheit. Einen Blutklumpen nennt man Thrombus. Wenn ein Thrombus schließlich vorankommt, fließt er durch die großen Venen-Blutstraßen bis zum rechten Herzen und von dort aus in die Lunge. In der Lunge werden die Blutgefäße wieder kleiner, denn auch hier findet schließlich ein Stoffaustausch statt. Dieses Mal wird Kohlendioxid abgegeben und Sauerstoff aufgenommen. Irgendwann kommt der Thrombus, der kleine Blutklumpen, in den immer kleiner werdenden Venen in der Lunge einfach nicht mehr weiter. Er verstopft ein Blutgefäß: Die Folge ist eine Lungenembolie. Die ist oft tödlich. Mein Rat: Stehen Sie auf Reisen zwischendurch regelmäßig auf, wenigstens einmal pro Stunde, auch auf Flugreisen. Bewegen Sie im Sitzen regelmäßig die Füße. Auch so aktivieren Sie die Muskelpumpe und unterstützen den Blutrückfluss von den Beinen zum Herzen. Und trinken Sie gerade auf Reisen, auf denen Sie viel sitzen, ausreichend Wasser! Es mag nervig sein, wenn Sie dafür immer mal wieder zur Toilette müssen. Aber einerseits sorgt die Flüssigkeitszufuhr dafür, dass Ihr Blut dünnflüssiger bleibt, und andererseits nötigt Sie der Gang zur Toilette zum Aufstehen.

## Halten Sie Ihren (Blut-)Druck niedrig

Stellen Sie sich vor, es ist Sommer. Schon seit Tagen kein Regen und tagsüber viel Sonne und über 30 Grad warm. Damit Rasen, Sträucher oder Blumen nicht vertrocknen, nehmen Sie jeden Abend den Gartenschlauch, schließen ihn an einen Wasserhahn an und wässern die Pflanzenwelt. Natürlich achten Sie darauf, dass Sie den Schlauch fest in den Wasserhahn geschraubt haben. Sonst würde das Wasser, das mit hohem Druck aus dem Hahn kommt, tropfen. Sie achten aber auch darauf, dass der Druck, mit dem das Wasser durch den Schlauch schießt, nicht zu hoch ist.

Etwas komplizierter, aber ähnlich, ist es mit unserem Blutdruck. Es gibt zwei Blutdruckwerte, einen oberen und einen unteren. Der obere Blutdruck heißt Systole, beim unteren spricht man von Diastole. Der obere Wert entspricht dem Druck, mit dem das Herz das Blut auswirft. Mit diesem Druck schnellt das Blut vom Herzen in die Aorta, die große Bauchschlagader. Diese sowie alle anderen Blutgefäße sind elastisch. Sie dehnen sich, wenn das Blut in einer großen Welle aus dem Herzen heranströmt. Damit das Blut in den Arterien weitertransportiert werden kann, ziehen sie sich nach der Dehnung zusammen. Dieses Zusammenziehen ist aber keineswegs ein passiver oder schlaffer Prozess. Ganz im Gegenteil: Die Arterien müssen das Blut mit so viel Druck regelrecht weiterschieben, dass es jede Stelle unseres Körpers erreicht, die kleine und schließlich kleinste Arterien hat. Dieser Druck, mit dem vor allem die Bauchschlagader das Blut vorantreibt, ist der zweite Blutdruckwert, die Diastole.

Wenn wir zur Welt kommen, sind unsere Blutgefäße zart und elastisch. Das ändert sich im Laufe des Lebens, bei dem einen mehr, bei dem anderen weniger. Die Wände werden dicker und die Blutgefäße verlieren insgesamt an Elastizität. Sie versteifen sich. Je weniger elastisch die Blutgefäße sind, desto weniger sind sie in der Lage, sich zu dehnen. Darauf reagiert unser Körper mit einer Erhöhung des Drucks, mit dem das Herz Blut auswirft. Es steigt vor allem der erste Blutdruckwert. Je steifer unsere Blutgefäße werden, desto mehr schnellt vor allem er in die Höhe. Je höher aber der Druck ist, mit dem das Herz Blut in die Bauchschlagader auswirft, desto mehr prallt eine immer größer werdende Blutmenge auf immer steifer, oder wenn Sie so wollen, spröder werdende Blutgefäße.

Kommen wir noch einmal auf das Beispiel mit dem Wasserschlauch zurück: Was würden Sie tun, wenn der Wasserschlauch so alt und spröde ist, dass Sie Sorge haben, er könnte platzen, wenn Sie das Wasser mit zu viel Druck fließen lassen? Wahrscheinlich werden Sie den Druck senken, mit dem das Wasser durch den Schlauch fließt, also den Hahn nicht so weit aufdrehen.

Ganz ähnlich sieht es mit den Blutgefäßen aus. Alte und steife Blutgefäße altern noch schneller, wenn der Druck zu hoch ist. Also muss er gesenkt werden. Wo der Blutdruck liegen soll, darin ist man sich heute einig: Die Deutsche Hochdruckliga definiert einen normalen Blutdruck als einen Blutdruck unter 140 zu 90 (Millimeter Quecksilbersäule oder mmHg).[1] Also zum Beispiel 120 zu 70 (120/70), 125 zu 75 (125/75), 130 zu 80 (130/80) oder 135 zu 85 (130/85). Es gibt immer wieder Forschungsarbeiten zu der Frage, ob der Blutdruck möglicherweise noch niedriger sein soll, oder ob es zumindest bestimmte Patientengruppen gibt, bei denen ein Blutdruck von zum Beispiel 110/60 oder 115/65 anzustreben ist. Diese Diskussion ist nicht beendet und wird Fachwelt und Patienten in den nächsten Jahren weiterbegleiten.

Es gibt aber keinen Zweifel, dass höhere Blutdruckwerte als 140/90 das Risiko für Herzinfarkt, Schlaganfall und vorzeitigen Tod steigern. Die bis heute immer wieder verbreitete Meinung, der obere Blutdruckwert dürfte bei 100 plus Lebensalter liegen, ist schlicht unseriös und im wahrsten Sinne des Wortes lebensbedrohlich.

Sie sollten Ihren Blutdruck zumindest hin und wieder messen oder messen lassen. Für die Selbstmessung gibt es elektronische Geräte für Oberarm oder Handgelenk. Die Oberarmgeräte messen meist genauer, zur Orientierung reicht aber auch ein Blutdruckmessgerät fürs Handgelenk. Messen Sie zu verschiedenen Tageszeiten. Also mal morgens acht Uhr, mal mittags zwölf Uhr und auch mal abends um 18 Uhr. Auf diese Weise bekommen Sie einen Überblick über Ihr Blutdrucktagesprofil. Denn es ist durchaus denkbar, dass Ihr Blutdruck zwar morgens normal, aber abends zu hoch ausfällt. Falls Sie nur morgens messen, glauben Sie in diesem Fall, Ihr Blutdruck wäre in Ordnung. Tatsächlich aber leiden Sie unter Bluthochdruck.

Ihr Hausarzt hat zudem die Möglichkeit, eine Langzeitblutdruckmessung über 24 Stunden durchzuführen. Die ist natürlich genauer als die Selbstmessung. Bei der Langzeitblutdruckmessung bekommen Sie ein Blutdruckmessgerät mit einem kleinen Computer umgelegt. Die Blutdruckmanschette bläst sich tagsüber etwa alle 15 Minuten auf und nachts etwa alle 30 Minuten. Viele Patienten empfinden das als störend, insbesondere, weil sie in der Nacht der Messung meist schlecht schlafen. Ihr Blutdruck sollte Ihnen diese kleine Unannehmlichkeit wert sein. Es sind nur 24 Stunden!

Wenn Sie den Blutdruck selbst messen, sollte er im Durchschnitt unter 135/85 mmHg liegen, also etwas niedriger als die von der Deutschen Hochdruckliga geforderten 140/90. Das deshalb, weil man von Fehlmessungen oder Ungenauigkeiten in der Selbstmessung ausgeht. In der Langzeitblutdruckmessung über 24 Stunden sollte der Tagesmittelwert unter 135/85 liegen, der Nachtmittelwert unter 120/70 und der Mittelwert über die gesamte Zeit unter 130/80. Fragen Sie Ihren Arzt in der Besprechung nach diesen drei Werten.

Ist Ihr Blutdruck zu hoch, sollten Sie ihn behandeln, zunächst ohne Medikamente (siehe Kasten). Sollte sich nach etwa drei Monaten kein Erfolg eingestellt haben, ist eine Pharmakotherapie notwendig. Eine kritische Haltung zu Medikamenten ist gut und sinnvoll. Und bei jeder Behandlung mit einem Medikament müssen Vorteile und Nachteile gegeneinander abgewogen werden. Unbehandelter Bluthochdruck ist in seinen möglichen Folgen mit Herzinfarkt, Schlaganfall oder vorzeitigem Tod jedoch eine Katastrophe. Blutdrucksenker gibt es verschiedene und auch gut verträgliche. Die Vorteile einer medikamentösen Behandlung überwiegen die Nachteile deutlich. Blutdrucksenker sind insgesamt gut verträglich. Und, es kann von einem auf das andere Medikament gewechselt werden, falls unangenehme Nebenwirkungen auftreten. Ich selbst würde jederzeit ein Blutdruckmedikament einnehmen, wenn es nötig wäre.

**Behandlung von Bluthochdruck**

*Ohne Medikamente:*
- Ausdauersport: mehrmals pro Woche, möglichst jedes Mal mehr als 30 Minuten.
- Gewichtsabnahme: Jedes Kilo zählt.
- Vitamin-D: Orientieren Sie sich an Ihrem Vitamin-D-Blutwert. Der sollte wenigstens oberhalb von 20 ng/ml liegen (siehe Kapitel 12). Wenn Sie Vitamin D in Kapselform einnehmen, brauchen Sie meist 2000 bis 4000 Einheiten pro Tag.
- Magnesium: Wenn Sie Magnesium nehmen, sollten es zweimal 400 Milligramm pro Tag sein. Achtung: Es gibt Menschen, die bereits auf zweimal 400 Milligramm pro Tag mit Durchfall reagieren. In dem Fall müssen Sie die Dosierung reduzieren auf zum Beispiel nur einmal 400 Milligramm.
- Aminosäure L-Arginin: Zweimal 600 Milligramm pro Tag sind nötig, manchmal auch dreimal 600 Milligramm pro Tag.
- Gemüse und Obst: Sowohl Gemüse als auch Obst liefern reichlich Kalium. Kalium weitet die Blutgefäße und senkt so den Blutdruck. Essen Sie mehr Gemüse als Obst!
- Rote Bete: Sie ist ein besonders effektiv blutdrucksenkendes Gemüse. Verantwortlich gemacht wird dafür ihr hoher Nitratgehalt. Nitrate weiten – genau wie Kalium – die Blutgefäße. Trinken Sie zum Beispiel zwei etwa 250 Milliliter große Gläser Rote-Bete-Saft pro Tag.

*Mit Medikamenten:*
Die wesentlichen Blutdrucksenker-Gruppen heißen:
- AT-1-Blocker oder ACE-Hemmer: Sie greifen an einer Hormonkaskade an. Insbesondere ACE-Hemmer verursachen in zehn Prozent aller Fälle einen trockenen Husten, der nach Absetzen des Medikaments wieder verschwindet.
- Kalziumantagonisten: Sie weiten die Blutgefäße. In einigen Fällen schwellen als Nebenwirkung die Knöchel an. Die Schwellung geht nach Absetzen des Medikaments zurück.
- Diuretika: Sie entwässern.
- Nach wie vor werden sogenannte Betablocker gern und oft verordnet, die ihre Wirkung über eine Verlangsamung des Herzschlags entfalten. Betablocker geraten zunehmend in die Kritik. Sie machen schlapp und müde, beeinträchtigen Libido beziehungsweise Erektion und verursachen in manchen Fällen eine schlechte Stimmungslage. In einigen Ländern wie England zählen sie deshalb auch nicht mehr zu den Blutdrucksenkern, die in erster Linie verordnet werden sollten.[2]

## *Januskopf Cholesterin*

Noch immer setzen viele Menschen Nahrungsfette mit Cholesterin gleich oder stellen diese zumindest auf eine Stufe. Das ist nicht nur falsch, es ist fatal. Bei Cholesterin handelt es sich allenfalls um eine fettähnliche Substanz, die unser Körper selbst herstellt. Allein das zeigt schon, dass Cholesterin lebenswichtig ist: für die Wände all unserer Körperzellen sowie als Ausgangssubstanz für diverse Hormone und Vitamin D. Sogar für die Entwicklung von Embryonen scheint es von Bedeutung zu sein.[3] Andererseits spielt es eine zentrale Rolle bei der Entstehung von Arteriosklerose und damit von Herzinfarkt und Schlaganfall. Über viele Jahre sammelt sich Cholesterin in den Wänden von Blutgefäßen an und sorgt für deren Verhärtung und Verengung. Das ist im Grunde nicht ganz korrekt: Das Cholesterin lagert sich nicht allein, sondern zusammen mit seinem Transporter an die Blutgefäßwände an. Der Transporter heißt LDL. Ist er mit Cholesterin beladen, spricht man von LDL-Cholesterin. Cholesterin kann nicht einfach im Blut umherschwimmen und dorthin gelangen, wo es gebraucht wird. Es benötigt eine Substanz, die es heranschafft. Diese Substanz ist eine Mischung aus Fett und Eiweiß, die sogenannten Lipoproteine. Auch deshalb die Verwirrung um den Begriff Fett: Der Transporter für das Cholesterin ist in der Tat ein Fett. Oder zumindest eine Substanz, die Fett enthält. Nur, mit Nahrungsfetten, mit einfach oder mehrfach ungesättigten Fetten, mit gesättigten oder gehärteten Fetten, hat das nichts oder zumindest kaum etwas zu tun.

Tatsächlich gibt es in unserem Blut mehrere Transporter, die mit Cholesterin beladen werden können: Die bekanntesten und wichtigsten heißen HDL (High-Density-Lipoprotein, auf Deutsch: Fett-Eiweiß mit hoher Dichte) und LDL (Low-Density-Lipoprotein, auf Deutsch: Fett-Eiweiß mit geringer Dichte).[4]

Wahrscheinlich haben Sie schon von gutem und bösem Cholesterin gehört. Das gute ist das HDL und das böse das LDL. Eine Patientin von mir hat dazu eine niedliche Eselsbrücke: HDL = Hat Dich Lieb; LDL = Lass Das Lieber. HDL trägt das Cholesterin von den

Blutgefäßen weg, LDL schafft es heran und lagert sich mitsamt seinem Cholesterin über viele Jahre langsam und stetig in die Blutgefäßwände ein, die in der Folge immer enger werden.

Zum Schutz der Blutgefäße ist es sinnvoll, den Cholesterinspiegel oder zumindest das mit Cholesterin beladene LDL möglichst niedrig zu halten. Natürlich gibt es einen Zusammenhang zwischen der Menge Cholesterin in unserem Blut und der Menge an Transportern. Senkt man Cholesterin, reduziert man auch das LDL. Jahrzehntelang empfahl man, möglichst wenig Cholesterin mit der Nahrung zu sich zu nehmen, etwa nur selten Eier zu essen, denn diese enthalten viel Cholesterin. Aber für unseren Blutcholesterinspiegel und für das LDL ist es nahezu egal, wie viel Cholesterin wir zu uns nehmen. Aus mehreren wissenschaftlichen Arbeiten ist bekannt, dass es für unseren Cholesterinspiegel völlig ohne Belang ist, ob wir ein Ei am Tag essen oder ein Ei pro Woche.[5] Cholesterin stellt unser Körper selbst her. Der Fachbegriff dafür heißt Cholesterinbiosynthese. Und wie alle Stoffwechselprozesse kann unser Organismus auch die Herstellung von Cholesterin steuern. Essen wir wenig Cholesterin, stellt unser Stoffwechsel mehr her, essen wir viel, drosselt er die Produktion. Bleibt die Frage, ob wir die Menge Cholesterin, die in unserem Blut schwimmt, beeinflussen können? Und diese Frage ist nicht leicht und ehrlich gesagt auch nicht eindeutig zu beantworten. Klar scheint zu sein: Es gibt einen Zusammenhang zwischen Körpergewicht und Cholesterinspiegel. Steigt das Gewicht, erhöht sich der Cholesterinspiegel, sinkt das Gewicht, sinkt auch der Cholesterinspiegel.

Unabhängig vom Körpergewicht gibt es wahrscheinlich eine zweite Möglichkeit, den Cholesterinspiegel zu beeinflussen: Die Stoffwechselprozesse in unserem Körper haben immer ein oder mehrere sogenannte Schlüsselhormone. Das sind Hormone, welche die jeweiligen Stoffwechselprozesse steuern. Die Herstellung von Cholesterin, die Cholesterinbiosynthese, hat auch ein Schlüsselhormon, eines, das Sie schon kennen: Insulin. Je mehr Kohlenhydrate und vor allem Zucker Sie essen, desto mehr Insulin schüttet Ihre Bauchspeicheldrüse aus. Je mehr Insulin in Ihrem Körper vorhanden ist, desto stärker werden alle Stoffwechselprozesse, an denen Insulin beteiligt ist, aktiviert. Das gilt auch für die Cholesterinbiosynthese. Also auch als Antwort auf die Frage, wie viel Cholesterin in Ihrem Blut schwimmt, gilt: Essen Sie wenig einfache Kohlenhydrate und wenig Zucker.

Um es noch einmal auf den Punkt zu bringen: Cholesterin ist ein beträchtlicher Risikofaktor für Herzinfarkt, Schlaganfall und vorzeitigen Tod. Niemand in der Medizin, der sich ernsthaft mit dem Thema Blutgefäße, Blutgefäßalterung und Arteriosklerose beschäftigt, stellt diesen Zusammenhang infrage.[6] Daran ändert auch nichts, dass es in den letzten Jahren immer mal wieder populär war, diesen Zusammenhang als Lüge zu bezeichnen.[7]

Schwieriger zu beantworten ist, wie hoch oder wie niedrig der Cholesterinspiegel denn nun sein soll. Das ist nicht eindeutig geklärt und beschäftigt seit Jahren viele Wissenschaftler. Momentan geht man davon aus, dass ein LDL-Cholesterin von 50 Milligramm pro Deziliter (mg/dl) nicht unterschritten werden soll. Und, klar ist: Es müssen HDL und LDL-Cholesterin gemessen werden.

Den Normwert, der für alle gilt, gibt es nicht (siehe Kasten). Wie bereits erwähnt, ist ein erhöhter Cholesterinwert genauso wie Bluthochdruck, Diabetes, Übergewicht oder Stress ein Risikofaktor für Herzinfarkt, Schlaganfall oder vorzeitigen Tod. Risikofaktor heißt nichts weiter, als dass er – verglichen mit der Gesamtbevölkerung – die Wahrscheinlichkeit erhöht, eine bestimmte Erkrankung zu bekommen. Das klingt komplizierter, als es ist: Hat jemand Diabetes, Bluthochdruck, Übergewicht und Dauerstress, ist sein Risiko, einen Herzinfarkt zu erleiden, höher als bei jemandem, der schlank ist, keinen Diabetes hat, normalen Blutdruck und ein entspanntes Leben führt. Bei demjenigen mit Diabetes, Bluthochdruck, Übergewicht und Stress ist ein niedrigerer Cholesterinspiegel anzustreben als bei dem Schlanken ohne Bluthochdruck, Übergewicht und Stress.

**Normwerte für HDL- und LDL-Cholesterin und Risikofaktoren**

Ein HDL-Cholesterinwert über 60 Milligramm/Deziliter (mg/dl) gilt als schützend. Der Zielwert für das LDL-Cholesterin orientiert sich an der Anzahl von Risikofaktoren. Als Risikofaktoren gelten:

- Rauchen
- Bluthochdruck
- Diabetes
- niedriges HDL-Cholesterin unter 40 mg/dl
- erhöhtes Lipoprotein a
- früher Herzinfarkt bei nahen männlichen Verwandten (Vater, Bruder) vor deren 55. Lebensjahr oder bei nahen weiblichen Verwandten (Mutter, Schwester) vor deren 65. Lebensjahr
- Alter (Männer über 45 Jahre; Frauen über 55 Jahre) – wer also älter ist, hat allein dadurch ein höheres Risiko
- Übergewicht (vor allem bauchbetontes Übergewicht)
- Bewegungsmangel
- schlechte Ernährung (eine Ernährung, wie sie in diesem Buch empfohlen wird, schützt)

Bei keinem oder einem Risikofaktor sollte das LDL-Cholesterin unter 160 mg/dl liegen, bei zwei oder mehr Risikofaktoren unter 130 mg/dl. Liegt bereits eine Schädigung der Herzkranzarterien vor (Koronare Herzkrankheit) oder besteht Diabetes, unter 100 mg/dl. Seit einiger Zeit empfehlen medizinische Fachgesellschaften für Patienten mit einem besonders hohen Risiko, also etwa nach einem Herzinfarkt und bei Diabetes. einen LDL-Cholesterinzielwert unter 70 mg/dl.

Es gibt verschiedene Wege, einen zu hohen LDL-Cholesterinwert zu senken und im Gegenzug das HDL-Cholesterin zu erhöhen: Dass Gewichtabnahme einen erhöhten Cholesterinspiegel reduziert, wissen Sie bereits. Wichtig ist dabei, dass vor allem das Bauchfett weniger wird. Gehen dort überflüssige Pfunde verloren, verändern sich LDL- und HDL-Cholesterin im positiven Sinne. Wie Sie die Ernährung umstellen müssen, wenn Sie abnehmen möchten und zwar besonders am Bauch, ist leicht zu beantworten, und auch das wissen Sie bereits: Meiden Sie schlechte Kohlenhydrate und vor allem Zucker. Weniger Fett in der Nahrung lässt das Cholesterin übrigens völlig unbeeindruckt. Sport unterstützt die Gewichtsabnahme und hilft vor allem, nach dem Abnehmen das Gewicht zu halten. In diesem Zusammenhang muss aber auch gesagt werden, dass sich die Blutcholesterinwerte durch Sport nicht beeinflussen lassen oder allenfalls indirekt über die Gewichtsabnahme.

Natürlich gibt es Medikamente, die das Cholesterin beeinflussen. Am bekanntesten sind die sogenannten CSE-Hemmer (Statine). Wer ein erhöhtes Risiko für Herzinfarkt oder Schlaganfall und zudem zu hohes Cholesterin hat, das sich durch eine Änderung des Lebensstils nicht beeinflussen lässt, sollte vor dieser Medikamentengruppe nicht zurückschrecken. In vielen Studien haben diese Präparate gezeigt, dass sie sowohl Cholesterin senken können als auch das Risiko für zum Beispiel Herzinfarkt verringern.[8] Dass Sie wie bei jeder medikamentösen Therapie die Vorteile gegen die Nachteile im Gespräch mit Ihrem Hausarzt oder gegebenenfalls mit Ihrem Kardiologen oder Neurologen abwägen, dürfte selbstverständlich sein.

Spannend ist zudem, dass CSE-Hemmer wahrscheinlich nicht nur über eine Cholesterinsenkung wirken, sondern auch dadurch, dass sie den Entzündungsprozess der Arteriosklerose blockieren. Apropos Entzündung: Entzündungshemmend wirken Vitamin C, Vitamin E, Coenzym Q10, Omega-3-Fette und einfach ungesättigte Fette.

Vitamin C, Vitamin E und Coenzym Q10 können Sie im Blut bestimmen lassen und gegebenenfalls dann in Pillenform ergänzen.

## *Unbeachteter Risikofaktor: Lipoprotein a*

Bei der Entstehung von Arteriosklerose spielt Lipoprotein a eine Rolle. Es handelt sich wie bei den Cholesterintransportern LDL und HDL um ein Fett-Eiweiß-Gemisch („Lipo" stammt aus dem Griechischen und heißt Fett, Protein ist ein anderer Name für Eiweiß. Es leitet sich vom griechischen Wort „Protos" ab.). Bei Lipoprotein a handelt es sich ebenfalls um einen Transporter. Es transportiert Fette. Bis vor wenigen Jahren interessierte sich noch kein Mensch für Lipoprotein a. Das hat sich mittlerweile geändert.[9] Heute wissen wir, dass es an der Entstehung der Plaques beteiligt ist, also der Zellhaufen, welche die Blutgefäße steifer und enger machen. Wahrscheinlich ist sein Einfluss ähnlich hoch wie der des LDL-Cholesterins. Das Problem: Der Blutspiegel von Lipoprotein a lässt sich nicht oder fast nicht beeinflussen. Bis heute gibt es kein Medikament, das in der Lage ist, Lipoprotein a zu senken.

Ihr Arzt sollte es dann messen, wenn Sie ohnehin schon mehrere Risikofaktoren aufweisen, also zum Beispiel an Bluthochdruck und Diabetes leiden. Oder vielleicht sogar schon einen Herzinfarkt hinter sich haben. Der Normwert für Lipoprotein a liegt bei 30 Milligramm pro Deziliter (mgdl).

Vielleicht fragen Sie sich jetzt, warum Lipoprotein a gemessen werden soll, wenn man es doch kaum beeinflussen kann? Es geht immer um den ganzen Menschen und hier um die Einschätzung des Gesamtrisikos. Haben Sie beispielsweise nur einen leicht erhöhten Bluthochdruck und weisen sonst keinerlei Risikofaktoren auf, können Sie sich mit der Einstellung des Blutdrucks Zeit lassen und müssen nicht sofort zu einem Medikament greifen. Stattdessen können Sie mit Ausdauersport, Magnesium und dem Verzehr von Roter Bete starten, um den Blutdruck auf ein gesundes Maß zu bringen. Sind Sie aber Diabetiker, übergewichtig, haben schon einen Herzinfarkt erlitten und weisen zudem ein erhöhtes Lipoprotein a auf, sollte ein neu dazugekommener Bluthochdruck zügig und direkt mit einem Medikament behandelt werden. Und weil Lipoprotein a wahrscheinlich als Risikofaktor ähnlich wie Cholesterin einzuschätzen ist, kann ein hoher Blutspiegel die Beurteilung verändern, wie schnell oder wie aggressiv die anderen Risikofaktoren zu behandeln sind.

Wenn Sie diese Zeilen über Lipoprotein a aufmerksam gelesen haben, ist Ihnen aufgefallen, dass ich geschrieben habe, es wäre fast nicht zu behandeln und kaum zu beeinflussen. Fast nicht und kaum. Es gibt also doch die Möglichkeit, diesen Fett-Eiweiß-Transporter zumindest ein wenig in Schach zu halten: Vitamin C und L-Carnitin heißen die beiden Helden, die dabei helfen. Vitamin C wird in manchen Kreisen als das „Musketier" unter den Vitaminen bezeichnet. Das kann man so sagen, zumal es nahezu überall in unserem Körper eine wichtige Rolle spielt. Und Kraft hat es in der Tat. Mindestens ein Gramm am Tag sollten Sie nehmen, wenn Sie Ihren Lipoprotein-a-Spiegel senken wollen, besser zwei Gramm, möglichst verteilt auf zwei Portionen. Ein Gramm morgens, ein Gramm abends. L-Carnitin setzt sich aus zwei Aminosäuren zusammen. Aminosäuren sind die kleinsten Bausteine von Eiweißen. Nehmen Sie zur Behandlung eines erhöhten Lipoprotein-a-Spiegels ein Gramm L-Carnitin pro Tag.

## Indikator für schlechte Ernährung: Triglyzeride

Triglyzeride sind reine Fette. Sie transportieren nichts. Sie sind einfach da. Meist an Stellen, an denen sie unerwünscht sind. Sie bilden einen wesentlichen Teil von dem, was viele Menschen als „Hüftgold" bezeichnen. Triglyzeride sind einerseits Bestandteil von Nahrungsfetten, werden in der Hauptsache aber in unserem Körper selbst gebildet, und zwar über drei Stoffwechselkreisläufe als Endprodukt des Zuckerstoffwechsels, wie das Bild zeigt.

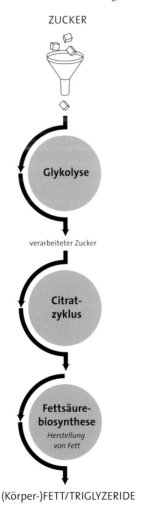

Kommt also oben Zucker rein, kommen unten Triglyzeride raus. Vornehmer gesagt: Wenn Sie Zucker essen, bildet Ihr Körper daraus Triglyzeride. Dabei wandelt er den Zucker natürlich nicht vollständig in Fette, also Triglyzeride, um. Aber zu einem Großteil eben doch. Nämlich immer dann, wenn die Kohlenhydratspeicher voll sind.

Der Normwert für Triglyzeride liegt unter 150 Milligramm pro Deziliter (mg/dl). Anders als beim Lipoprotein a können zu hohe Triglyzeride gut behandelt werden. Es gibt eine sehr effektive Medikamentengruppe. Viel attraktiver finde ich es jedoch, einen zu hohen Spiegel selbst zu senken. Ohne Medikamente. Wenn Sie sich noch einmal auf dem Schema ansehen, wie Triglyzeride entstehen, wird Ihnen auch sofort klar, auf welche Weise Sie das schaffen können: durch eine geringere Zuckerzufuhr! Ich nehme den Blutwert für die Triglyzeride in meiner Sprechstunde sogar als Hinweis darauf, ob jemand viel oder wenig Zucker isst. Menschen, die einen Zuckerkonsum haben, wie er in Deutschland normal ist, weisen meist Triglyzeride um oder über 200 Milligramm pro Deziliter auf. Menschen, die kaum Zucker essen und auf Fertiglebensmittel wie Fruchtjoghurts, (Fertig-)Saucen und auch Fruchtsäfte verzichten, haben fast immer Triglyzeridspiegel unter 100 (Milligramm pro Deziliter). Einmal mehr ein Argument gegen Zucker!

## Wichtig, aber überschätzt: EKG und Belastungs-EKG

Sicher hat Ihr Hausarzt schon einmal ein EKG bei Ihnen abgeleitet. Wahrscheinlich hat er Ihnen danach erklärt, dass alles in Ordnung sei. Diese Aussage ist eigentlich etwas gewagt. Gewagt deswegen, weil das EKG Veränderungen in den Blutgefäßen erst dann anzeigen kann, wenn es bereits zu spät und ein Herzinfarkt bereits Realität ist. Zur Diagnose eines Infarktes ist das EKG also sehr wichtig. Für die Einschätzung von Arterienverkalkung, von Arteriosklerose, ist es nahezu vollständig ungeeignet. Okay, man kann einen Bluthochdruck am EKG erahnen. Aber zur Diagnose eines zu hohen Blutdrucks gibt es andere und bessere Verfahren. Was das EKG allerdings kann: einen Verdacht auf Herzrhythmusstörungen erhärten. Aber auch dafür ist es nur bedingt geeignet. Besteht tatsächlich der Verdacht, dass das Herz unregelmäßig schlägt, muss meist ein EKG über 24 Stunden durchgeführt werden, ein Langzeit-EKG. Es gilt also: Lassen Sie gelegentlich ein EKG bei Ihrem Hausarzt durchführen, aber erwarten Sie nicht, danach eine präzise Aussage über Ihr Risiko für Herz-Kreislauf-Erkrankungen zu bekommen.

Etwas mehr Klarheit bringt da schon ein Belastungs-EKG. Dabei müssen Sie in aller Regel bei Ihrem Arzt aufs Fahrrad steigen und ordentlich in die Pedale treten. Währenddessen wird ein EKG abgeleitet. Die Belastung wird jede Minute erhöht. Sie treten, bis Sie erschöpft sind. Ihr Puls sollte dabei bis wenigstens 200 Schläge minus Lebensalter ansteigen, besser bis 220 Schläge minus Lebensalter. Wenn Sie beispielsweise 55 Jahre alt sind, sollten Sie am Ende der Belastung einen Puls von wenigstens 145 Schlägen und im Optimalfall von etwa 165 Schlägen pro Minute haben.

Aber auch das Belastungs-EKG hat nur eine bedingte Aussagekraft. Bei sehr starken Verengungen in den Herzadern, also den Blutgefäßen, die den Herzmuskel mit Blut versorgen, zeigt das Belastungs-EKG unter der Anstrengung Veränderungen. Sind die Verengungen ist den Herzadern nur gering, sind sie meist nicht erkennbar. Ein Herzinfarkt entsteht in der überwiegenden Mehrzahl der Fälle jedoch nicht durch aufbrechende große Plaques, sondern durch aufbrechende kleine Plaques. Also durch genau die, die dem Belastungs-EKG leicht entgehen.

## *Für Risikopatienten ein Muss: Ultraschall der Halsschlagadern*

Ein einfaches und heutzutage in jeder Arztpraxis verfügbares Untersuchungsgerät ist der Ultraschall. Er wird zur Diagnostik vieler Beschwerden oder Krankheiten eingesetzt. Bauchorgane wie Leber, Gallenblase, Nieren, Bauchspeicheldrüse und Milz können damit beurteilt werden (siehe auch Kapitel 10). Chirurgen benutzen den Ultraschall zur Untersuchung von Gelenkbeschwerden, und Gynäkologen können mit dieser Technik hervorragend eine Schwangerschaft und damit die Entwicklung des ungeborenen Kindes begleiten.

Natürlich kann der Arzt mit dem Ultraschall auch Blutgefäße sehen. Zwei sind dabei von besonderer Bedeutung: die beiden großen Arterien, die das Blut durch den Hals bis zum Kopf transportieren. Diese beiden Adern, die sogenannten Carotiden, sind die Hauptblutstraßen zur Versorgung des Gehirns. Ist eine der beiden stark verengt, droht ein Schlaganfall. Die Carotiden sind aber noch aus zwei anderen Gründen interessant: Sie gehören zu den großen Blutgefäßen und liegen relativ dicht unter der Haut. Sind die beiden Adern elastisch und ist ihre Wand zart, also ohne Verhärtung, Versteifung und Plaques, kann man davon ausgehen, dass das für alle Adern in unserem Körper zutrifft. Das Umgekehrte gilt aber auch: Sind die Carotiden verhärtet und ihre Wände verdickt, wird das aller Wahrscheinlichkeit nach auch auf die anderen großen Blutgefäße zutreffen, und ebenso auf diejenigen, die das Herz mit Blut versorgen.

Seit einigen Jahren ist bekannt, dass schon die Beurteilung der Aderwand reicht, um eine ziemlich genaue Aussage über den Zustand der Blutgefäße zu bekommen. Dafür ist es sogar ausreichend, dass sich der Arzt nur eine der beiden Halsseiten anguckt, also nur eine der beiden Carotiden. Was er dabei misst, ist die sogenannte Intima-Media-Dicke, also die Dicke des inneren und des mittleren Teils der Aderwand. Mit der Beurteilung dieser Intima-Media-Dicke in der Wand einer der beiden Adern, die zum Gehirn führen, erhalten Arzt und Patient einen guten Anhaltspunkt für den Zustand aller Blutgefäße im Körper. Und natürlich auch darüber, ob und wenn ja wie intensiv weitere Diagnostik durchgeführt werden muss.

Leiden Sie an Bluthochdruck oder nehmen Sie gar Medikamente zur Senkung Ihres Blutdrucks? Sind Sie Diabetiker? Haben Sie nahe Familienangehörige wie Vater oder Mutter, die einen Herzinfarkt hatten? Oder hatten Sie sogar selbst einen Herzinfarkt oder Schlaganfall? Dann bitten Sie Ihren Hausarzt, diese Untersuchung durchzuführen oder Sie zu einem Herzspezialisten (Kardiologen) zu schicken, der die Ultraschall-Untersuchung der Carotiden vornimmt.

## *Wenn keine andere Untersuchung hilft: Herzkatheter*

Ergeben alle anderen Untersuchungen keine Klarheit darüber, ob ein Herzinfarkt droht, ob also Verengungen in den Blutgefäßen vorliegen, die den Herzmuskel mit Blut versorgen, wird ein Herzkatheter durchgeführt, der in der Fachsprache Koronarangiografie heißt. Bei dieser Untersuchung wird mit einer Nadel (Kanüle) in die große Ader in der rechten oder linken Leiste oder mittlerweile auch in eine deutlich kleinere Ader am Handgelenk gestochen. Es wird dann ein schmaler Schlauch bis zum Herzen vorgeschoben und, dort angekommen, Kontrastmittel in die Herzkranzarterien gespritzt, also in die Arterien, die das Herz durchbluten. Das Kontrastmittel sorgt dafür, dass die Herzkranzarterien mithilfe von Röntgenbildern sichtbar gemacht werden können.

Es sind nur kleine Adern, aber zum Leben sind sie unabdingbar. Unser Herz kann seiner Aufgabe als Pumpe für den gesamten Kreislauf nur dann nachkommen, wenn diese Pumpe selbst mit Blut versorgt wird, und damit mit allen wichtigen Nährstoffen. Diese Versorgung übernehmen die Herzkranzarterien. Zwei Adern, die sich aufzweigen wie Äste an einem Baumstamm und um den Herzmuskel herumziehen. Verengungen in einer dieser Adern oder ihren Aufzweigungen können in der Katheteruntersuchung erkannt werden. Aber nicht nur das: Man kann auch genau sehen, an welcher Stelle die Durchblutung wie stark eingeschränkt ist. Ist die Durchblutungsstörung so ausgeprägt, dass ein Herzinfarkt droht, wird, ebenfalls über den Herzkatheter, ein kleines „Schirmchen" bis an die Stelle der Verengung vorgeschoben und die Verengung aufgedehnt. Danach wird dann in aller Regel ein Implantat in das Gefäß eingesetzt, ein sogenannter Stent.

Die Herzkatheteruntersuchung ist aufwendig und nicht ganz ohne Risiko. Deshalb wird sie nicht routinemäßig durchgeführt. Das Hauptrisiko besteht darin, dass durch die Untersuchung selbst ein Herzinfarkt ausgelöst wird. Das passiert sehr selten, ist aber möglich.

In den nächsten Jahren werden sich ganz sicher noch andere Untersuchungen etablieren, die das Risiko für einen drohenden Herzinfarkt sicher abschätzen können. Zum Beispiel die

Herz-Computertomografie. Auch hier gilt: Medizin ist immer im Fluss. Immer bessere Untersuchungen erhöhen die Chance, Risiken frühzeitig zu erkennen, frühzeitig einzugreifen und uns Menschen die Chance zu geben, in einem möglichst guten Zustand möglichst alt zu werden.

Aber auch Sie sind in der Pflicht: Geben Sie die Verantwortung nicht ab, sondern nehmen Sie sie in Ihre eigenen Hände. Führen Sie Ihr Leben so, dass Sie selbst die Grundlage für ein langes Leben in Gesundheit legen. Dann sind die Möglichkeiten, die Ihnen die Medizin in der Diagnostik bietet, eine sinnvolle Ergänzung zu einem gesunden Lebensstil.

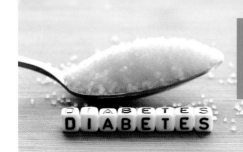

Der Volksmund bringt es auf den Punkt: Zuckerkrankheit nennt er, was in der Medizin als „Diabetes mellitus" bezeichnet wird. Es geht also – einmal wieder – um Zucker, oder besser gesagt: fast nur um Zucker. Denn im Zentrum der Krankheit steht überdies auch das Hormon Insulin.

Von **dem** Diabetes oder **der** Zuckerkrankheit zu sprechen, wird der Sache allerdings nicht gerecht.[1] Es gibt nämlich vier Typen: Typ 1, Typ 2, Typ 3 und Typ 4. Sie alle eint, dass das Zuviel an Zucker im Blut nicht in die Körperzellen geschleust werden kann. Für den Transport des Zuckers ist das Hormon Insulin zuständig. Es nimmt ihn wie ein Lkw auf seine Ladefläche, um ihn zu den verarbeitenden Fabriken unseres Stoffwechsels, also zu den Zellen, zu transportieren.

Beim **Typ-1-Diabetes** gibt es schlichtweg kein Insulin mehr. Die Zellen, die in der Bauchspeicheldrüse das Hormon normalerweise bilden, stellen ihre Arbeit ein. Die Ursache dafür ist bis heute ungeklärt. Wer es sich einfach macht, sagt, es handle sich um einen sogenannten Autoimmunprozess. Autoimmunprozesse sind Vorgänge, bei denen der Körper gegen sich selbst beziehungsweise gegen Zellen des Organismus Antikörper (Abwehrstoffe) bildet, beim Typ-1-Diabetes also gegen die insulinproduzierenden Zellen. Dass der Körper gegen sich selbst Antikörper bildet, ist, genau genommen, etwas ziemlich Unsinniges. Es muss also irgendwo in unserem Stoffwechsel etwas schieflaufen.

Es spricht viel dafür, dass bei der Entstehung von Diabetes Typ 1 unser Darm eine wesentliche Rolle spielt, insbesondere die Darmflora[2], das Darmimmunsystem und eine intakte oder eben nicht intakte Darmschleimhaut (siehe auch Kapitel 5). Möglicherweise könnten viele Typ-1-Diabetiker vor ihrer Krankheit bewahrt werden, wenn ein gesunder Darm mit aktivem Immunsystem und gesunder

Darmflora schon bei kleinen Patienten im Fokus von medizinischer Diagnostik und Therapie stehen würde. Typ-1-Diabetes tritt meist schon bei Kindern oder Jugendlichen auf, selten erst im Erwachsenenalter. Knapp zehn Prozent aller Diabetiker leiden unter diesem vollständigen Insulinmangel-Diabetes.

Die überwiegende Mehrzahl erkrankt an **Diabetes Typ 2**, das heißt, in ihrem Blut befindet sich zu viel Insulin. Das klingt absurd, ist es aber nicht. Wird Zucker gegessen, schüttet die Bauchspeicheldrüse Insulin aus, das die süße Ladung huckepack nimmt und zu den Zellen verfrachtet. Dort wird die Fracht wie durch Türen in die Zellen geschleust. Diese Türen heißen in der Fachsprache Rezeptoren. Sie sind wie ein Schloss, und Insulin ist der Schlüssel dazu. Wird regelmäßig über den Tag verteilt Zucker mit der Nahrung aufgenommen, schüttet die Bauchspeicheldrüse kontinuierlich Insulin aus, das den Zucker zu und schließlich in die Zellen transportieren soll. Doch irgendwann verriegeln die Körperzellen ihre Rezeptoren, machen ihre Schlösser dicht. Die Schlüssel funktionieren nicht mehr. Der Zuckerwert im Blut steigt an, die Bauchspeicheldrüse schüttet weiter Insulin aus. Zucker und Insulin werden mehr und mehr.

Um es noch einmal zu verdeutlichen: Die Zellen unseres Körpers können aus Eiweißen und Fetten hervorragend Energie herstellen. Kohlenhydrate brauchen sie dafür nicht, Zucker schon gar nicht. Aber unser Stoffwechsel versucht entweder alles zu vernichten, was ihm Schaden zufügen könnte, oder es sich irgendwie nutzbar zu machen. Den Zucker nutzt er, versucht es zumindest. Er macht daraus Energie. Aber auch hier muten viele ihrem Körper zu viel zu: eine ständige Zuckerflut. Und aus der Zuckerflut wird schließlich eine Insulinflut.

Der **Typ-3-Diabetes** ist eigentlich schnell abgehandelt. Eigentlich. Mit diesem Namen werden alle seltenen Zuckerkrankheiten bezeichnet, die nicht eindeutig dem Typ 1 oder dem Typ 2 zuzuordnen sind. Das sind nur wenige, und in einer normalen Hausarztpraxis sind Patienten mit Typ-3-Diabetes eher eine Rarität. Seit einiger Zeit bezeichnen Wissenschaftler aber auch die Demenz als Typ-3-Diabetes.[3] Ursachen und Entwicklung von Demenz sind bis heute

nicht abschließend geklärt. Man weiß allerdings, dass Demenzkranke und insbesondere diejenigen mit Alzheimer-Demenz viel
Zucker im Gehirn haben. Es ist auch Insulin da, aber das Insulin
kann den Zucker nicht mehr in die Zellen schleusen.[4] Das Resultat:
Die Gehirnzellen verhungern quasi vor vollen Tellern.

Gelingt es, Energie ohne die Hilfe von Insulin in die Gehirnzellen zu bringen, verbessert sich auch die Situation von Dementen. Doch wie? Sogenannte Ketonkörper liefern Energie und brauchen kein Insulin, das sie in die Zellen schleust. Sie können etwa
aus Kokosöl gebildet werden (siehe Kapitel 2). Es gibt auch einen
Zucker, der Energie bereitstellt, aber dafür kein Insulin benötigt:
Galaktose. Galaktose ist Teil des Milchzuckers. Milchzucker besteht
aus Glukose und Galaktose. Glukose ist wiederum der Zuckerteil,
der auch im Haushaltszucker steckt und Insulin als Transporter
benötigt. Die Lösung liegt also mitnichten in Kuhmilcheiweißen.
Ein Behandlungsversuch von Dementen mit reiner Galaktose ist
sinnvoll.[5]

Als **Typ-4-Diabetes** wird der Schwangerschaftsdiabetes bezeichnet. Allen Schwangeren wird zwischen der 24. und 28. Schwanger-
schaftswoche ein Zuckertoleranztest empfohlen (siehe Kasten). Auf
diese Weise kann ein Diabetes sicher diagnostiziert oder ausgeschlossen werden. Etwa fünf bis zehn Prozent aller Schwangeren bekommen während ihrer Schwangerschaft einen Diabetes. Der verschwindet in fast allen Fällen nach der Geburt des Kindes wieder. Weil ein
nicht diagnostizierter Diabetes aber vor allem für das ungeborene
Kind dramatische Folgen haben kann, sollte jede Schwangere diesen Test entsprechend der Empfehlung ihrer Frauenärztin oder ihres
Frauenarztes durchführen lassen.

Auf den folgenden Seiten geht es in der Hauptsache um den
Typ-2-Diabetes, und zwar aus zwei Gründen: Etwa 90 Prozent aller
Diabetiker sind Typ-2-Diabetiker. Und wenn es um die Frage geht,
in welchem Zustand ein Mensch altert, ist der Diabetes, der den Weg
steinig machen kann, in aller Regel der vom Typ 2.

## Im Dschungel der Blutzuckermessungen

Der Diabetes wird über den Zuckerspiegel im Blut diagnostiziert. So weit, so einfach. Aber ab wann hat jemand zu viel Zucker im Blut? Ab wann spricht man tatsächlich von Diabetes? Zur Beantwortung der Frage nach Normwerten im Blut haben sich medizinische Fachgesellschaften auf bestimmte Werte geeinigt, in Bezug auf Diabetes ist das in Deutschland die Deutsche Diabetes Gesellschaft. Wenn man ehrlich ist, muss man sagen, dass Blutwerte immer ein bisschen willkürlich sind. Das trifft auch auf Blutzuckerwerte zu, und die Frage, bis wann diese noch normal sind und ab wann sie als erhöht gelten. Weil das so ist, gibt es verschiedene Werte: Werte zur groben Orientierung, ob jemand möglicherweise zuckerkrank ist, und Werte zur sicheren Diagnose beziehungsweise zum sicheren Ausschluss der Krankheit.

Misst der Arzt bei Ihnen zu irgendeiner Tageszeit einen Blutzuckerwert über 200 Milligramm pro Deziliter (mg/dl), haben Sie ziemlich sicher einen Diabetes. Passiert die Blutabnahme morgens nüchtern, gilt ein Wert über 100 (mg/dl) als verdächtig, über 126 (mg/dl) als sicher für die Diagnose eines Diabetes. Nüchtern heißt: vor dem Frühstück, davor haben Sie acht bis zwölf Stunden nichts gegessen. Wasser zu trinken, ist erlaubt. Bei Tee und Kaffee scheiden sich die Geister. Weil für mich selbst die morgendliche Tasse Kaffee ein Lebenselixier ist, erlaube ich meinen Patienten auch eine Tasse Tee oder Kaffee vor der nüchternen Blutentnahme. Aber ohne Milch, ohne Süßstoff und – natürlich – ohne Zucker.

Eine auffällige Messung sollte mindestens einmal wiederholt werden. Diese Wiederholung sollte immer morgens nüchtern erfolgen. Ist das Ergebnis auch in der Kontrolle nicht eindeutig, liegt der Blutzuckerwert also zwischen 100 und 126, wird der Arzt Ihnen einen Zuckertoleranztest empfehlen. Der heißt in der Fachsprache Oraler-Glukose-Toleranztest (OGTT).

**Zuckertoleranztest/Oraler-Glukose-Toleranztest (OGTT)**

Damit der Test ein zuverlässiges Ergebnis liefert, dürfen oder müssen Sie in den drei Tagen vor der Blutabnahme viele einfache Kohlenhydrate und reichlich Zucker essen. Also zum Frühstück beispielsweise Weißmehlbrötchen mit Konfitüre oder Honig, mittags weißen Reis, Stampfkartoffeln oder weiche Nudeln, zum Nachtisch süßes Obst und abends erneut Weißmehlprodukte. Dazu sollten Sie hin und wieder einen süßen Snack und eine Apfelschorle oder Orangensaft trinken. Am Tag des Tests wird zunächst nüchtern Blut abgenommen. Danach bekommen Sie eine Zuckerlösung (mit 75 Gramm Glukose) zu trinken. Nach zwei Stunden wird erneut Blut abgenommen. Ist der Nüchtern-Blutzuckerwert über 126 Milligramm pro Deziliter (mg/dl) oder liegt der Wert nach zwei Stunden über 200, ist die Diagnose Diabetes gesichert.

Mit dem Blutzuckerwert bestimmt der Arzt die Höhe des Blutzuckers im Moment der Blutabnahme. Der Zucker, der nicht auf das Insulin geladen und in die Zellen transportiert wird, heftet sich an die roten Blutkörperchen, besser gesagt an den Blutfarbstoff an. Auch dieser an die roten Blutkörperchen angedockte Zucker kann gemessen werden. Rote Blutkörperchen leben etwa acht bis zwölf Wochen. Mit dem Zuckeranteil, der sich an sie anlagert, kann der Blutzuckerwert über einen Verlauf von acht bis zwölf Wochen, also zwei bis drei Monate, gemessen werden. Dieser Wert wird als Zuckergedächtnis bezeichnet, in der Fachsprache: HbA1c, glykosiliertes Hämoglobin. Hämoglobin ist der Blutfarbstoff, und glykosiliert heißt mit Zucker verklebt. Übersetzt also: mit Zucker verklebter Blutfarbstoff.

Das Zuckergedächtnis wird vor allem zur Verlaufskontrolle bei Diabetikern eingesetzt. Das ist sinnvoll. Denn Arzt und Patient interessiert nicht nur die Höhe des Blutzuckerspiegels im Moment der Blutabnahme, sondern auch, wie gut oder wie schlecht der Patient insgesamt eingestellt ist. Eine Therapie auch und besonders mit Medikamenten kann nur bewertet und gegebenenfalls korrigiert werden, wenn Arzt und Patient in der Kontrolle nicht nur eine Momentaufnahme bekommen, sondern eine Übersicht über einen längeren Zeitraum. Das ist wie bei einem Film. Ob er Ihnen gefällt oder nicht, entscheiden Sie nicht in einer Szene, sondern im Verlauf des gesamten Films. Auch verstehen können Sie einen Film in der Regel nur, wenn Sie ihn ganz gesehen haben. Das gilt besonders für anspruchsvolle Filme.

So ist es auch mit dem Diabetes. Es handelt sich um eine anspruchsvolle Krankheit, die wesentlich über die Lebenserwartung entscheidet. Deshalb brauchen Therapeut und Patient einen Überblick. Den bekommen sie mit dem Blutzuckerlangzeitwert, dem HbA1c.

Bis heute wird in der Medizin darüber diskutiert, ob der HbA1c-Wert auch zur Diagnose der Krankheit geeignet ist. Jahrelang wurde das verneint. Mittlerweile wird der Zuckerlangzeitwert auch mit zur Klärung der Frage Diabetes ja oder nein eingesetzt. Es gilt: Bei einem HbA1c unter 5,8 % liegt kein Diabetes vor, bei einem HbA1c über 6,5 % ist die Diagnose Zuckerkrankheit gesichert. Bei einem Wert zwischen 5,7 und 6,5 % bleibt es unsicher und es muss ein Zuckerbelastungstest durchgeführt werden.

Ist die Bedeutung des Blutzuckergedächtnisses für Menschen, die keinen Diabetes haben, nach wie vor umstritten, ist sein Gewicht bei gesicherter Diagnose eindeutig. Bei jedem Menschen, der Diabetes hat, sollte alle acht bis zwölf Wochen der HbA1c-Wert kontrolliert werden. Egal, ob Typ 1, Typ 2 oder auch der seltene Typ 3. Schwieriger ist die Frage zu beantworten, wie hoch der HbA1c-Wert sein darf oder sein soll.

Um diese Frage zu klären, machen wir einen kleinen Umweg: Bei der Behandlung der Zuckerkrankheit geht es nur vordergründig um eine Senkung des Blutzuckers. In Wahrheit geht es darum, dass der Patient in möglichst gutem Zustand möglichst alt wird, und dass er keinen Herzinfarkt oder Schlaganfall erleidet. Der Diabetes ist ein Risikofaktor. Genau wie Bluthochdruck, ein hoher Cholesterinspiegel oder Übergewicht. Risikofaktoren erhöhen die Wahrscheinlichkeit, Herzinfarkt, Schlaganfall oder vorzeitigen Tod zu erleiden (siehe auch Kapitel 14). Je mehr Risikofaktoren zusammenkommen, desto höher die Gefahr. Um den Diabetes im Orchester mit den anderen Risikofaktoren möglichst kleinzuhalten, sind Mediziner über Jahre davon ausgegangen, dass sie Diabetiker am besten so behandeln, dass der HbA1c-Wert möglichst niedrig ist, mindestens unter 6,5 %. Für Entsetzen unter fast allen Ärzten hat vor einigen Jahren die Veröffentlichung der Accord-Studie gesorgt.[6] Das wesentliche Ergebnis dieser Studie war, dass Diabetiker häufiger versterben, wenn ihr HbA1c-Wert unter 6,5 % sinkt. Ursache: Unterzuckerungen. Unterzuckerungen sind lebensgefährlich. Wirkliche Unterzuckerungen, bei denen der Stoffwechsel nicht mehr gegenregulieren kann, können nur durch bestimmte Medikamente verursacht werden, durch Behandlung mit Insulin oder durch zwei Gruppen von Diabetestabletten. Unterzuckerungen sind aber nicht nur lebensgefährlich, bei jeder Unterzuckerung gehen auch Hirnzellen zugrunde. Das heißt, hat ein Diabetiker, der zum Beispiel Insulin spritzen muss, häufiger Unterzuckerungen, steigt sein Risiko für Demenz dramatisch an.

Die Konsequenz aus der Accord-Studie war, dass die HbA1c-Zielsetzung für Diabetiker gelockert wurde: Ein HbA1c-Wert unter 6,5 % wird heute nur noch unter der Bedingung angestrebt, dass das ohne Unterzuckerungen für den Patienten gelingt. Ein HbA1c-Wert zwischen 6,5 und 7,0 % wird akzeptiert.

Medizin muss sich immer am Patienten und seinen ganz persönlichen Bedürfnissen und Erwartungen orientieren. Auch deshalb gibt es bei dem anzustrebenden HbA1c-Wert keine starre Vorgabe. Ein HbA1c-Zielwert über 7 % kann in manchen Fällen sinnvoll sein. Arzt und Patient sollten heutzutage Partner sein, die sich auf Augenhöhe begegnen. Diabetiker und begleitender Arzt sollten deshalb gemeinsam einen HbA1c-Zielwert vereinbaren.

Folgende grobe Faustregel kann für den anzustrebenden HbA1c-Wert gelten: Ist jemand unter 70 Jahre alt, HbA1c-Wert um 6,5%, evtl. bis 7 %. Ab 70 Jahren Lebensalter HbA1c-Wert um 7 % und ab 80 Jahren um 8 %.

## Tödliche Gefahr für große und kleine Blutstraßen

Zucker verklebt. Glykosilierung ist dafür der Fachbegriff. Zucker verklebt alles, womit er in Kontakt kommt. Schwimmt er im Blut, verklebt er die Blutgefäße beziehungsweise die Blutgefäßwände. Diese werden dadurch dicker, verengen die Öffnung der Blutgefäßröhren und vermindern den Durchfluss. Je dicker die Blutgefäßwand, desto schlechter kommt das Blut an der Verengung weiter. Im Ergebnis wird das Gewebe, das hinter der Verengung liegt, schlechter oder im Extremfall gar nicht mehr durchblutet. Und damit auch nicht mehr ausreichend mit der wertvollen Fracht des Blutes versorgt: Sauerstoff, Vitamine, Mineralstoffe, Hormone, Abwehrstoffe – all die Dinge, die wir brauchen, um mit Energie und Lebensfreude durch den Alltag zu gehen.

Weil Zucker in allen Blutgefäßen fließt, in großen und in kleinen, sind auch alle von Verklebungen und Verdickungen betroffen. Und weil die Blutgefäße Organe versorgen, kommt es an denen zu Schäden. Von Durchblutungsstörungen bei Diabetes besonders betroffen, sind: Augen, Nerven, Nieren, aber auch Herz, Gehirn und Extremitäten, und hierbei besonders Füße und Hände.

Für Diabetiker ist es also nicht nur wichtig, dass regelmäßig alle zwei bis drei Monate ihr Blutzucker und vor allem ihr Blutzuckergedächtnis, der HbA1c-Wert, kontrolliert wird, sondern dass sie auch regelmäßig auf eventuell schon eingetretene Folgeschäden untersucht werden.

Dann ist das Kind zwar bereits in den Brunnen gefallen, aber es geht immer noch darum, eine weitere Verschlechterung zu verhindern. Auch von eventuellen Folgeschäden hängt ab, wie hoch der HbA1c-Wert sein soll. Ist ein Diabetiker noch relativ jung, also zum Beispiel 60 Jahre alt, hat aber bereits Schäden an den Augen oder Nerven, wird man ihn strenger einstellen, als wenn er 70 Jahre ist und noch keinerlei Schäden an Augen, Nerven oder Nieren hat.

Auch an dieser Stelle merken Sie wieder, dass es schwierig ist, einen konkreten HbA1c-Wert zu nennen, der anzustreben ist. Medizin ist – genau wie das gesamte Leben – immer dann einfach, wenn man sehr konkret weiß, wohin es gehen soll, und wenn es keinen Zweifel gibt, dass nur dieses eine Ziel anzustreben ist. Aber genau wie im Leben ist es in der Medizin nicht immer so einfach. Man muss abwägen, den Gegenstand von allen Seiten betrachten. So ist es auch mit der Zuckerkrankheit. Das macht die Krankheit so schwierig. Zurück zu den Folgeschäden: Alle Organe, an denen sich wesentliche Schäden der Blutgefäße sichtbar machen, müssen kontrolliert werden, darüber hinaus der Blutdruck, der eine entscheidende Rolle für die Durchblutung aller Organe spielt.

**Regelmäßige Kontrollen (vor allem Diabetes Typ 2)**

*Alle zwei bis drei Monate beim Hausarzt:*

- Blutdruck. Bei nicht eindeutig normalem Blutdruck eine Blutdrucklangzeitmessung über 24 Stunden.
- Nierenwerte im Blut, das heißt: Kreatinin und Glomeruläre Filtrationsrate, die auf dem Laborzettel des Arztes in der Regel als GFR abgekürzt wird. Beide Werte haben Aussagekraft für die Nierenfunktion. Beide Werte haben aber auch Schwächen: Der Kreatininwert steigt erst an, wenn die Niere bereits zu etwa 50 Prozent geschädigt ist. Die Glomeruläre Filtrationsrate ist ein vom Labor errechneter Wert (siehe auch Kapitel 11). Besser und genauer ist die Untersuchung des Urins auf kleine Eiweiße, sogenannte Mikroalbumine. Diese Urinuntersuchung ist auch deshalb so wertvoll, weil bekannt ist, dass mit steigender Ausscheidung von Mikroalbuminen das Risiko nicht nur für Nierenschäden steigt, sondern auch für Herz-Kreislauf-Schäden. Die Höhe der Mikroalbumine oder eine eventuelle Zunahme der kleinen Eiweiße im Urin ist also auch ein Hinweis auf ein steigendes Risiko für Herzinfarkt und Schlaganfall und hat somit Auswirkungen auf Kontrolle und Behandlung von zum Beispiel Blutdruck und Cholesterinspiegel. Eine Einschränkung der Nierenfunktion sollte beim Diabetiker immer zur Vorstellung bei einem Nierenfacharzt (Nephrologe) führen.
- Blutzuckergedächtnis, HbA1c-Wert

*Alle sechs Monate beim Hausarzt:*

- Cholesterinwerte, das heißt Gesamtcholesterin, HDL- und LDL-Cholesterin (siehe Kapitel 14)
- Triglyzeride (siehe Kapitel 14)

*Mindestens einmal im Jahr, je nach Befund auch häufiger:*

- Untersuchung der Füße auf Wunden, Pilzbefall und überschießender Hornhautbildung. Dabei untersucht der Hausarzt auch die Funktion der Nerven auf Schmerz-, Vibrations- und Temperaturempfinden und er kontrolliert Reflexe. Sind die Nerven in ihrer Funktion beeinträchtigt oder besteht der Verdacht darauf, sollte eine Vorstellung und gegebenenfalls Mitbehandlung durch einen Nervenarzt, einen Neurologen erfolgen.
- Untersuchung der Augen durch den Augenarzt.

## Von Kribbeln bis Schmerzen: bedrohte Nerven

Nerven durchziehen den Körper wie Strombahnen das Land. Wenn Sie von jemandem am Arm berührt werden, leitet eine Nervenbahn die Berührung beziehungsweise die Information über die Berührung vom Arm zum Gehirn. Wenn Sie darauf reagieren wollen, indem Sie dem anderen zum Beispiel zuwinken möchten, weil es eine freundschaftliche Berührung eines Bekannten war, leitet eine Nervenbahn vom Gehirn den Befehl über die Bewegung in Ihre Hand und Ihre Finger. Das ist natürlich stark vereinfacht. Der Transport von Informationen über Nervenbahnen ist ein hochkomplexer Prozess, an dem Elektrolyte, hormonähnliche Substanzen und Hormone beteiligt sind. Vereinfacht können wir das aber so stehen lassen. Alles, was Ihren Körper berührt, wird von der Stelle der Berührung aus als Information ins Gehirn weitergeleitet. Jede gewünschte Bewegung, die Sie ausführen möchten, hat ihren Ursprung im Gehirn und wird von dort aus als Befehl zum ausführenden Organ geleitet.

Bei Diabetikern gehören neben den Blutgefäßen die Nerven zu den am meisten gefährdeten Strukturen des Körpers. Wenn bei einem Diabetiker Nerven geschädigt sind, dann ist in aller Regel nicht nur einer betroffen, sondern viele. Der Fachbegriff dafür lautet Polyneuropathie. „Poly" heißt viel, „Neuro" Nerven und „patho" krank. Damit ist das Dilemma beschrieben. Es ist nicht nur ein Nerv oder ein Organ bedroht, sondern mehrere. Wie bei den Blutgefäßen, die im ganzen Körper in Mitleidenschaft gezogen werden.

Und wie bei den Blutgefäßen zeigen sich die Folgen dennoch bevorzugt in bestimmten Regionen unseres Körpers. Meist als Erstes in den Füßen, manchmal bis in die Unterschenkel ausstrahlend. Patienten bemerken häufig zuerst ein diskretes Kribbeln. Das kann stärker werden und sich schließlich wie Ameisenlaufen anfühlen. Auch Schmerzen können bisweilen auftreten. Zu diesem Zeitpunkt sollte der Betroffene aber längst mit seinem Arzt darüber gesprochen haben: Eine Intensivierung der Diabetestherapie verringert die Beschwerden häufig. Auch gegen Nervenkribbeln und -schmerzen gibt es effektive Medikamente, die der Hausarzt verordnen kann, gegebenenfalls in Absprache mit dem Neurologen. Zudem kommen Vitamine und vitaminähnliche Substanzen zum Einsatz, die das Beschwerdebild bessern oder sogar vollständig zurückdrängen können.

---

**Vitamine/vitaminähnliche Substanzen
zur Vorbeugung/Behandlung von Nervenschäden**

- B-Vitaminkomplex: besonders wichtig dabei Vitamin B1, Dosierung: 50 mg pro Tag. In dem B-Vitaminkomplex sollten ebenfalls enthalten sein: B3, B6 und B12.
- Alpha-Liponsäure, 600 mg pro Tag, eventuell anfangs für zwei bis vier Wochen als Infusion (Tropf). Wenn Sie sich Alpha-Liponsäure als Infusion geben lassen, dann tun Sie das unbedingt unter der Aufsicht eines Arztes. Es kann zu allergischen Reaktionen kommen.
- L-Carnitin, 500 bis 1000 mg pro Tag

---

Aber nicht nur die Nerven von Extremitäten können Beschwerden verursachen, sondern auch die von inneren Organen wie Magen-Darm-Trakt oder Herz. Völlegefühl, Bauchschmerzen oder Herzrhythmusstörungen sind mögliche Folgen. Einmal mehr gilt: Patient und Arzt müssen ein vertrauensvolles Team bilden. Im Optimalfall gilt das nicht nur für die Behandlung von Krankheiten, sondern auch für deren Vorbeugung. Ist eine Krankheit eingetreten, geht es darum, eine Verschlechterung zu verhindern oder zumindest zu verzögern. Wenn Patient und Arzt ein gutes Team sind, sollten schwere Nervenschädigungen bei Diabetikern nicht auftreten. Leider passiert das dennoch.

Bauchschmerzen oder Herzrhythmusstörungen, die durch Nervenschädigungen verursacht sind, sind unangenehm. Zu diesem Zeitpunkt ist die Krankheit bereits weit fortgeschritten. Beschwerden von Magen-Darm-Trakt oder Herzrhythmusstörungen können jedoch erfolgreich therapiert werden. Nur: Je stärker ausgeprägt ein Krankheitsbild ist, desto mehr Medikamente müssen zum Einsatz kommen. Und diese haben stets Nebenwirkungen. Für Vitamine gilt das übrigens nicht. Sie sind in der Anwendung ausgesprochen sicher. Auch vitaminähnliche Substanzen und Mineralstoffe sind in der Hand des erfahrenen Therapeuten eine wirkungsvolle Waffe, die ohne Nebenwirkungen Erfolge zeigen kann.

Ein weiteres Problem bei Polyneuropathie: Das Schmerzempfinden ist vermindert. Betroffene bemerken oft nicht, wenn sie sich verletzen. So können aus kleinen Wunden große Wunden werden. Das ist auch deshalb ein Problem, weil Wunden bei Diabetikern schlecht heilen. Eine Behandlung einer Verletzung bei Diabetes kann sich über Wochen hinziehen. Lassen Sie es gar nicht erst dazu kommen. Ein Lebensstil, wie ich ihn in diesem Buch beschreibe, und gegebenenfalls eine Therapie in Absprache mit Ihrem Arzt, sind eine gute Absicherung gegen schwere Nervenschäden.

Liegt eine Polyneuropathie vor, sollte zusätzlich zu den regelmäßigen Untersuchungen der Homozysteinwert im Blut bestimmt werden. Auch zur Vorbeugung einer Polyneuropathie kann es sinnvoll sein, in unregelmäßigen Abständen Homozystein zu messen. Homozystein ist eine Aminosäure, die im Eiweißstoffwechsel des Körpers entsteht und im weiteren Verlauf auch wieder abgebaut wird. Wird sie nicht ausreichend abgebaut, schädigt sie jedoch die Nerven. B-Vitamine fördern den Abbau, besonders die B-Vitamine 6, 9 und 12. Der Homozysteinspiegel sollte unter 10 Mikromol pro Liter (μmol/l) liegen. Liegt er darüber, kann er durch Einnahme der Vitamine B6, B9 und B12 gesenkt werden (siehe auch Kapitel 12).

## Gestörte Sexualität

Sex hält jung! Das ist so natürlich nicht ganz richtig. Dass regelmäßiger Sex uns geistig und körperlich langsamer altern lässt, hingegen schon.[7] Auf den Punkt gebracht: Wenn Sie lange geistig und körperlich fit sein wollen, sollten Sie Ihre Partnerschaft pflegen. Das heißt nicht nur, miteinander zu reden. Berühren Sie einander. Küssen Sie einander, streicheln Sie einander. Tatsächlich ist sich die Wissenschaft nicht ganz einig, ob es tatsächlich der sexuelle Akt ist, der uns körperlich und geistig lange fit hält, oder ob es einfach Zärtlichkeit und Berührung sind. Das sogenannte Kuschelhormon Oxytozin wird nicht nur ausgeschüttet, wenn wir Sex haben, sondern schon bei liebevoller Berührung. Oxytozin überschwemmt Sie mit einem Gefühl von Liebe und es beruhigt. Das scheint übrigens nicht nur für Menschen zu gelten, sondern auch für Tiere.[8]

Wenn Sie Hunde oder Katzen haben, dann sollten Sie ihnen gerade auch im Alter noch Ihre Liebe zeigen, sie regelmäßig kraulen und mit ihnen schmusen. Aus eigener Anschauung kann ich das bestätigen: Unsere Hunde waren lange geistig und körperlich fit. Mit unserem Rüden bin ich regelmäßig joggen gegangen, bis er zwölf war. Und beide wurden bis zuletzt täglich „beschmust", was sie immer sehr genossen haben.

Aber zurück zu uns Zweibeinern: Zeigen Sie einander als Paar Ihre gegenseitige Liebe. Ein Leben lang. Bleiben Sie aufmerksam dem anderen gegenüber, machen Sie einander gegenseitig Komplimente, unternehmen Sie schöne Dinge miteinander. Alles im Leben ist dann einfach und selbstverständlich, wenn wir es immer wieder tun. Geistige und körperliche Liebe gehen Hand in Hand. Klar, es gibt auch körperliche Liebe ohne geistig-emotionale Nähe, wobei ich mir an dieser Stelle die Frage erspare, ob es sich dabei um Liebe handelt. Wenn es um ein längeres Leben geht und um langsameres Altern, scheint aber neben der rein körperlichen Berührung die emotionale Nähe eine wesentliche Rolle zu spielen.

Diabetiker haben mit dem Sex oft ein Problem, Männer häufiger als Frauen. Erektionsschwäche beziehungsweise trockene Scheide und Orgasmusstörungen können auftreten. Ursache ist eine Kombination aus verminderter Durchblutung und Nervenstörungen. Wenn Sie davon betroffen sind, sprechen Sie es in Ihrer Partnerschaft offen an und besprechen es auch mit Ihrem Arzt. Es gibt Tabletten beziehungsweise Salben und Zäpfchen, die gut helfen können. Emotionale Nähe, Kuscheln und Küssen gehen aber in jedem Fall auch ohne Salben und Tabletten.

## Aus Übergewichtigen werden Diabetiker

Dass sich beim Diabetes alles oder fast alles um Zucker dreht, wissen Sie bereits: Der Zucker kommt ins Blut, Insulin wird ausgeschüttet und nimmt den Zucker huckepack, um ihn in die Körperzellen zu transportieren. Je mehr mit Zucker beladenes Insulin im Blut schwimmt, desto geringer wird die Zahl der Türen an den

Körperzellen, die das Insulin-Zucker-Gemisch passieren lassen. In der Fachsprache ist von Downregulation (Herabregulation) die Rede. Je mehr Zelltüren (Rezeptoren) herabreguliert werden, desto höher steigen die Blutspiegel von Zucker und Insulin.

Insulin ist aber nicht nur ein Transporter. Es ist auch ein wichtiges Schlüsselhormon. Hormone werden in der Medizin immer dann als Schlüsselhormone bezeichnet, wenn sie wesentliche Stoffwechselprozesse steuern, das heißt beschleunigen oder bremsen. Insulin macht genau das beim Aufbau von Fett. Von Körperfett. Das heißt: Je mehr Zucker ein Mensch isst, desto mehr Zucker kursiert in seinem Blut. Je mehr Zucker im Blut, desto mehr Insulin im Blut. Je mehr Insulin im Blut, desto mehr Körperfettbildung. Und: Je mehr Insulin im Blut, desto weniger Türen an den Körperzellen (siehe auch Kapitel 1)

Es ist ein Teufelskreislauf. Dieser wird zusätzlich dadurch befeuert, dass Zucker nicht satt macht, sondern schnell wieder hungrig. Der Nachschub ist also gesichert, der Abtransport aber nicht. Ganz im Gegenteil: Der Abtransport verläuft immer schleppender. Der Blutzucker steigt und steigt. Das Gewicht ebenfalls. Das ist die typische Entstehungsgeschichte von Typ-2-Diabetes.

Wenn das so ist, ist die beste Behandlung des Diabetes eine Gewichtsabnahme. Und es ist tatsächlich so. Dass zu viel Zucker im Blut die Insulintüren an den Körperzellen vermindert, ist nur die halbe Wahrheit. Die zweite Hälfte der Wahrheit ist, dass eine Verminderung der Zuckermenge im Blut die Insulintüren an den Zellen wieder zunehmen lässt.

Reduziert ein Diabetiker seinen Zuckerkonsum drastisch, passieren zwei Dinge: Erstens nimmt er ab, und zweitens wird der Blutzuckerspiegel besser. Diabetes Typ 2 ist sogar heilbar! Deshalb ist die Basis jeder Behandlung von Diabetikern eine Ernährungstherapie. Oder anders formuliert: Hände weg vom Zucker. Dass das nicht so einfach ist, wie es klingt, habe ich Ihnen zu Anfang des Buches bereits geschildert. Die Lebensmittelindustrie gibt sich alle Mühe, Ihnen den Weg zu einem zuckerarmen Leben so schwer wie möglich zu machen. Und sie ist dabei ziemlich erfolgreich.

Übergewicht und Diabetes Typ 2 hängen also zusammen. Fast immer. Es gibt auch seltene Fälle bei schlanken Patienten. Die können wir an dieser Stelle aber vernachlässigen. Zum einen gibt es tatsächlich nur wenig schlanke Typ-2-Diabetiker, und zum anderen profitieren auch sie, wenn sie weniger Zucker essen. Noch einmal zur Erinnerung: Etwa 90 Prozent aller Diabetiker haben einen Typ-2-Diabetes. Und von denen sind wiederum etwa 90 Prozent übergewichtig.

Aber einmal mehr ist die Medizin nicht so einfach, wie es zunächst zu sein scheint: Diabetiker werden nur die übergewichtigen Menschen, die ihr überflüssiges Fett im Bauch haben. Menschen, die am Bauch schlank sind, aber viel Fett in Po und/oder Oberschenkeln haben, können sich in der Regel entspannt zurücklehnen. Betroffen ist also der sogenannte Apfeltyp, der Birnentyp nicht. Das Fettgewebe im Bauch macht etwas, was das Fett in Po und Oberschenkeln nicht macht: Es bildet Hormone. Die haben Namen wie Adiponectin, Interleukin-6 oder Tumornekrosefaktor-a. Die meisten von ihnen schaden mehr, als sie nutzen. Sie fördern Entzündungen und lassen den Blutdruck ansteigen.

Für den übergewichtigen Diabetiker ist es also nicht nur wichtig abzunehmen, sondern es kommt entscheidend darauf an, was und wo. Was abnehmen, ist leicht zu beantworten: Fett. Körperfett. Und wo? Am Bauch. An dieser Stelle ist Medizin einmal ganz leicht: Wenn Sie Ihren Zuckerkonsum einschränken, nehmen Sie automatisch am Bauch Fett ab.

Gerade als Diabetiker sollten Sie also nicht nur Ihr Gewicht im Auge behalten, sondern vor allem Ihren Bauchumfang (siehe auch Kapitel 7).

Zur Orientierung über Ihr Körpergewicht stellen Sie sich morgens auf die Waage. Natürlich ist das Ergebnis nur grob und lässt keine Aufschlüsse hinsichtlich Muskulatur, Fett und Körperwasser zu. Deshalb unterliegt Ihr Gewicht auf Ihrer Waage auch Schwankungen. Wenn Sie sich aber angewöhnen, sich jeden Morgen unbekleidet auf Ihre Waage zu stellen, bekommen Sie schnell ein Gefühl für Ihr Gewicht und auch dafür, wovon Schwankungen abhängen (zum Beispiel Zyklus oder Alkoholgenuss am Vorabend). Wenn Sie diese Schwankungen gut einschätzen können, wissen Sie bald ziemlich zuverlässig, ob eine Gewichtsabnahme eher eine

Abnahme von Körperwasser ist oder von Körperfett. Wenn Sie zusätzlich hin und wieder Ihren Bauchumfang messen oder bei Ihrem Arzt messen lassen, haben Sie eine gute Kontrolle über Ihr Gewicht, Ihren Gewichtsverlauf und darüber, ob Ihr Fettgewebe im Bauch weniger wird.

## Wichtige Akteure im Zuckerstoffwechsel

Wenn von Vitaminen und Mineralstoffen die Rede ist, wird gern von Vitalstoffen gesprochen. Der Begriff ist eingängig. Damit wir Menschen vital sind und es bleiben, braucht es aber mehr: Lebensfreude, Gesundheit und Fitness, die Fähigkeit, die Dinge um uns herum mit unseren Sinnesorganen wahrzunehmen und so weiter. Ohne Vitalstoffe geht in unserem Stoffwechsel nichts. Und somit spielen sie natürlich auch eine elementare Rolle, wenn es darum geht, schädliche Wirkungen von Zucker zu verhindern oder Entzündungen zu hemmen. Vitamine und Mineralstoffe wirken dabei selten allein. Sie benötigen sich gegenseitig, um ihre Wirkung optimal zu entfalten.

Die Natur hat das perfekt gelöst. Kein Stück Gemüse oder Obst enthält nur ein Vitamin oder nur einen Mineralstoff, sondern immer ein ganzes Bündel von Vitalstoffen. Dennoch kann es sinnvoll sein, bei bestimmten Krankheiten oder auch zur Vorbeugung einzelne Substanzen in höherer Dosierung zusätzlich zu einer vitamin- und mineralstoffreichen Ernährung zu nehmen und so einzelne Organe oder Organsysteme gezielt zu stärken.

Zurück zum Diabetes: **Vitamin C** verdrängt Zucker von Eiweißen und bietet somit Schutz vor Glykosilierungen, also Verklebungen der Zellen mit Zucker.[9] Vitamin C ist also der Gegenspieler des Zuckers. Außerdem blockiert es Entzündungen. Wenn Sie es zusätzlich einnehmen möchten, dann in einer Dosierung von 500 bis 1000 Milligramm pro Tag (siehe auch Kapitel 12).

**B-Vitamine** schützen die Nerven vor den Angriffen des Zuckers. Sie sorgen für eine starke Außenwand der Nerven und dafür, dass diese, falls nötig, erneuert wird (siehe auch Kasten Seite 259 sowie Kapitel 12).

**Zink** ist wichtig für die Bildung von Insulin. Oder anders gesagt: Ist nicht genügend Zink in Ihrem Betriebssystem, kann Ihre Bauchspeicheldrüse Insulin zwar herstellen, aber nicht immer in der geforderten Geschwindigkeit. Wenn Sie mit Zink ergänzen möchten, dann sind 15 Milligramm pro Tag eine gute Dosierung. Bei dauerhafter Einnahme von Zink sollten Sie es hin und wieder im Blut kontrollieren lassen (siehe auch Kapitel 13).

An dieser Stelle sehen Sie etwas Typisches für Vitamine und Mineralstoffe: Ein Mangel an Vitalstoffen tritt immer schleichend ein und wird deshalb oft nicht gleich bemerkt. Den Endzustand, nämlich einen kompletten Mangel, erleben wir heute glücklicherweise kaum noch. Der würde Tod bedeuten. Aber ein Zuwenig kommt häufig vor. Dadurch laufen viele Stoffwechselprozesse verlangsamt ab.

Ein anderer wichtiger Mineralstoff für das Funktionieren von Insulin ist **Chrom**: Es verbessert die Bindung von Insulin an die Schlösser der Zellen, die Rezeptoren. Damit sorgt es dafür, dass der Zucker in die Zellen transportiert werden kann. Eine zusätzliche Einnahme von Chrom ist jedoch umstritten.[10] Ähnlich wie Chrom wirkt **Magnesium** (siehe auch Kapitel 13), das deshalb bei zusätzlicher Einnahme Chrom gut ersetzen kann.

Besteht bereits Diabetes und sind auch schon Nerven geschädigt, kann die vitaminähnliche Substanz **Alpha-Liponsäure** eine zunehmende Schädigung blockieren (siehe auch Kasten Seite 259). Alpha-Liponsäure ist ein starker Entzündungshemmer und zudem wichtig für alle Entgiftungsprozesse, auch und besonders in unseren Nerven.

**Vitalstoffe, die Diabetiker im Blick haben sollten**

- *Vitamin C:* Blockiert Entzündungen und ist wichtig für ein gutes Funktionieren des Insulins.
- *Vitamin E:* Es hemmt Entzündungen.
- *Vitamine B1, B2, B3, B5, B6, B12, Folsäure und Biotin:* Sie sind wichtig für Ihre Energie und spielen eine zentrale Rolle für das Funktionieren diverser Stoffwechselabläufe. Es handelt sich um Nervenvitamine, wobei Vitamin B1 eine herausragende Wichtigkeit hat.
- *Selen:* Blockiert Entzündungen, stärkt das Immunsystem.
- *Zink:* Hemmt Entzündungen und ist das Leitmineral des Immunsystems. Spielt eine Rolle für gut funktionierendes Insulin.
- *Magnesium:* Ebenfalls wichtiger Mineralstoff für Insulin, mit besonderer Bedeutung für den Herzrhythmus.
- *Coenzym Q10:* Ebenfalls wichtig für funktionierendes Insulin und wichtiger Energieförderer.
- *Sekundäre Pflanzenstoffe:* Wichtig als Entzündungshemmer, zur Stärkung des Immunsystems, für ein gut funktionierendes Insulin, als Gefäßschutz und vieles mehr (siehe auch Kapitel 20 ).

Eine besondere Rolle spielt in diesem Zusammenhang das Gewürz Zimt.[11] Dem Gewürz wird regelrecht der Charakter eines Arzneimittels zugeschrieben, und das im besten Sinne. Die Wirkungen von Zimt lesen sich wie ein Wunschkonzert für Diabetiker: Es verbessert den Blutzuckerabtransport aus dem Blut, wirkt ähnlich wie Insulin, senkt sowohl den Blutzuckerwert als auch den Zuckerlangzeitwert HbA1c ab und ebenso die Blutfettwerte Cholesterin und Triglyzeride. Wenn Sie Diabetiker sind, nehmen Sie Zimt. Wermutstropfen: Die Wirkung ist abhängig von der Dosierung, das heißt: Je mehr Zimt Sie nehmen, desto höher und besser die Wirkung. Drei bis sechs Gramm pro Tag dürfen es sein. Das ist ziemlich viel. Sie machen in jedem Fall keinen Fehler, wenn Sie Ihr Obst oder Ihr Frühstücksmüsli mit Zimt bestreuen.

Noch etwas sollten Sie beachten: Weil es ähnlich wie Insulin wirkt und den Blutzuckerspiegel effektiv senken kann, kann es zu Unterzuckerungen kommen. Das ist vor allem dann wichtig, wenn Sie parallel Insulin spritzen. Eventuell können Sie die Dosierung einer Insulinbehandlung als regelmäßiger Zimtkonsument sogar reduzieren. Besprechen Sie das mit Ihrem Hausarzt oder Ihrem Diabetologen.

### Grober Überblick über die Therapie des Diabetes Typ 2

Die Basis der Behandlung bilden: 1. Ernährung und 2. Sport

Bei engagierter Umsetzung dieser beiden Punkte ist eine medikamentöse Therapie meist nicht nötig oder allenfalls vorübergehend am Anfang. Die Möglichkeiten der verschiedenen Medikamentenansätze ist mittlerweile groß, eine Auswahl der gängigen Präparate:

*Metformin:* Die Medizin hat damit jahrzehntelange gute Erfahrungen. Es wird mittlerweile sogar in der Anti-Aging-Medizin eingesetzt und ist damit praktisch geadelt. Die wesentliche Nebenwirkung besteht in Magen-Darm-Beschwerden wie Blähungen.

*Glibenclamid und andere Sulfonylharnstoffe:* Sollten heute nur noch selten eingesetzt werden. Aus meiner Sicht gibt es nur eine Indikation: Schlanker, fast hagerer Typ-2-Diabetiker. Dieser kommt nur selten vor. Hauptnebenwirkung: Unterzuckerungen, die über Tage anhalten und lebensbedrohlich sein können.

*Gliptine oder DPP-4-Hemmer*: Eine neuere Medikamentengruppe mit guter Wirkung. Unterzuckerungen spielen praktisch keine Rolle. Manchmal tritt Übelkeit als unerwünschte Nebenwirkung auf.

*SGLT-2-Hemmer:* Eine ebenfalls neuere Medikamentengruppe. Wirken darüber, dass Zucker vermehrt über die Nieren ausgeschieden wird. Daraus erklärt sich auch die häufige Nebenwirkung von Harnwegsinfekten. Deshalb gilt: Wenn Sie ein Präparat dieser Gruppe einnehmen, unbedingt tägliche und gründliche Genitalhygiene. Scheinen sonst gut verträglich zu sein.

*GLP1-Rezeptoragonisten oder Inkretinmimetika:* Wirken genau wie die DPP-4-Hemmer über ein Darmhormon (vereinfacht: GLP-1-Rezeptoragonisten steigern die Ausschüttung des Hormons, DPP-4-Hemmer blockieren den Abbau). Gibt es nicht als Tablette, müssen gespritzt werden. Häufiger Übelkeit als Nebenwirkung, auch Gewichtsabnahme.

*Insulin:* Man unterscheidet schnell wirksame von lang wirksamen Insulinen. Die schnell wirksamen werden zum Essen gespritzt, die lang wirksamen meist abends vor dem Zubettgehen. Sowohl bei den schnell- als auch bei den lang wirkenden Insulinen gibt es Humaninsuline und seit einigen Jahren Analoginsuline. Dabei ist der Name Humaninsulin nicht ganz korrekt: Humaninsulin wird synthetisch hergestellt; es entspricht jedoch chemisch dem menschlichen Insulin. Analoginsuline werden ebenfalls synthetisch hergestellt, unterscheiden sich jedoch an einer Stelle vom menschlichen Insulin. Die Humaninsuline brauchen für die Entfaltung ihrer Wirkung länger als die Analoginsuline. Ein schnell wirksames Humaninsulin muss deshalb 15 bis 20 Minuten vor dem Essen gespritzt werden, ein schnell wirksames Analoginsulin kann unmittelbar vor dem Essen oder sogar zum Essen gespritzt werden. Egal, was für ein Insulin ein Patient spritzt: Die Spritzstellen sollten regelmäßig gewechselt und auch regelmäßig vom Arzt kontrolliert werden. Hauptnebenwirkung jeder Insulintherapie sind potenzielle Unterzuckerzuckerungen.

*Hinweis für die Leser:* Die Übersicht über Medikamente und Insuline ist nur grob und erhebt keinesfalls Anspruch auf Vollständigkeit. Bei den Informationen zu den Medikamenten habe ich mich auf die aus meiner subjektiven Sicht wichtigsten reduziert. Wenn Sie Diabetiker sind und Medikamente einnehmen und/oder Insulin spritzen, sollten Sie sich in jedem Fall immer auch mit Ihrem behandelnden Arzt oder Ihrer behandelnden Ärztin abstimmen.

# Leistungsstark und mit klarem Kopf – jeden Tag und bis ins hohe Alter

Wer kennt ihn nicht, den Satz: Alt werden will jeder, alt sein niemand. Genau genommen, steckt darin zweierlei verborgen: der Wunsch, möglichst alt zu werden, und die Hoffnung, im Alter noch fit zu sein, also biologisch jünger, als es die Lebensjahre vorgeben. Das Alter kann ein hervorragender Lebensabschnitt sein: endlich Zeit, kaum noch Verpflichtungen. Die Freiheit, sich den Tag so einzuteilen, wie man es möchte. Doch genießen kann man diesen Lebensabschnitt eben nur, wenn Geist und Körper mitmachen. Dafür kann man einiges tun. In welchem Zustand wir altern, können wir durch unseren Lebensstil weitgehend selbst lenken.

Eine wesentliche Rolle im Alterungsprozess spielen einmal mehr *Silent Inflammations,* stille Entzündungen (siehe auch Kapitel 2) – diese kleinen lodernden Feuerchen, die in der Lage sind, Nerven und Blutgefäße zu schädigen, den Stoffwechsel und unser Denken zu beeinträchtigen sowie das Immunsystem in Daueralarm zu versetzen. Ein wesentlicher Teil der Antwort auf die Frage, wie wir im Alter möglichst fit und aktiv sein können, liegt darin, diese Feuerchen möglichst klein zu halten beziehungsweise zu ersticken. Anders formuliert: all die Strukturen in unserem Organismus zu stärken, die Entzündungen blockieren. Dazu gehören selbstverständlich Vitamine und Mineralstoffe. In den Kapiteln 12 und 13 habe ich Ihnen bereits einiges zur Diagnostik der Vitalstoffe vermittelt. In diesem Kapitel werde ich das noch einmal aufnehmen, mich aber auf langsames Altern, einen wachen Geist und Energie fokussieren. In dem Zusammenhang werden Sie auch noch einmal von der Schilddrüse lesen, die für Leistungsstärke und Energie bis ins hohe Alter ebenfalls eine herausragende Rolle spielt.

Wenn wir uns Gedanken darüber machen, wie wir möglichst lange gesund und fit bleiben und damit unsere Selbstständigkeit bewahren können, fällt dem Thema Stress eine Schlüsselrolle zu. Auch Stress löst stille Entzündungen aus – das gilt zumindest für negativen Dauerstress. Wieder einmal sehen Sie, wie Körper und Seele stets Hand in Hand arbeiten: Stress ist etwas, das unsere Seele, unsere Gefühle, massiv beeinflusst. Stress kann uns traurig machen, ja sogar in die Depression führen und jegliche Lebensfreude rauben. Diese massive seelische Reaktion ist in der Lage, dramatische Auswirkungen auf unseren Körper zu haben.

Über die Bildung von Entzündungsfeuerchen schadet Stress allen Strukturen und Organen des Körpers. Natürlich führt Stress zu Müdigkeit und Antriebslosigkeit. An dieser Stelle schließt sich der Kreis. Wir gehen davon aus beziehungsweise wünschen uns, im Alter möglichst fit und agil zu sein. Wir möchten nicht einfach alt sein, sondern leistungsstark bleiben und über Energie verfügen, damit wir etwas davon haben. Wer in jungen Jahren schon Schwierigkeiten hat, weil ihm Dauerstress jede Energie raubt, wird im Alter sicher nicht vor Energie strotzen. Wenn wir uns mit der Diagnostik von Müdigkeit beschäftigen, und mit der Frage, wie wir langsamer altern und möglichst keine oder nur kaum Vitalität verlieren, kommen wir am Thema Stress nicht vorbei. Wir müssen also die Frage beantworten, wie wir Stress zuverlässig messen können. Und es muss geklärt werden, wie wir Stress reduzieren und wie wir widerstandsfähiger gegen Stress werden können beziehungsweise resilienter, wie es in der Fachsprache heißt.

Im gleichen Zuge müssen wir über den Darm sprechen, denn dort entscheidet sich, ob die Energiestoffe aus unserer Nahrung tatsächlich in unseren Körper wandern. Nur wenn der Darm (und die Darmflora) gesund ist, nimmt er aus dem Essen all das auf, was Stoffwechsel und Zellen in Energie umwandeln. Und nur dann werden die Dinge aus der Nahrung, die unser Körper besser nicht bekommen sollte, bis in den Enddarm weitertransportiert und wieder ausgeschieden (siehe auch Kapitel 5 und 17).

## Unsere Energietanks

Damit das System Mensch störungsfrei funktioniert, müssen diverse Funktionen ineinandergreifen. Das gilt auch für seine Teilbereiche Gehirn, Nerven, Muskeln, Energiebereitstellung. Genügend Energie bildet die Grundlage für Lebensfreude, aber auch für Aufmerksamkeit, Konzentrationsvermögen, Reaktionsschnelle und letztlich auch für langsames Altern.

Vitalstoffe spielen für die Bildung und Bereitstellung von Energie eine lebenswichtige Rolle, wie das Beispiel Vitamin D zeigt. Vitamin D ist nicht nur für das Immunsystem von Bedeutung, sondern für die Arbeit sämtlicher Organe unerlässlich. Tatsächlich benötigen alle Organe Vitamin D, auch Herz, Gehirn und Muskeln. Zudem ist das Vitamin Ausgangssubstanz für eine Reihe von Hormonen wie Progesteron, Testosteron, Östrogen oder das „Jungbrunnenhormon" DHEA. Sind Testosteron- oder Östrogenspiegel niedrig, können Kraft und Energie nicht stark ausgebildet sein. Das gilt übrigens für beide Geschlechter. Ist der Spiegel des „Jungbrunnen- oder Anti-Aging-Hormons" DHEA niedrig, altern wir schneller. Sie sehen: Zu wenig Vitamin D macht Ihnen bei der Bildung der Hormone einen Strich durch die Rechnung. Auch bei der Herstellung des Glückshormons Serotonin ist Vitamin D beteiligt. Zu wenig Vitamin D führt fast zwangsläufig zu Leistungsschwäche und Stimmungstiefs.

Sind Sie dauerhaft müde und fühlen Sie sich leistungsschwach, sollte der Vitamin-D-Gehalt im Blut kontrolliert werden. Ist der Wert zu niedrig, sollte das Vitamin in Pillenform ergänzt werden.

Wesentlich für die Herstellung von Energie in allen Zellen ist das Coenzym Q10. Bekommen unsere Zellen zu wenig davon, können sie nicht genügend Kraftstoff für den Organismus produzieren. Zu wenig Treibstoff bedeutet wenig Energie, und wenig Energie heißt schlechte Stimmung, Freud- und Lustlosigkeit. Umgekehrt: Wollen Sie mit genügend Energie ausgestattet sein, brauchen Sie Q10 in ausreichender Menge. Q10 muss also ebenfalls kontrolliert werden, wenn Sie tatkräftig und vital durchs Leben gehen möchten. Auch Selen, Magnesium und Vitamin B12 spielen eine wichtige Rolle bei der Herstellung von Energie in den Zellen. Auch diese sollten Sie kontrollieren lassen und gegebenenfalls auch ergänzen.

Ein Big Player für Power, Lebensfreude und gute Stimmung ist Eisen. Eisen transportiert Sauerstoff, und ohne Sauerstoff funktioniert in unserem Stoffwechsel gar nichts. Ich bin immer wieder fasziniert, wenn Patienten mit Eisenmangel innerhalb kurzer Zeit mehr Lebensfreude, einen anderen Gesichtsausdruck und ein ganz anderes Auftreten bekommen, sobald die Eisenspeicher gefüllt sind. Wenn Sie Eisen kontrollieren lassen, lassen Sie unbedingt auch den Eisenspeicher Ferritin bestimmen (siehe auch Kapitel 13).

Ich nenne die Vitalstoffe Vitamin D, Vitamin B12, Eisen, Coenzym Q10, Magnesium und Selen gern unsere Energietanks. Das ist stoffwechselchemisch nicht ganz exakt, trifft inhaltlich aber den Kern. Haben wir zu wenig von einem, mehreren oder gar allen dieser Vitalstoffe, läuft unser Stoffwechsel nur auf Sparflamme. Für den Betroffenen heißt das, sich schon am Morgen müde zu fühlen, keine Lust zu haben aufzustehen, sich mühsam durch den Tag zu schleppen und zu hoffen, dass es schnell Abend wird, damit man wieder ins Bett gehen kann. An Freizeitaktivitäten wie Sport, die Ausübung eines Hobbys oder ein Treffen mit Freunden ist kaum zu denken. Durch Ergänzung einer oder mehrerer dieser Vitalstoffe kommt es häufig bereits zu einer deutlichen Besserung. Ich habe schon oft erlebt, dass Patienten mit Frustgefühlen und Lustlosigkeit unterirdische Eisen-, Q10-, Magnesium-, Selen-, Vitamin B12- oder Vitamin-D-Spiegel hatten und nach Ergänzung der fehlenden Stoffe regelrecht aufgeblüht sind.

Was uns an dieser Stelle noch fehlt, ist die Schilddrüse, ein wichtiges Steuerungsorgan für unseren Stoffwechsel. Läuft sie untertourig, kann auch der Stoffwechsel nicht genügend Power aufbauen und zur Verfügung stellen. Meine Empfehlung: Die Kontrolle der Schilddrüse, die Bestimmung des TSH-Wertes im Blut (siehe auch Kapitel 11), gehört zwingend zur Diagnostik dazu, möchte man den Ursachen für Energielosigkeit, Müdigkeit und Stimmungsschwankungen auf den Grund gehen. Dass uns eine untertourig laufende Schilddrüse schneller altern lässt, erwähne ich nur am Rande.

## Kortisol – das Stresshormon schlechthin

Hormone sind Botenstoffe, also Substanzen, die Reaktionen übertragen und dafür sorgen, dass wir Emotionen wie Freude, Leid, Begeisterung sowie sexuelle Lust empfinden. Für eine angemessene Reaktion auf Stress ist ein ganzes Orchester von Hormonen zuständig. Dieses kümmert sich darum, dass unser Kreislauf aktiv wird und wir gegebenenfalls zu Flucht oder auch verbaler oder sogar körperlicher Auseinandersetzung in der Lage sind. Andererseits regulieren die Stresshormone den Stoffwechsel so, dass eine Aktivierung auch wieder gebremst wird und somit nicht überschießt. Schließlich sorgen Hormone dafür, dass die Stimmung nicht kippt und wir unsere Emotionen einigermaßen im Griff haben. Sogar das Schlafhormon Melatonin spielt im Orchester der Stresshormone eine wichtige Rolle. Denn gerade, wenn wir über einen längeren Zeitraum unter Druck oder Stress stehen, ist es wichtig, dass wir nachts Ruhe, Erholung und Schlaf finden.

Soweit, so gut. Wahrscheinlich wissen Sie aus eigener Erfahrung, dass die Regulation von Stress nicht immer so optimal abläuft, wie ich es Ihnen soeben erklärt habe, gerade, wenn dieser sich über Wochen oder gar Monate hinzieht. Da ist der Nachtschlaf dann doch gestört. Und irgendwann fühlen Sie sich müde, erschöpft und können nicht mehr mit adäquater Emotion auf einen erneuten Angriff reagieren, vergessen sich möglicherweise und sagen oder tun eventuell Dinge, die Sie kurz danach bedauern. Dann haben Ihre Stresshormone nicht mehr so gewirkt, wie sie eigentlich sollen.

Das zentrale Stresshormon ist Kortisol. Die normale Ausschüttung folgt einem typischen Verlauf: Am Morgen stellt unsere Nebennierenrinde besonders viel davon zur Verfügung. Im Laufe des Tages fällt die Menge Kortisol – mit einem kleinen Peak am Mittag – nahezu kontinuierlich ab bis zu einem Minimum in den Abendstunden.

Während der Nacht wird nur wenig Kortisol ausgeschüttet. Auch deshalb können wir uns nachts erholen und schlafen. Unter Stress jedoch wird mehr Kortisol bereitgestellt. Erfahren wir regelmäßig zu einer bestimmten Tageszeit belastenden Stress, stellt unsere Nebennierenrinde nur zu dieser Zeit mehr Kortisol zur Verfügung. In aller Regel hat die Nebennierenrinde dann genügend Zeit, sich wieder zu erholen. Erleben wir jedoch Dauerstress, verschiebt sich die Kortisol-kurve den ganzen Tag über nach oben. Das macht die Nebennieren-rinde eine Zeitlang mit, mehrere Monate, vielleicht sogar ein paar Jahre. Aber irgendwann ist Schluss. Die Nebennierenrinde erschöpft sich und kann kein Kortisol mehr liefern. Ist die Kortisolreaktion eingestellt, liegt ein Burn-out-Syndrom vor. Ein dramatisches Krank-heitsbild. Nichts geht mehr.

Kortisol wird meist im Speichel gemessen. Wenn es Ihnen um eine Routinediagnostik geht und Sie einfach mal sehen wollen, wo Ihr Kortisol liegt, reicht die Bestimmung nur am Morgen. Fühlen Sie sich aber massiv gestresst und dauermüde, sollten Sie Ihren Kortisol-spiegel morgens, mittags und abends messen lassen.

Kortisol bremst auch unser Immunsystem aus. Wer über Monate oder Jahre negativen Stress erlebt, schwächt in dieser Zeit seine Abwehr immens. Mit allen Konsequenzen: erhöhte Infektanfälligkeit und erhöhtes allgemeines Krankheitsrisiko. Ob chronischer Stress auch das Risiko vergrößert, an Krebs zu erkranken, wird seit Jah-ren diskutiert. Möglicherweise erhöht Stress indirekt das Risiko für Krebserkrankungen, weil der Organismus geschwächt ist. Die wis-senschaftlichen Arbeiten über den Zusammenhang von Stress und schweren Krankheiten zeigen zudem, dass sich Menschen, die unter großem Stress stehen, gesundheitsgefährdender verhalten, häufiger rauchen, mehr Alkohol trinken usw.[1]

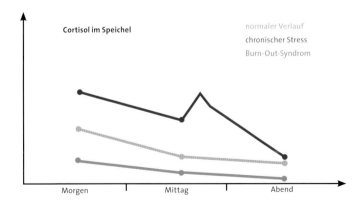

Wie auch immer: Wer viel Stress erlebt, hat ein größere Wahrscheinlichkeit, krank zu werden. Auch deshalb sollten Sie für sich sorgen und einen im wahrsten Sinne des Wortes gesunden Ausgleich zwischen Stress und Erholung finden.

Leider gibt es keine Aminosäuren und keine Vitamine oder Mineralstoffe, mit denen der Kortisolspiegel normalisiert werden kann. In manchen Fällen kann es sinnvoll sein, vorübergehend (Hydro-)Kortison als Tablette zu geben. Diese Behandlung gehört in die Hand eines in der Stressmedizin erfahrenen Arztes. Sonst hilft nur Entstressung, um das Kortisol aus seinem Tief zu holen.

## Die anderen Spieler im Stresshormon-Orchester

Im Orchester für eine adäquate Reaktion auf Stress sitzen eine ganze Reihe von Hormonen: das Schlafhormon Melatonin, das gern auch als „Jungbrunnen"-Hormon bezeichnete DHEA, GABA, Glutamat, Dopamin, Noradrenalin, Adrenalin, das Glückshormon Serotonin und natürlich Kortisol. Für eine aussagekräftige Diagnostik müssen Sie nicht alle Hormone kontrollieren lassen. Es reicht, wenn Sie neben Kortisol Dopamin, Noradrenalin, Adrenalin und Serotonin messen lassen.

Dopamin reguliert einen Großteil unserer Emotionen, dabei vor allem positive wie Freude oder Belohnung. Auch für unsere Konzentration und unsere Motivation ist es wichtig. Gebildet wird es zu einem Teil im Nebennierenmark und zum anderen im vegetativen Nervensystem, also in dem Nervensystem, das wir nicht willentlich beeinflussen können. Noradrenalin und Adrenalin sind wichtig für die Regulation von Blutdruck, Puls, Aufmerksamkeit und Konzentrationsvermögen. Sie stammen überwiegend aus den Nebennieren, Adrenalin vor allem aus dem Nebennierenmark.

Wenn Kortsiol in unserem gedachten Musikorchester das lauteste Instrument ist, vielleicht die Pauke, die nicht ständig gebraucht wird, aber deutlich präsent ist, wenn sie zum Einsatz kommt, ist das Glückshormon Serotonin eine Art Dirigent. Es sorgt dafür, dass der Stress nicht überschießt. Es bremst Kortisol und ist auch deshalb so wichtig. Wenn wir Menschen unter Dauerstress stehen und unsere Nebenniere ständig Kortisol ausschüttet, erschöpft sich nicht nur irgendwann die Kortisolausschüttung, sondern auch ebenso die des Serotonins. Und das sogar viel früher. Anders gesagt: Sie haben dann zu wenig Serotonin zur Verfügung. Das kann man messen. Serotonin ist dabei nicht nur Gegenspieler von Kortisol, es ist auch das sogenannte Glückshormon. In welcher Form und in welchem Ausmaß Serotonin an dem Gefühl von Glück eine Rolle spielt, ist bis heute nicht vollständig klar.

Serotonin wird in aller Regel genau wie Dopamin, Noradrenalin und Adrenalin im zweiten Morgenurin gemessen. Der zweite deswegen, weil im ersten Morgenurin die Hormonausschüttungen der Nacht abzulesen sind. Die interessieren aber nicht. Interessant ist, ob unser Stoffwechsel morgens noch genügend der Hormone ausschüttet, die dafür sorgen sollen, dass wir mit Stress adäquat umgehen können.

Serotonin ist zudem die Vorstufe für Melatonin. Melatonin steuert unseren Schlaf. Und der ist wichtig, wenn wir gestärkt sowie körperlich und geistig fit in den Tag gehen wollen. Fehlt unserem Körper Serotonin, fehlt ihm automatisch auch Melatonin. Und in der Konsequenz erholsamer Schlaf. Auch Melatonin kann man messen. Dann aber möglichst nachts, gegen zwei Uhr. Zu dieser Zeit ist das Schlafhormon besonders aktiv.

Sind die Werte von Dopamin, Noradrenalin, Adrenalin und vielleicht auch noch von Serotonin niedrig, kann dem Stoffwechsel geholfen werden. Neben Stressabbau ist die Einnahme von Vitamin D, B-Vitaminen und 5-Hydroxytryptophan sinnvoll. Vorsicht: 5-Hydroxytryptopahn sollte niemals zusammen mit einem pharmakologischen Stimmungsaufheller eingenommen werden (siehe auch Kapitel 8).

## Wenn Infekte müde machen

Unser Immunsystem ist auf sehr viel Energie angewiesen. Es arbeitet rund um die Uhr, auch wenn wir gesund sind. Davon bekommen wir gar nichts mit. Wir können uns auf andere Dinge konzentrieren.

Das ist wie bei der Firewall Ihres Computers. Wenn die einen Angriff abwehrt, registrieren Sie das in aller Regel nicht.

Ist ein Angriff auf unsere Immunabwehr aber nicht ganz so einfach zu bekämpfen, merken wir das schon. Wir fühlen uns krank, schlapp und müde. Oft kommen noch Schmerzen in Knochen und Muskeln dazu. Abgeschlagenheit, Müdigkeit, Knochen- und Muskelschmerzen treten deshalb auf, weil unser Immunsystem bei nicht ganz so leichten Infekten noch mehr Energie benötigt als gewöhnlich und dafür die Energie umleitet: Weg von allem, was zur Abwehr nicht nötig ist und hin zu sich selbst. Natürlich müssen Eindringlinge umfangreich, effizient und möglichst schnell bekämpft werden, notfalls zu Lasten anderer Stoffwechselvorgänge, die gerade nicht so wichtig sind. Bei schweren Erkältungen oder heftigen Magen-Darm-Infekten merken Sie das daran, dass Ihnen Knochen und Muskeln wehtun und Sie sich kaum bewegen mögen.

Treiben Sie deshalb niemals Sport, wenn Sie einen Infekt haben. Sie überfordern Ihren Körper! Er hat in der Situation genügend damit zu tun, seine Energiebereitstellung ganz auf die Bekämpfung des Infektes zu konzentrieren. Zwingen Sie Ihrem Körper die Belastung dennoch ab, riskieren Sie schwere Komplikationen wie etwa eine Herzmuskelentzündung. Deshalb: Wenn Sie gesund sind, treiben Sie Sport. Regelmäßig und gern mehrmals pro Woche. Wenn Sie aber krank sind, pausieren Sie.

Ein starkes Immunsystem ist das A und O. Die wesentlichen Grundlagen legen Sie mit einer ausreichenden Versorgung mit Vitaminen und Mineralstoffen, einer gesunden Darmflora (siehe Kapitel 17) und einer Ernährung, die Ihren Körper neben den wesentlichen Vitaminen und Mineralstoffen mit allen wichtigen sekundären Pflanzenstoffen versorgt. Damit Ihre körpereigene Abwehr ihre Power behält, gehört schließlich ein Lebensstil dazu, der Ihnen neben der täglichen Anspannung immer wieder Zeit der Entspannung lässt. Und schließlich kommen Sie um Sport und körperliche Aktivität nicht herum.

Viel Beachtung in den Medien findet die Borreliose. Die Symptome sind unspezifisch, das heißt, sie sind nicht eindeutig. Zu den Beschwerden können Kopfschmerzen, Schweißausbrüche, leichtes Fieber und eben auch Müdigkeit gehören. Eben weil die Borreliose viel Aufmerksamkeit erhält, befürchten Menschen, die unter Müdigkeit leiden, oft, sich über einen Zeckenbiss infiziert zu haben. Deshalb sollte die Suche nach einer eventuellen Borreliose zur Diagnostik bei Leistungsschwäche, Müdigkeit, Abgeschlagenheit und Stimmungsschwankungen routinemäßig dazugehören. Und sei es nur, um sicherzugehen, dass in dieser Richtung nicht weiter recherchiert werden muss.

Borreliose ist eine bakterielle Infektion, die durch Zecken übertragen wird. Zecken tragen die Erreger der Borreliose in sich. Wird man von einer Zecke gebissen, verbleibt das Tier bis zu einigen Tagen an der Bissstelle und saugt Blut. Bei dieser Blutmahlzeit kann es Erreger der Borreliose auf den Menschen übertragen. Aber bitte keine Panik: Es wird davon ausgegangen, dass in Mitteleuropa (je nach Region) etwa 5 bis 35 Prozent aller Zecken Borreliosebakterien in sich tragen. Das heißt umgekehrt: 65 bis 95 Prozent aller Zecken sind keine Träger. In der weit überwiegenden Mehrzahl der Fälle werden bei einem Zeckenbiss also keine Borreliosebakterien übertragen.

Und noch etwas: Das Risiko einer Übertragung steigt mit der Dauer der Blutmahlzeit. Heißt: Ist die Zecke noch klein, hat sie mit großer Wahrscheinlichkeit keine Borreliosebakterien übertragen.

## Einmal mehr im Fokus – der Darm

Unser Darm liegt etwa in der Mitte des Körpers und somit ziemlich zentral: Ich halte das für keinen Zufall. Die Energieträger aus unserem Essen gehen vom Darm ins Blut. Etwa 80 Prozent unseres Immunsystems befindet sich im Darm. Auch das hat einen guten Grund. Denn in dem, was wir über den Mund aufnehmen, sind viele Dinge, die unser Körper nicht gebrauchen kann und die er bekämpft. Am besten dort, wo sich entscheidet, ob sie in unser Stoffwechselinneres gelangen oder in die Toilettenschüssel ausgeschieden werden. Die Ursache unklarer Entzündungen liegt ebenfalls oft im Darm. Ist das hsCRP erhöht (siehe Kapitel 11) und die Ursache unklar, sollten Sie eine Diagnostik Ihrer Darmflora machen lassen. Damit meine ich nicht etwa eine Darmspiegelung, sondern eine Stuhluntersuchung (siehe Kapitel 17). Unser heutiger Lebensstil mit viel Zucker, schlechten Fetten und Stress sowie Antibiotikabehandlungen führt dazu, dass die Darmflora oft gestört ist. Ein Darm mit nur geringer Artenvielfalt an Bakterien und einer schwach ausgeprägten Abwehrbarriere zwischen Darmwand und Körperinnerem ist durchlässiger für Nahrungsbestandteile, als von der Natur vorgesehen. Das hat zur Folge, dass Stoffe in unseren Körper gelangen, die dort nichts zu suchen haben. Das wiederum führt zu Abwehrreaktionen und damit einmal mehr zu stillen Entzündungen. Zudem gibt es über die sogenannte Darm-Hirn-Achse eine direkte Verbindung zwischen Darm und Gehirn. Ist im Darm Alarm, wird der Alarm auch zum Gehirn transportiert (siehe auch Kapitel 5).

## Stufendiagnostik bei Müdigkeit, Abgeschlagenheit und Stimmungstiefs

In Kapitel 11 habe ich Ihnen die Blutwerte vorgestellt, die ich als Krankblutwerte bezeichne. Die Krankblutwerte sind die Basis in der Diagnostik aller Erkrankungen und Beschwerden. Natürlich müssen Sie wissen, dass Ihre Leber gut funktioniert, Ihre Nieren vernünftig arbeiten und Sie nicht zuckerkrank sind. Erst danach hat es Sinn, sich über Eisen, Vitamin D oder Stresshormone Gedanken zu machen. Eine verfettete Leber, die nur noch verlangsamt arbeitet, bremst den ganzen Stoffwechsel. Ein Körper, der sich ständig mit zu hohen Blutzuckerspiegeln herumschlagen muss und mit der Bildung des Zuckertransporters Insulin kaum noch nachkommt, wird ebenfalls Probleme haben, im Alltag Höchstleistungen zu bringen. Ebenso hat eine eingeschränkte Nierenfunktion Auswirkungen auf das gesamte System Mensch.

Auch andere Krankheiten wie zum Beispiel Bluthochdruck können unsere Fitness, unsere Energie und unsere Stimmung beeinträchtigen. Die Ursachensuche bei Müdigkeit, Abgeschlagenheit und Stimmungstiefs sollte deshalb als Stufen-Diagnostik erfolgen.

## 1. Stufe

(Ganz-)körperliche Untersuchung durch Hausarzt oder Hausärztin

<u>Zusätzlich:</u>
Blutbild (mit roten und weißen Blutkörperchen, Hämoglobin, Hämatokrit), Blutzucker, Leberwerte (GGT, GOT, GPT), Schilddrüsenwert (TSH), Nierenwerte (Kreatinin, Glomeruläre Filtrationsrate), Eisen, Ferritin, Elektrolyte (Magnesium, Kalium, Natrium, Selen), Coenzym Q10, Vitamin D, Vitamin B12 beziehungsweise Holo-Transcoabalmin (eventuell zusätzlich Homozystein, um auch über die anderen B-Vitamine eine Aussage zu erhalten)

>> Sollten z. B. Eisen oder Vitamin D oder auch Magnesium und/oder Selen erniedrigt sein (siehe Kapitel 12 und 13), sollte eine Behandlung beziehungsweise Einnahme in Kapselform (oder ggfs. auch Pulver- oder in flüssiger Form) erfolgen.

<u>Darm- beziehungsweise Stuhldiagnostik:</u>
Aus einer Stuhldiagnostik (siehe Kapitel 17) ergibt sich fast immer eine Indikation zur Behandlung. Auch die sollte dann erfolgen.

 **Sofern sich insbesondere aus der Blutentnahme nichts Wegweisendes ergibt, folgt die**

## 2. Stufe

*Bestimmung von Borreliose-Antikörpern*, also sogenannten IgM- und IgG-Antikörper gegen Borreliose: Sollten Sie wiederholt Zeckenbisse gehabt haben, kann die Bestimmung der Borreliose-Antikörper auch im ersten Schritt sinnvoll sein. Im Zweifelsfalle sollten Sie das mit Ihrem Arzt besprechen.
Sind Antikörper insbesondere in Konstellation eines frischen Infektes, also mit erhöhtem IgM, positiv, ist eine Antibiotika-Behandlung notwendig.
Die Behandlung einer manifesten Borreliose gehört in die Hand eines Arztes, der damit Erfahrung hat.

*Bestimmung der Stresshormone:*
• Kortisol, möglichst im Tagesprofil
• Serotonin
• Dopamin
• Noradrenalin
• Adrenalin

# Im Zentrum des Körpers: der Darm und seine Bewohner

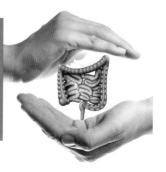

Mindestens einmal sollte jeder Erwachsene seinen Darm untersuchen lassen, abhängig vom Ergebnis kann eine Kontrolluntersuchung einige Monate oder Jahre später sinnvoll sein. Im Prinzip gilt das auch schon für Kinder beziehungsweise Jugendliche, wenn man an unsere heutige meist unzureichende und unausgewogene Ernährungsweise denkt. Wenn ich von einer Darmuntersuchung schreibe, meine ich keine Darmspiegelung, sondern eine Untersuchung des Stuhls auf Bakterien, Parasiten, Pilze, Verdauungsrückstände und Immunzellen.

Wenn wir uns den Menschen wie eine Landkarte vorstellen, liegen Bauch und Darm vielleicht nicht exakt in der Mitte, aber doch im Zentrum des Systems Mensch. Der Darm erinnert mich dabei an den imposanten Arc de Triomphe de l'Étoile (Triumphbogen des Sterns) in Paris, auf den zwölf große Straßen sternenförmig zulaufen. Der Darm besitzt eine Blut- und Nervenversorgung in jede Region unseres Körpers. Das muss so sein, denn von dort, von unserem Darm aus, findet die Versorgung des Stoffwechsels mit Nahrungsenergie statt.

Durch den Darm wird alles geschleust, was wir essen und trinken. Darm und Darmflora sorgen dafür, dass ausgeschieden wird, was für uns wertlos ist, und dass ins Körperinnere gebracht wird, was wir benötigen. Ich spreche in diesem Zusammenhang gern von der Siebfunktion des Darms. Die Dinge, die für den Körper nutzlos oder sogar schädlich sind, werden in die Toilettenschüssel ausgesiebt, und all das, was der Körper benötigt, bleibt drin und wird durch die Darmwände ins Innere transportiert.

Etwa 80 Prozent unseres Immunsystems hat seinen Platz im Darm. Es handelt sich um ein komplexes System, an dem viele Zellen, aber auch jede Menge Darmbakterien beteiligt sind. Da der Darm im Zentrum des Systems Mensch so vielen Unwägbarkeiten ausgesetzt ist, sollten Sie eine Untersuchung Ihres Darms beziehungsweise Ihrer Darmflora nicht nur als Diagnostik bei Krankheit auffassen, sondern auch für die Erhaltung oder Verbesserung Ihrer Gesundheit. Für eine Optimierung der Siebfunktion Ihres Darms, für eine Stärkung Ihrer Immunabwehr, aber auch für mehr Power, Energie und Lebensfreude.

Ich schreibe hier bewusst vom System Mensch. Ich meine also keineswegs nur unseren Körper, sondern auch unsere Seele. Denn natürlich macht es etwas mit unserer seelischen Verfassung, wenn das dichte Nervengeflecht um unseren Darm und seine Abzweigungen zu unserem Gehirn nicht richtig funktioniert. Ich werde Ihnen im Folgenden die wesentlichen Dinge vorstellen, die untersucht werden sollten, um eine zuverlässige Aussage über die Lage in Ihrem Darm zu erhalten.

### Wissenswertes zum pH-Wert des Stuhls

Normalerweise ist der Stuhl breiig. Ein beständig flüssiger oder dünnbreiiger Stuhl ist ein Hinweis darauf, dass die Passage durch den Darm beschleunigt ist. Der Grund kann eine veränderte Darmflora sein. Ist der Stuhl fest, ist das ein Indiz für eine verzögerte Darmpassage. Wieder kommt eine veränderte Flora als Ursache infrage. Aber auch wer zu wenig trinkt, kann einen festen Stuhl haben.

Der pH-Wert gibt an, wie sauer oder basisch eine Lösung ist. Den pH-Wert kann man auch im Stuhl messen. Er hängt im Wesentlichen von den Bakterien ab, die den Darm besiedeln. Es gibt Bakterien, die für ein basisches Umfeld sorgen (sogenannte Basenbildner) und Bakterien, die für ein saures Umfeld sorgen (sogenannte Säurebildner). Als ausgeglichen gilt in Darm beziehungsweise Stuhl ein pH-Wert zwischen 5,8 und 6,5. Die meisten Menschen in Europa haben einen höheren pH-Wert, also über 6,5. Das ist oft ein Indiz dafür, dass Milchsäurebakterien fehlen. Ihr Name deutet bereits darauf hin, dass diese Bakterien eher für ein saures Umfeld verantwortlich sind. Milchsäurebakterien spielen eine wichtige Rolle für die Abwehr im Darm. Auf den Punkt gebracht: Ein erhöhter pH-Wert ist oft ein (erstes) Indiz für eine Abwehrschwäche. Noch etwas: Krankmachende Keime (Fachbegriff: pathogene Keime) können bei einem höheren pH-Wert besser leben. So wie alle Laborwerte immer nur Hinweise sind und niemals eine Diagnose darstellen, so liefern auch Darmbefunde immer nur Anregungen. Der Befund eines erhöhten pH-Wertes muss im Rahmen des gesamten Stuhlbefundes interpretiert werden und natürlich auch im Rahmen des Befindens des Menschen.

In Ihrem Darm leben nicht nur mehrere Billionen Bakterien, sondern auch unterschiedliche Arten. Verschiedene Völker, wenn Sie so wollen. Je mehr verschiedene Völker den Darm besiedeln, desto stabiler ist das Leben dort und desto stärker ist die Immunabwehr. Das Umgekehrte gilt genauso: Je weniger Arten den Darm bevölkern, desto schwächer ist die Körperabwehr und desto größer ist das Risiko, dass die Siebfunktion in der Darmwand nicht einwandfrei funktioniert. Günstig ist es also, möglichst vielen unterschiedlichen Bakterienvölkern Unterschlupf zu bieten. Man spricht in diesem Zusammenhang von Diversität. Sie sollte möglichst hoch sein.

Wissenschaftliche Studien haben gezeigt, dass bestimmte Krankheiten wie Diabetes, aber auch Alzheimer oder Darmkrebs häufiger bei Menschen auftreten, die eine geringe Artenvielfalt im Darm haben. Ebenso sind von einem chronischen Müdigkeitssyndrom oft Menschen mit geringer Diversität betroffen.[1]

Viele Labore geben in ihren Befunden sogenannte Enterotypen und einen Dysbiose-Index an. Als Enterotyp bezeichnet man die dominierende Bakteriengattung innerhalb der Darmflora. Man unterscheidet drei Enterotypen: Enterotyp 1, Enterotyp 2 und den nur sehr selten auftretenden Enterotyp 3. Häufig kann man vom Enterotypen darauf schließen, ob jemand viel Fleisch isst (Enterotyp 1) oder sich vegetarisch beziehungsweise vegan ernährt (Enterotyp 2).

Der Dysbiose-Index beschreibt, grob gesagt, wie groß die Abweichung aller Mikroorganismen im Darm von einer gesunden Flora ist. Anders formuliert: Je höher der Dysbiose-Index ist, desto mehr Pilze, die Immunabwehr eher schwächende Bakterien und eventuell sogar Parasiten fühlen sich in der Darmflora wohl.[2]

## Die Hauptbewohner unseres Darms: Bakterien

Dass sich im menschlichen Darm eine nahezu unvorstellbar große Zahl von Bakterien tummelt, wissen Sie bereits. Um eine fundierte Aussage über Ihre Darmgesundheit zu erhalten, ist es nicht nötig, alle Bakterien oder Bakterienstämme zu kennen. Über einige von ihnen sollten Sie aber Bescheid wissen. Eine elementare Rolle für

Ihre Immunabwehr spielen: Bifidobakterien, Laktobazillen und zwei Keime mit den etwas sperrigen Namen *Akkermansia mucini-phila* und *Faecalibacterium prausnitzii* (siehe Kasten). Bifidobakterien sitzen direkt auf der Darmschleimhaut. Sie gehören mit zur Barriere zwischen Darm und dem Innerem des Körpers und sind – wenn Sie so wollen – ein Teil der Wachposten an dieser Grenze. An der Grenze, an der alles abgewiesen werden soll, was Körper und damit Stoffwechsel bedrohen. Wer in seinem Leben oft Antibiotika geschluckt hat, weist häufig nur wenige Bifidobakterien auf. Mit allen Konsequenzen. Einmal mehr zeigt sich, dass Sie jede Behandlung mit einem Antibiotikum hinterfragen sollten. Laktobazillen bilden saure Stoffwechselprodukte und bekämpfen auf diese Weise Fremdkeime.

---

*Akkermansia muciniphila* **und** *Faecalibakterium prausnitzii*

Diese beiden Bakterien gehören zu Ihren besten Freunden, denn mit ihrer Hilfe fühlen Sie sich wohl. Beide sind verantwortlich für eine gut aufgebaute und ebenso gut funktionierende Schleimschicht auf der Darmwand. Diese Schleimschicht wiederum spielt eine herausragende Rolle dafür, dass die Grenzschicht zwischen Darminhalt auf der einen und Blut- sowie Lymphsystem auf der anderen Seite richtig arbeitet. Anders formuliert: Die beiden Bakterien mit den so schwierigen Namen sind ausschlaggebend dafür, dass Dinge, die nicht in Ihren Körper sollen, tatsächlich draußen bleiben und ausgeschieden werden.

Damit die Schleimschicht auf der Darmwand gut arbeiten kann, muss sie immer wieder ab- und wiederaufgebaut werden. Nur so kann sichergestellt werden, dass sie wirklich als Barriere agiert. *Akkermansia muciniphila* baut den Schleim ab, *Faecalibacterium prausnitzii* sorgt dafür, dass neuer Schleim gebildet wird. In besonderer Weise fördern, pflegen und ernähren können Sie diese beiden mit folgenden Nahrungsmitteln: Hülsenfrüchte, Spargel, Zwiebeln, Knoblauch, Artischocken, Kohl, Brokkoli. Aber auch Ballaststoffe aller Art wie zum Beispiel Flohsamenschalen oder Leinsamenschrot mögen sie gern.

---

Fäulniskeime haben in unserem Darm überhaupt nichts verloren, das gilt ganz besonders für die sogenannten Clostridien. Fäulniskeime verstoffwechseln besonders Eiweiße und Fette zu toxischen, also giftigen, Produkten. Die Folge sind wieder einmal Entzündungsprozesse. Wird Ihr Darm also von Fäulniskeimen und hier besonders von Clostridien in großer Menge besiedelt, haben Sie eine wesentliche

Entzündungsquelle in Ihrem Körper, die Krankheiten hervorrufen kann, schlimmstenfalls sogar eine Entzündung der schützenden Dickdarmschleimhaut. Häufige Bauchschmerzen, die in keinem Zusammenhang zum Essen stehen, können ein Hinweis auf Fäulniskeimbefall sein, ebenso ein anhaltend schlechter Atem.

Wenn ich hier von Fäulniskeimen in großer Menge schreibe, ist das eine ungenaue Angabe. Labore messen ganz unterschiedlich. Wenn Sie gemeinsam mit Ihrem Arzt Ihren Stuhlbefund durchgehen, werden Sie aber sehen, dass die Labore jeden Parameter und auch jeden Keim in – oft auch grafisch – verständlicher Form angeben. Es ist bei jedem einzelnen Parameter leicht zu erkennen, ob er sich im Normbereich befindet oder außerhalb.

*Escherichia coli*, kurz E. coli genannt, und einige Bakterien aus der Gruppe der sogenannten Enterokokken modulieren das Immunsystem im Darm, das heißt, zu wenige von ihnen schwächen die Immunabwehr, zu viele sind aber auch ungünstig, weil sie wie die Fäulniskeime Toxine bilden können.

Weitere Keime, die bestimmt werden können, haben Namen wie *Ruminococcus*, *Eubacterium*, *Fusobacterium* oder auch *Proteus*, *Klebsiellen* und *Enterobacter*. Das variiert ein wenig von Labor zu Labor und oft auch von Arzt zu Arzt und hängt nicht zuletzt auch vom Beschwerdebild des jeweiligen Patienten ab.

Zu den Absurditäten unseres Gesundheitssystems gehört, dass eine Darmflora-Diagnostik selbst bezahlt werden muss. Es ist eben in aller Regel eine Investition in Gesundheit, Gesunderhaltung und Stärkung der Abwehrkräfte und weniger in die Behandlung von Krankheiten. Deshalb spielt für das Ausmaß der Diagnostik auch der Geldrahmen eine Rolle. Ich hoffe, Sie haben einen Hausarzt, mit dem Sie auch über solche Dinge ganz offen reden können. Es gilt: Nicht immer ist das Maximum an Diagnostik das Beste. Ihr Stuhlbefund sollte in jedem Fall Auskunft geben über: Bifidobakterien, Laktobazillen, *Akkermansia muciniphila*, *Faecalibacterium prausnitzii*, *E. coli* sowie Fäulniskeime und hier wiederum Clostridien.

## Jahrelanger Streit: Sind Pilze ein Problem?

Kaum ein Darmbewohner löst unter Experten so viel Streit aus wie Pilze. Dabei geht es in der Hauptsache um den Hefepilz Candida. Etwa 70 Prozent aller Menschen in der westlichen Welt tragen ihn in sich, und die meisten können gut damit leben, weil eine intakte Darmflora ihn in Schach hält. Er befindet sich nicht nur im Darm, sondern auch auf anderen Schleimhäuten wie im Mundraum oder in der Scheide. Dennoch wird Candida immer wieder mit Beschwerden wie Müdigkeit, Leistungsschwäche oder auch Muskelschmerzen in Verbindung gebracht. Wenn man ehrlich ist, muss man sagen: Belegt ist das nicht. Aber eben auch nicht widerlegt.

Ziemlich sicher ist, dass ein Zuviel an Hefepilzen ungünstig ist und sogar das Immunsystem schwächen kann. Insbesondere Frauen merken das häufig, wenn sie nach einer Antibiotikatherapie Ausfluss, verbunden mit Juckreiz, bekommen. Der Verursacher ist in aller Regel Candida. Die Erklärung ist einfach: Das Antibiotikum hat einen Großteil der Keime der normalen Flora umgebracht, der Flora im Darm, aber auch zum Beispiel in der Scheide. Dabei wurde eine Reihe von Keimen, die für die Immunabwehr wesentlich sind, gleich mit erledigt. Im Ergebnis kann sich Candida ungehindert vermehren. Und macht das auch. Mit der beschriebenen Konsequenz von Juckreiz und Ausfluss.

Candida kann sich nach einer Antibiotikatherapie aber nicht nur im Genitalbereich vermehren, sondern auch im Darm. Zur Diagnostik der Darmflora gehört er in jedem Fall dazu. Es gilt: Ist die Menge im Normbereich, ist keine Behandlung nötig. Haben Sie zu viele Hefepilze, kommt es auf Ihre Beschwerden an. Wenn Sie regelmäßig unklare Bauchschmerzen haben oder müde und abgeschlagen sind, kann es sinnvoll sein, vorübergehend ein sogenanntes Antimykotikum einzunehmen, also ein Mittel zur Behandlung von Pilzinfektionen.

Es gibt aber noch einen einfacheren Therapieansatz: Pilze ernähren sich von Zucker. Wer regelmäßig Heißhunger auf Süßes hat, hat möglicherweise schlicht eine Menge Candida in seinem Darm, die nach Essen schreien. Entziehen Sie Hefepilzen ihre Lebensgrundlage! Essen Sie keinen oder kaum Zucker und verzichten Sie auch auf gesüßte Getränke.

## *Verdauungsrückstände Zucker, Fett und Wasser*

Ist die Verdauung von Nahrungsbestandteilen gestört, ist Fett häufig als Erstes betroffen. Dabei ist Verdauung ein Prozess, an dem wiederum viele Rädchen ineinandergreifen: Bauchspeicheldrüse, Gallenblase mit Gallenflüssigkeit und natürlich eine ausgewogene und möglichst vielfältige Darmflora. Ein hoher Fettanteil ist also nur ein Hinweis auf eine Verdauungsstörung, in keinem Fall eine Diagnose. Ist die Bauchspeicheldrüse in ihrer Arbeit eingeschränkt, sind neben zu viel Fett auch Enzyme der Bauchspeicheldrüse vermindert, wie etwa die Bauchspeicheldrüsen-Elastase (Fachbegriff: Pankreas-Elastase). Oft ist der Stuhl dann so fettig und klebrig, dass das schon mit bloßem Auge erkennbar ist. Zudem riecht er scharf oder säuerlich. Eine Bauchspeicheldrüsenschwäche ist jedoch selten und kommt meist zusammen mit anderen Krankheiten der Bauchspeicheldrüse vor, beispielsweise einer Entzündung. Von solchen Krankheiten wissen Arzt und Patient meist schon, bevor eine Stuhldiagnostik durchgeführt wird.

Ist die Bauchspeicheldrüsen-Elastase erniedrigt, ohne dass eine sonstige Krankheit der Bauchspeicheldrüse bekannt ist, sollte die Messung dieses Enzyms wiederholt werden. Um dann sicher zu sein, dass keine Bauchspeicheldrüsenschwäche vorliegt, sollte der Wert bei drei Kontrolluntersuchungen im Normbereich liegen. Diese Kontrollen sollten im Abstand von jeweils vier bis sechs Wochen erfolgen.

Ein hoher Fettgehalt im Stuhl kann aber schlicht auch ein Hinweis auf einen exorbitant hohen Fettanteil in der Nahrung sein. Menschen, die Fleisch als Gemüse betrachten und Unmengen davon verzehren, haben einen entsprechenden Stuhlgang.

Einen hohen Fettanteil im Stuhl sehe ich bei meinen Patienten häufig: In den allermeisten Fällen wird dieser durch eine nicht optimale Darmflora verursacht. Das heißt: Der Fettanteil im Stuhl sollte in der Diagnostik berücksichtigt und auch kritisch hinterfragt werden: Gibt es Anhaltspunkte für eine Bauchspeicheldrüsenschwäche (erhöhte Bauchspeicheldrüsen-Elastase)? Enthält die Ernährung viel Fleisch und im Vergleich dazu zu wenig Gemüse? Trifft all das Genannte nicht zu, behandelt man den zu hohen Fettgehalt im Stuhl, indem man die Darmflora wieder ins Gleichgewicht bringt.

Zu viel Zucker im Stuhl kann ein Hinweis sein auf Milchzucker- oder Fruchtzuckerunverträglichkeit (Laktoseintoleranz oder Fruktoseintoleranz), seltener auf eine Unverträglichkeit des Zuckeraustauschstoffes Sorbit. Oder ganz banal auf zu viel Zucker in der Ernährung. Menschen mit Milchzucker-, Fruchtzucker- oder Sorbitunverträglichkeit haben oft immer wieder auftretende Bauchschmerzen, Blähungen und/oder Durchfall. Zur sicheren Diagnose gibt es sogenannte Atemtests, die beim Arzt durchgeführt werden können. Wenn Sie immer wieder Bauchschmerzen, Blähungen und/oder Durchfall haben, können Sie sogenannte Provokationstests auf Laktose-, Fruktose- und Sorbitunverträglichkeit aber auch selbst durchführen.

---

**Provokations-Selbsttests**

*1. Provokations-Selbsttest auf Laktoseintoleranz:* Trinken Sie 250 bis 500 Milliliter Kuhmilch. Trinken Sie nichts weiter und essen Sie auch nichts. Das letzte Essen sollte mindestens zwei Stunden her sein. Bekommen Sie in den folgenden 30 bis 60 Minuten Bauchschmerzen und/oder Durchfall, ist das ein ziemlich sicherer Hinweis auf Laktoseintoleranz.

*2. Provokations-Selbsttest auf Fruktoseintoleranz:* Trinken Sie 250 bis 500 Milliliter reinen Apfelsaft. Trinken Sie nichts weiter und essen Sie auch nichts. Das letzte Essen sollte mindestens zwei Stunden her sein. Und erneut sind auftretende Bauchschmerzen und/oder Durchfall in den folgenden 30 bis 60 Minuten ein ziemlich sicherer Hinweis auf eine Intoleranz.

Während Intoleranzen gegenüber Laktose (Milchzucker) und Fruktose (Fruchtzucker) mittlerweile eine große Bekanntheit haben, sind Intoleranzen gegenüber dem Zuckeraustauschstoff Sorbit nur wenig bekannt:

*3. Provokations-Selbsttest auf Sorbitintoleranz:* Sorbitreich sind zum Beispiel Birnen. Essen Sie zwei Birnen (wenn Sie es schaffen, sogar noch eine dritte). Trinken Sie nichts und essen Sie auch nichts weiter. Das letzte Essen sollte mindestens zwei Stunden her sein. Erneut sprechen Bauchschmerzen und/oder Durchfall, die 30 bis 60 Minuten nach dem Provokationstest auftreten, für eine Intoleranz.

---

Intoleranzen gegen Sorbit treten oft in Kombination mit Intoleranzen gegenüber Fruktose auf. In der Konsequenz: Beides testen!

Reich an Laktose sind alle Kuhmilchprodukte wie (Kuh-)Milch, Quark, Joghurt.

Reich an Fruktose sind: Zucker, Honig, alle Fruchtsäfte, viele Obstsorten wie zum Beispiel Äpfel oder Trauben.

Reich an Sorbit sind: Äpfel, Birnen, Aprikosen, Pflaumen, Trockenobst, aber auch zuckerfreie Bonbons oder Kaugummis, Süßes wie Backwaren, Gebäck oder Schokolade, häufig auch Eis.

Für Betroffene ist die Liste häufig frustrierend. Einerseits, weil sie sehr umfangreich ist, andererseits aber auch, weil sie nur schwierig vollständig darzustellen ist. Es gibt aber auch eine positive Nachricht: Während bei Allergien eine Reaktion schon bei kleinster Menge des Allergens auftritt, werden bei Intoleranzen die jeweiligen Zucker bis zu einer bestimmten Menge vertragen. Probieren Sie also – wenn Sie betroffen sind – die jeweiligen Nahrungsmittel aus. Sie werden nach einer gewissen Zeit ein gutes Gefühl dafür haben, wie viel Sie von den jeweiligen Nahrungsmitteln vertragen.

Nahrungsmittelintoleranzen sind allerdings oft nur die Folge eines Problems, nämlich jenes einer gestörten Darmflora. Deshalb wundert es auch nicht, dass diese nach einer Behandlung der Darmflora aufhören können. Vergessen Sie also nicht, Ihre Darmflora zu behandeln. Wie das aussehen kann, führe ich Ihnen am Ende des Kapitels beispielhaft auf.

Was uns an dieser Stelle noch fehlt, ist der Wassergehalt im Stuhl. Ist zu wenig Wasser im Stuhl, ist das häufig ein Indiz dafür, dass jemand zu wenig trinkt. Wenig Wasser kann aber auch darauf hinweisen, dass der Stuhl nur langsam durch den Darm fließt. Das Ergebnis ist dann oft Verstopfung. Verstopfung oder langsame Darmpassage werden wiederum häufig durch zu wenig Trinken verursacht. Anders formuliert: Stellen Sie in Ihrem Ergebnis fest, dass Ihr Stuhl mehr Wasser haben könnte, machen Sie keinen Fehler, Ihre Trinkgewohnheit zu hinterfragen.

Während ich bei Stuhluntersuchungen häufig Ergebnisse mit zu wenig Wasser sehe, erlebe ich Ergebnisse mit zu viel Wasser nur selten. Das sind dann oft Patienten mit schweren entzündlichen Darmerkrankungen wie Colitis ulcerosa oder Morbus Crohn. Die wissen in aller Regel bereits von ihrer Krankheit und werden entsprechend behandelt. Aber gerade Patienten mit entzündlichen Darmerkrankungen haben häufig eine stark veränderte Darmflora und profitieren sehr von einer Behandlung derselben.

## Hinweise auf Entzündungen im Darm

Das Thema Entzündungen zieht sich wie ein roter Faden durch dieses Buch. Weil Entzündungen eine und vielleicht die wesentliche Ursache dafür sind, dass wir altern. Und weil Entzündungen die Ursache für die meisten chronischen Krankheiten sind. In Kapitel 5 habe ich Ihnen zudem ausführlich vom Löchrigen-Darm-Syndrom, dem Leaky-Gut-Syndrom, erzählt. Und ebenso von der Darm-Hirn-Achse, der Gut-Brain-Axis. Wenn Entzündungen in unserem Körper eine so wichtige Rolle spielen und der Darm zentral für das Funktionieren des Systems Mensch ist, stellt sich zwangsläufig die Frage nach den Entzündungsmarkern im Stuhlbefund.

Folgende Entzündungsmarker sind in der Diagnostik sinnvoll:

**Alpha-1-Antitrypsin:** ein Eiweiß, das auf der Oberfläche der Darmschleimhaut sitzt. Ist der Wert erhöht, ist das ein Indiz für eine erhöhte Durchlässigkeit der Darmschleimhaut.
**Zonulin:** ein Eiweiß, das direkt auf den Verbindungen zwischen Darm und Blutgefäßen sitzt, also auf den Türen, die den Darm mit unserem Körperinneren verbinden. Unser Darm ist unsere größte Kommunikationsfläche mit der Außenwelt. Die Türen in unserem Darm sind somit die Verbindung zwischen Außenwelt und unserem Körperinneren. Diese Türen heißen *Tight Junctions*. Ein erhöhtes Zonulin ist also ein Hinweis auf eine Störung dieser Türen.
**Calprotectin:** Auch das ist ein Eiweiß. Es sitzt nicht auf der Darmoberfläche, auch nicht an den Türen, sondern in der Tiefe der Schleimhaut. Menschen mit chronisch entzündlichen Darmerkrankungen wie Colitis ulcerosa oder Morbus Crohn haben praktisch immer ein erhöhtes Calprotectin. Und wer sowohl ein erhöhtes Alpha-1-Antitrypsin als auch ein erhöhtes Calprotectin hat, hat in aller Regel auch ein Leaky-Gut-Syndrom, ein Löchriges-Darm-Syndrom.
**slgA:** Bestandteil des Immunsystems. Es sitzt auf unseren Schleimhäuten: in den Bronchien, im Genitaltrakt und eben auch im Darm. Nicht nur ein erhöhtes sIgA ist ein Hinweis auf eine Entzündung, sondern auch ein niedriges. Weil es dann eventuell bereits verbraucht ist.

In jedem Fall bestimmen lassen sollten Sie: Alpha-1-Antitrypsin und Calprotectin. Mit diesen beiden Werten bekommen Sie eine zuverlässige Aussage darüber, ob eine Entzündung in der Darmschleimhaut oder ein Leaky-Gut-Syndrom vorliegt oder eben nicht: Ist nur Alpha-1-Antitrypsin erhöht, spricht das für eine leichte Entzündung und wahrscheinlich auch ein leichtes Leaky-Gut-Syndrom. Sind beide erhöht, sind sowohl Entzündung also auch Leaky-Gut-Syndrom sehr wahrscheinlich.

Die beiden weiteren Werte Zonulin und sIgA können zusätzlich bestimmt werden.

Im Folgenden finden Sie ein Beispiel dafür, wie eine Therapie bei veränderter Darmflora aussehen kann.

---

**Therapie bei veränderter Darmflora (Beispiel)**

Die Behandlung einer veränderten Darmflora dauert Monate, manchmal Jahre. Sie sollten sie in Absprache und unter Anleitung Ihres Arztes durchführen. Weil die Behandlung vom Ergebnis abhängt, stelle ich Ihnen nur eine Beispieltherapie vor: In meiner Arbeit hat es sich bewährt, zunächst über vier Wochen eine Substanz zu geben, die unter anderem Aktivkohle, Chlorophyll, Flohsamenschalen und Apfelpektin enthält, also Ballaststoffe und Substanzen, die eine bindende und somit reinigende Wirkung haben. Weiterhin bewährt hat sich, in den ersten 14 Tagen Zucker nahezu komplett zu meiden. Vor allem aus den folgenden Gründen: Zucker führt oft zu Blähungen und ist zudem Nahrungsgrundlage von Pilzen. Vier Wochen sollten zudem Kuhmilcheiweiße gemieden werden. Das heißt, bitte verzichten Sie (komplett) auf: Kuhmilch, Kuhmilchjoghurt, Kuhmilchquark, Kuhmilchkäse, Sahne, Kaffeesahne, Butter, Schokolade mit einem niedrigen Kakaoanteil, Kuchen und Gebäck, die Kuhmilch enthalten. Nach einem Monat kann man mit einem Präparat mit lebenden Darmbakterien, einem sogenannten Probiotikum beginnen. Das jeweilige Präparat nehmen Sie bitte in Absprache mit Ihrem Arzt ein.

Parallel dazu kann nach vier Wochen ein Präparat genommen werden, welches das Darmepithel stabilisiert. Die Substanz mit dem komplizierten Namen N-Acetyl-D-Glucosamin ist dafür geeignet. Präparate, die N-Acetyl-D-Glucosamin enthalten, enthalten oft noch andere Substanzen wie zum Beispiel die Aminosäure L-Glutamin.

Wenn *Akkermansia muciniphila* und/oder *Faecalibacterium prausnitzii* in Ihrem Stuhlergebnis niedrig sein sollten, können Sie acht Wochen nach Behandlungsbeginn (also vier Wochen nach Beginn der Behandlung mit einem Probiotikum) zusätzlich Akazienfaser-Pulver einnehmen. Das ist ein Ballaststoff, der genau diese beiden Bakterien zum Wachstum anregt. In manchen Fällen ist es auch sinnvoll, noch andere Präparate einzunehmen, manchmal kann es sogar hilfreich sein, eine Zeitlang ein sogenanntes Antimykotikum zu nehmen, also ein Pharmakon gegen Pilze.

**Schließlich möchte ich Ihnen noch sieben Ernährungstipps** für einen gesunden Darm mit auf den Weg geben. Diese Tipps können Sie unabhängig vom Ergebnis Ihrer Darmflora umsetzen und auch dann, wenn Sie Ihren Stuhl nicht untersuchen lassen sollten:

- Trinken Sie jeden Tag zwei bis zweieinhalb Liter Wasser. Wenn der Geschmack zu fad für Sie ist, dann tropfen Sie ein paar Spritzer Zitrone ins Wasser.
- Frühstücken Sie morgens Haferflocken, im Optimalfall Vollkornhaferflocken. Nehmen Sie zu den Haferflocken statt Kuhmilch ruhig Hafer-, Mandel- oder Sojamilch (achten Sie darauf, dass der Hafer- oder Sojamilch weder Zucker noch Sonnenblumenöl zugesetzt wurde).
- Täglich je fünf Gramm Leinsamenschrot und Flohsamenschalen, die Sie zum Beispiel in die Haferflocken geben können oder in einen Joghurt, der auch gern ein Soja- oder Kokosjoghurt sein darf.
- Essen Sie mehrmals pro Woche eine unreife Banane (sie enthält resistente Stärke. Bitte gut kauen).
- Essen Sie ein- oder mehrmals pro Woche Sauerkraut.
- Essen Sie täglich mehrmals Gemüse, mit Biss und auch mal roh.
- Essen Sie nur hin und wieder Brot oder Brötchen. Und wenn Sie Brot oder Brötchen essen, dann sollten diese aus Vollkorn und glutenarm sein.

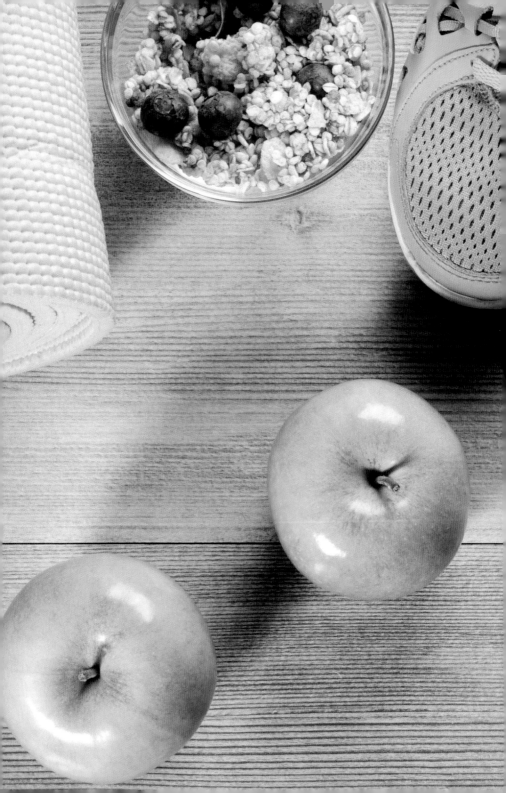

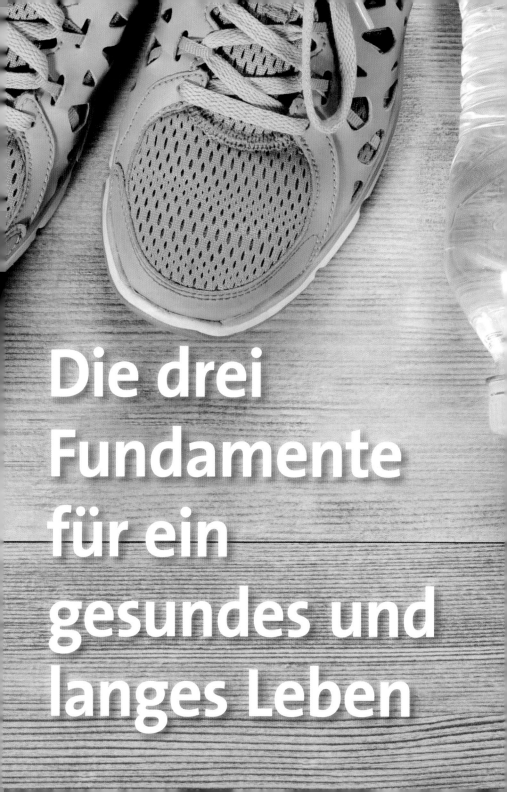

# Die drei Fundamente für ein gesundes und langes Leben

# Die Veränderung beginnt

In ersten Teil dieses Buches ging es um die Gesundheitsräuber, um das, was unsere Gesundheit und unser Leben bedroht. Im zweiten Teil habe ich beschrieben, welche Untersuchungen sinnvoll sind, um Krankheiten frühzeitig zu erkennen und möglichst bis ins hohe Alter körperlich und geistig fit zu bleiben.

Jetzt sind Sie dran. Das Wissen um Gesundheitsräuber und mögliche Untersuchungen für ein langes Leben haben nur Sinn, wenn Sie bereit sind, ehrlich zu analysieren, wo Sie sich und Ihrem Körper schaden, und sich dann zu überlegen, was anders werden muss. Vielleicht sind es nur kleine Veränderungen, die Sie umsetzen müssen. Vielleicht aber auch große. Machen Sie die Analyse darüber schriftlich. Nur so stellen Sie sicher, dass Sie nach einem, zwei, sechs, zwölf und mehr Monaten noch wissen, was Sie ändern wollten. Und ob Sie noch auf Ihrem Weg der Veränderung sind.

Mein Tipp auf Ihrem Weg: Kaufen Sie sich dafür ein schönes Buch, in das Sie schreiben können. Dieses Buch kann Sie bis an Ihr Lebensende begleiten. Es kann Ihr Lebensbuch werden.

Nehmen Sie sich für die Analyse Ihres bisherigen Lebens Zeit, möglichst mehrere Tage. Vielleicht wollen Sie dafür allein auf eine Insel oder in die Berge fahren? Lassen Sie Ihr bisheriges Leben zunächst Revue passieren. All die guten Dinge, die Ihnen Freude gemacht haben und die wichtig waren für Ihren Lebensverlauf. Aber auch all die schlechten Dinge, die Ihr Leben ebenfalls entscheidend beeinflusst haben, Ihren Lebensweg an der einen oder anderen Stelle in eine Richtung haben gehen lassen, die Sie eigentlich nicht wollten.

Wenn Ihnen Ihre Lebensanalyse schwerfällt, können folgende Fragen hilfreich sein:

Stellen Sie sich vor, Sie sind wieder 18. Was würde der 18-jährige Mensch, der Sie damals waren, heute zu Ihnen sagen? Würde er sagen, das habe ich gut gemacht? Genauso habe ich mir das damals vorgestellt? Oder wäre die Antwort eher: Meine Vorstellungen und

Erwartungen waren ganz andere. Jetzt gehen Sie gedanklich in die Zukunft. Stellen Sie sich vor, Sie sind 80, 85 oder 90 Jahre alt. Wie soll Ihr Leben in den nächsten Jahren und Jahrzehnten verlaufen, damit Sie dann zufrieden und vielleicht sogar stolz zurückblicken können?

Ein guter Trick kann dabei folgender sein: Stellen Sie sich vor, dass jemand an Ihrem 90. Geburtstag eine Rede über Sie hält. Eine Laudatio. Was möchten Sie, dass in dieser Rede erwähnt wird? Vielleicht können Sie diese Rede sogar entwerfen. Auch die darf in Ihr Lebensbuch. Wenn Sie sich überlegen, was in der Laudatio erwähnt werden soll, formulieren Sie, genau genommen, nicht nur einige Kleinigkeiten, die in Ihrem Alltag anders werden sollen, sondern Sie beschreiben größere Ziele. Wohin soll es Sie in Ihrem Leben noch treiben? Was würden Sie gern noch erleben? Gibt es Länder auf dieser Erde, die Sie immer schon fasziniert, die Sie aber noch nicht bereist haben? Gibt es Dinge, die Sie gern noch lernen würden? Haben Sie einen Traum, den Sie sich schon seit Ihrer Kindheit erfüllen möchten? Natürlich müssen diese Dinge an Ihrem 90. Geburtstag erwähnt werden. Und damit in Ihrem Lebensbuch.

Wenn Sie klare Ziele haben, wenn Sie klar formulieren, was in Ihrem Leben noch passieren soll, dann motiviert Sie das. Es ist die Basis für geistige und psychische Zufriedenheit. Dass Körper, Geist und Seele eine Einheit bilden, habe ich Ihnen schon wiederholt erzählt. Wirklich gesund ist derjenige, dessen Körper, dessen Geist und dessen Seele gesund sind.

Es ist sinnvoll, nicht nur in Ihr Lebensbuch zu schreiben, sondern auch mit Bildern zu arbeiten. Unser Unterbewusstsein reagiert besonders auf Emotionen. Die kommen in Bildern besser zur Geltung als in geschriebenen Worten. Wenn Sie sich also beispielsweise vornehmen, ab sofort regelmäßig zu joggen und vielleicht im nächsten Jahr sogar an einem Volkslauf teilzunehmen, dann kleben Sie ein Bild von sich ins Lebensbuch, auf dem Sie joggen. Vielleicht gibt es ein zweites Bild, auf dem Sie jubeln und die Arme hochreißen. Wenn Sie kein Bild haben, das dazu passt, dann nehmen Sie sich Zeitschriften zur Hand und suchen sich Bilder von Menschen, die so aussehen, wie Sie aussehen möchten, und die das tun, was Sie tun möchten. Schneiden

Sie sich ein oder mehrere passende Bilder aus und kleben Ihren Kopf auf den Kopf der Person auf dem Bild.

Ich selbst habe auch ein Lebensbuch. Es ist ein schönes und ziemlich dickes Ringbuch mit dem Foto eines Gemäldes auf dem Einband. Es begleitet mich seit rund 20 Jahren und füllt sich seit dieser Zeit kontinuierlich. Hier und da habe ich mal eine Seite herausgerissen. Aber das ist die Ausnahme. Ich kann in diesem Buch nachvollziehen, was meine Gedanken und Pläne für mein Leben vor 20, vor 15, vor zehn und vor fünf Jahren waren. Und ich erkenne, was ich umgesetzt habe und was nicht.

Ihre Gesundheit steht auf folgenden drei Fundamenten:

1. tägliche Bewegung und mehrmals die Woche Sport
2. Techniken für eine stabile Seele, für eine stabile Psyche
3. eine gute Ernährung, die aus Lebensmitteln, aus „Mitteln zum Leben" besteht.

Übernehmen Sie die Verantwortung für sich. Nehmen Sie Ihre Gesundheit in Ihre eigene Hand. Stellen Sie jetzt die Weichen für ein langes, gesundes und glückliches Leben. Es ist nie zu spät dafür! Wenn Sie spontan Gedanken haben, was Sie umsetzen oder ändern möchten, dann sollten Sie sich jetzt ein paar Minuten Zeit nehmen und diese Gedanken auf den folgenden beiden Seiten notieren. Sie werden auch am Ende der nächsten drei Kapitel immer etwas Platz für die Dinge haben, die Ihnen besonders wichtig sind und die Sie sich sofort notieren möchten.

_____

_____

_____

_____

_____

_____

_____

_____

_____

_____

_____

_____

_____

_____

_____

_____

_____

_____

_____

_____

_____

_____

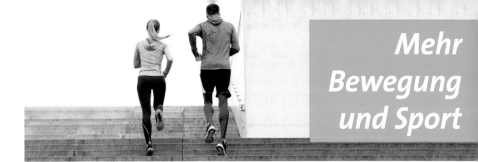

Bringen Sie Bewegung in Ihr Leben. Bringen Sie Bewegung in Ihren Alltag. Haben Sie ein Fahrrad? Falls ja, prima. Falls nein, überlegen Sie die Anschaffung eines Drahtesels. Es muss nicht gleich das modernste und teuerste sein. Zumindest in der besseren Jahreszeit können Sie einige Strecken mit dem Rad, statt mit dem Auto fahren. Am Wochenende in die Innenstadt, am Abend ins Restaurant, zu Ihrer Freundin, die ohnehin nicht so weit weg wohnt, oder zum Treffen der Männerrunde. Eventuell können Sie hin und wieder sogar mit dem Fahrrad zur Arbeit fahren.

Wenn Sie das Auto nehmen müssen und nicht gerade unter Zeitdruck stehen, suchen Sie sich nicht unbedingt einen möglichst nahegelegenen Parkplatz zu Ihrem Zielort, sondern bewusst einen, der etwas weiter weg ist. Meiden Sie Fahrstühle und Rolltreppen, soweit das möglich ist. Gehen Sie stattdessen zu Fuß. Ihr Herz freut sich, wenn es gefordert wird.

Ich verreise seit einigen Jahren regelmäßig mit meinem Bruder. Uns interessieren fremde Länder und Kulturen. Wir sind dabei mit Rucksack und insgesamt ziemlich spartanisch unterwegs. Mein Bruder ist es gewohnt, lange Strecken zu laufen. Ich habe in all den Jahren noch nicht einmal erlebt, dass er auf einem Flughafen einen Fahrsteig benutzt hat. Sie wissen schon: Das sind die Rollbänder, die die Reisenden im Flughafengebäude transportieren. Ähnlich wie Rolltreppen. Nur waagerecht. Mein Bruder läuft – mit seinem Gepäck – neben den Fahrsteigen her. Das hat mich so beeindruckt, dass ich es mir auch angewöhnt habe.

Auf medizinischen Fortbildungen war eine Zeitlang ein Foto populär: Es zeigt einen Sportler, der auf dem Weg ins Fitnessstudio ist. Ein ziemlich durchtrainierter Typ mit Sporttasche über der Schulter. Aber statt die etwa 20 Stufen in den ersten Stock zum

Eingang des Sportstudios zu laufen, benutzte er die wie selbstverständlich neben den Stufen installierte Rolltreppe. Dieses Foto versinnbildlicht das ganze Dilemma unserer heutigen Bequemlichkeit. Alles ist darauf ausgerichtet, es uns so angenehm wie möglich zu machen. So wenig laufen wie möglich, so wenig körperliche Anstrengung wie möglich. Sogar auf dem Weg zum Sport besser nicht laufen, sondern die Rolltreppe benutzen. Ziemlich sicher ist der Mann nicht mit dem Fahrrad ins Sportstudio gefahren, sondern mit seinem Auto.

Im Folgenden stelle ich Ihnen verschiedene Sportarten vor. Das Ziel ist, dass Sie **Ihren Sport** finden. Sie sollten in jedem Fall eine Sportart betreiben, regelmäßig und bis ins hohe Alter. Auch gegen zwei Sportarten spricht nichts. Aber tun Sie etwas. Ausreden zählen nicht. Es geht um Sie und darum, dass Sie in Freude, mit einem beweglichen Körper und einem klaren Geist alt werden.

## *Joggen/Laufen*

Joggen ist einfach umzusetzen. Bei mir hat es etwa 40 Jahre gedauert, bis ich damit angefangen habe. Heute kann ich mir ein Leben ohne meine Laufschuhe nicht mehr vorstellen. Das meine ich wörtlich. Ich bin häufig unterwegs: Fortbildungen, Kongresse, Veranstaltungen. Meine Laufschuhe und natürlich auch Laufhose und -shirt sind immer im Gepäck. Eine Zeitlang hatte ich ein Paar Laufschuhe, die ich zu Hause gar nicht aus meinem Auto rausgenommen habe. Ich liebe es, in fremden Städten zu laufen, morgens gleich nach dem Aufwachen erstmal eine Runde zu drehen. Ich erinnere mich an eine Tour mit Freunden in eine Stadt, die ich bis dahin nicht kannte. Ich war morgens früh wach geworden und bin erst mal losgelaufen. In die Innenstadt, in der zu dieser Zeit kaum Fußgänger unterwegs waren. So hatte ich schon einiges gesehen, was mir das Verständnis der im Laufe des Vormittags folgenden Stadtführung erleichtert hat. Beim Joggen nimmt man seine Umwelt intensiv wahr. Und man kann auch hier und da mal einen Halt einlegen. Ich bin ein langsamer Läufer, aber schnell oder langsam, darauf kommt es nicht an.

Joggen ist für Sie nicht der richtige Sport, wenn Sie Schäden an Sprunggelenken, Knie- oder Hüftgelenken haben. Auch bei manchen Erkrankungen der Wirbelsäule ist Laufen ungünstig, ein Bandscheibenvorfall zum Beispiel, der noch nicht vollständig ausgeheilt ist. Dass Sie kurz nach einem Herzinfarkt auch nicht direkt ins Lauftraining einsteigen, versteht sich hoffentlich von selbst. Für Patienten mit Bluthochdruck oder Diabetiker ist Joggen dagegen ideal. Auch ein Herzinfarkt, der schon einige Monate zurückliegt, ist kein Hinderungsgrund. Besprechen Sie sich mit Ihrem Hausarzt, bevor Sie sich für das Laufen entscheiden. Wenn Sie chronisch herzkrank sind, kann es zudem sinnvoll sein, das Gespräch mit einem Kardiologen, also einem Herzspezialisten, zu suchen. Was Sie zum Joggen brauchen, ist nicht viel: Schuhe, Hose, Hemd, vielleicht noch eine gute Freundin oder einen Freund, der mitkommt. Keine Eintrittskarte, kein Monatsbeitrag, kein Gerät.

Wenn Sie Anfänger sind, dann heißt es: Laufen Sie Schritt für Schritt. Starten Sie mit sogenannten Intervallläufen. Zum Beispiel drei Minuten langsam joggen, drei Minuten gehen, wieder drei Minuten langsam joggen, drei Minuten gehen und so weiter. Ich habe verschiedene Anleitungen gelesen, wie diese Intervalle aufgebaut sein sollten. Letztlich ist es nicht entscheidend, ob Sie am Anfang zwei, drei oder vier Minuten joggen, um danach eine ähnlich lange Zeit zu gehen. Wiederholen Sie diese Intervalle zum Beispiel beim ersten Mal über 30 Minuten. Und joggen Sie tatsächlich langsam. Der größte Fehler, den Sie am Anfang machen können, besteht darin, zu schnell unterwegs zu sein. Laufen Sie möglichst mindestens zweimal pro Woche, optimal sind drei- oder viermal. Verlängern Sie nach und nach langsam die Joggingeinheiten, etwa von drei Minuten auf vier, dann fünf Minuten und so weiter. Nach einiger Zeit können Sie zehn Minuten am Stück laufen. Die Geheinheiten lassen Sie dabei ungefähr gleich lang. Wenn Sie also mit drei Minuten joggen starten und danach drei Minuten gehen, dann bleiben Sie bei drei Gehminuten, wenn Sie bei vier, fünf oder sechs und schließlich zehn Minuten Laufen sind. Auch hier gilt: Steigern Sie so, wie es für Sie persönlich richtig ist. Aber eher langsam als schnell. Das erste Ziel besteht darin, 30 Minuten am Stück joggen zu können. Und auch das wiederhole ich gern noch einmal: Langsam, oder wie es eine Bekannte formuliert hat: Laufen, ohne zu schnaufen! Auf Geschwindigkeit kommt es nicht an.

Sie können allein ins Joggen einsteigen, Sie können sich aber auch einer Laufgruppe anschließen. In jeder Stadt und in jeder Region gibt es mittlerweile eine ganze Reihe von Laufgruppen. Gruppen haben den Vorteil, dass bestimmte Zeiten zum gemeinsamen Lauf feststehen. Das hat eine gewisse Verbindlichkeit und verhindert, dass der innere Schweinehund das Joggen erfolgreich boykottiert. Für Anfänger kann es zudem sinnvoll sein, sich einen individuellen Trainer zu nehmen. Den finden Sie übers Internet, über Sportvereine am Ort oder auch in Fitnessstudios.

Wenn Sie feststellen, dass Ihnen das Laufen gefällt, sollten Sie sich ein oder mehrere Ziele setzen, etwa die Teilnahme an einem Zehn-Kilometer-Volkslauf. Ich liebe diese Volksläufe. Vorher kribbelt es immer etwas im Bauch, man kommt mit anderen Läufern ins Gespräch. Die Stimmung ist in aller Regel klasse, und die Zuschauer feuern einen an. Natürlich können Sie sich nicht nur das Ziel setzen, zehn Kilometer bei einem Volkslauf Ihrer Wahl zu schaffen, sondern dabei auch eine bestimmte Zeit zu laufen. Letztlich ist es egal, ob Sie für zehn Kilometer 50 Minuten, 60, 70 oder 80 Minuten brauchen. Jeder Läufer ist ein Sieger.

Wenn Sie sich eine Zeit als Ziel setzen, dann wählen Sie diese so, dass Sie zu Ihrer Leistungsfähigkeit passt. Überfordern Sie sich nicht. Wenn im Training Ihre beste Zeit für zehn Kilometer 70 Minuten war, dann können Sie sich vornehmen, knapp unter 70 Minuten zu bleiben. Sie werden sehen: Bei einem Volkslauf sind Sie immer etwas schneller als im Training. Und wenn Sie Ihr Ziel nicht schaffen: Egal, dann nehmen Sie sich das gleiche Ziel nochmal für den nächsten Lauf vor. Sie wollen mit Joggen nicht Ihr Geld verdienen. Sie wollen etwas für Ihre Gesundheit tun und die Grundlage für ein langes Leben legen.

Auf den Punkt gebracht: Laufen ist ein hervorragendes Ausdauertraining. Es ist zudem eine der ganz wenigen Sportarten, bei denen man sich auch im mittleren Lebensalter und manchmal sogar noch in der zweiten Lebenshälfte verbessern kann.

## Walking – die Alternative zum Joggen

Walker sind lange belächelt worden, insbesondere, wenn sie mit
Stöcken laufen, also Nordic-Walking betreiben. Völlig zu Unrecht.
Walking und insbesondere Nordic-Walking ist eine hervorragende
Alternative zum Joggen. Der entscheidende Vorteil gegenüber dem
Joggen liegt darin, dass es die Gelenke kaum belastet. Bei Joggern ist
jeder Schritt ein Sprung, mit massiver Belastung besonders der Knie-
und Sprunggelenke. Walker belasten Knie- und Sprunggelenke nicht
mehr als Fußgänger. Weil sie nicht springen, sondern gehen. Walken
eben. Auch als Walker können Sie Tempo aufnehmen. Mittlerweile
sind bei vielen Volksläufen auch Walker zugelassen. Meist über fünf
Kilometer. Ich habe aber auch schon Volksläufe erlebt, bei denen
Walker über längere Distanzen unterwegs waren.

Ich selbst bin vom Walking zum Joggen gekommen. Ich habe
vor 15 Jahren mit Walking angefangen. Ich war schon damals viel
mit dem Auto unterwegs und hatte häufig Rückenschmerzen. Durch
Nordic-Walking sind diese weggegangen. Das ist nachvollziehbar,
denn bei der richtigen Technik arbeiten auch die Rückenmuskeln
und man wird gezwungen, sich bei jedem Schritt aufzurichten.

Walken kann jeder, der ohne Einschränkung gehen kann. Was
Sie brauchen, sind wie beim Joggen Sportschuhe, Laufhose und
Laufhemd und vielleicht noch eine Uhr, die auch Ihren Puls anzeigt.
Anfänger, die mit Stöcken walken möchten, sollten sich unbedingt
die Technik zeigen lassen. Viele Nordic-Walker setzen die Stöcke wie
beim Ski-Langlauf ein. Das ist verkehrt. Die Stöcke arbeiten beim
Nordic-Walking hinter dem Körper. Das ist schnell gelernt. Man
muss es aber einmal verstanden haben.

## Fahrradfahren

Fahren Sie Rad! Es ist eine wunderbare Art, sich fortzubewegen.
Ein Freund erzählte mir, dass er beim Fahrradfahren Gerüche in der
Natur wahrnehmen würde, die ihm sonst nicht auffallen. Ich habe
darauf geachtet und kann es bestätigen. Gerade im Frühjahr, wenn

die Pflanzen zu blühen beginnen. Sie werden beim Fahrradfahren aber auch feststellen, dass Sie Strecken und Wege in Ihrer gewohnten Umgebung entdecken, die Ihnen bis dahin nicht geläufig waren. Ist Fahrradfahren Sport? Ich habe für Sport eine eigenwillige Definition: Der Puls muss deutlich ansteigen und die Bewegung muss dazu führen, dass Sie schwitzen. Insofern ist Fahrradfahren häufig kein Sport. Aber immer Bewegung. Und letztlich geht es um zwei Dinge: Mehr Bewegung und mehr Sport.

Selbstverständlich können Sie Radfahren auch zum Sport machen: Kaufen Sie sich ein Rennrad, ein Mountain-Bike oder ein sportliches Tourenrad. Lassen Sie Ihr Rad mit einem Tacho ausstatten und steigern Sie die Strecken, die Sie fahren, und auch die Geschwindigkeit, mit der Sie unterwegs sind. Egal, ob Sie ein Rad nur für bestimmte Strecken in der Stadt nutzen wollen, oder ob Sie die sportliche Herausforderung suchen: Ein Drahtesel gehört zur Grundausstattung, wenn Sie ein Leben in Bewegung führen wollen – mit dem Ziel, in einem guten und gesunden Zustand möglichst alt zu werden.

Noch etwas: Fahren Sie immer mit Helm. Sicher hat die Natur sich etwas dabei gedacht, dass unser Schädel der härteste Knochen ist. Ich würde mich bei einem Sturz aber nicht darauf verlassen. Sie sind als Fahrradfahrer gegenüber Autos immer der schwächere Verkehrsteilnehmer. Und selbst, wenn Sie nur auf Fahrradwegen unterwegs sind, besteht immer die Möglichkeit, dass Sie stürzen. In einer Notfallsituation habe ich einmal erlebt, dass ein Fahrradfahrer ein Auto übersehen hat. Er ist quer über die Motorhaube gerutscht und dann auf den Asphalt gestürzt. Dabei hat er eine Schädelverletzung erlitten, an der er ein paar Tage später verstorben ist. Wenig Verständnis habe ich für Eltern, die zwar ihre Kinder auf dem Fahrrad zum Helmtragen verpflichten, selbst aber ohne unterwegs sind. Für mich ein klares Gebot: Fahren Sie Rad – aber immer mit Helm!

## *Schwimmen*

Ich habe zum Schwimmen eine geteilte Meinung: Es ist wunderbar, sich im Wasser zu bewegen. Das gilt insbesondere für Menschen mit körperlichen Einschränkungen oder auch nach Operationen an Wirbelsäule oder Gelenken. Im Wasser gelingen Bewegungen, die sonst nicht möglich sind. Andererseits erlebe ich immer wieder Menschen, die darunter verstehen, ein bis zwei Bahnen in gemächlicher Geschwindigkeit zu schwimmen, um sich dann zum gemütlichen Plausch mit Freund oder Freundin an den Beckenrand zu stellen. Wenn es zu kalt wird, heißt es, schnell raus aus dem Wasser und oft genug erstmal was zum Essen holen. Schwimmbäder haben sich darauf eingestellt und bieten kleine Snacks an: Süßigkeiten, Eis oder Pommes. Nehmen Sie es mir nicht übel, liebe Leserin und lieber Leser: Das ist für mich kein Sport. Und, genau genommen, auch keine Bewegung. Das ist Freizeitvergnügen mit kulinarischer Abwechslung.

Aber natürlich kann Schwimmen ein Sport sein. Wenn Sie eine Wasserratte sind, dann gehen Sie regelmäßig ins Schwimmbad: Ziehen Sie Ihre Bahnen. 500 Meter oder auch 1000 Meter können geübte Schwimmer problemlos schaffen. Kontrollieren Sie, wie lange Sie brauchen. Vielleicht ist es ein Anreiz, die Geschwindigkeit zu steigern. Oder wechseln Sie die Disziplinen. Mal Brustschwimmen, mal Kraulen. Schwimmvereine haben Gruppen in fast allen Altersklassen. Und freuen sich über jeden, der dazukommt. Dass das Schwitzen bei meiner Definition für Sport beim Schwimmen etwas schwierig wird, versteht sich von selbst. Einen deutlichen Pulsanstieg werden Sie aber garantiert haben, wenn Sie Ihre Schwimmstrecke oder Ihre Geschwindigkeit steigern.

Schwimmen ist für fast jeden geeignet. Einschränkungen gibt es nur für Patienten mit Herzschwäche oder kurz nach einem Herzinfarkt. Warum das so ist, ist leicht erklärt: Das Wasser übt Druck auf den gesamten Körper des Schwimmers aus. Dadurch wird Blut aus der unteren Körperhälfte vermehrt Richtung Herz gedrückt. Für ein geschwächtes Herz kann das zum Problem werden. Menschen mit stabiler und gut eingestellter Herzschwäche haben im Wasser kein Problem. Wenn ein Herz aber so schwach ist, dass es immer wieder zu Krankenhausaufenthalten kommt, um das Herz zu stabilisieren, dann ist Schwimmen nicht der richtige Sport und auch nicht die richtige Art von Bewegungstraining. Besprechen Sie sich vorher mit Ihrem Hausarzt oder mit Ihrem Kardiologen. Bluthochdruck ist keine Einschränkung.

Wenn Sie gern Sport im Wasser machen möchten, aber keine Lust haben, eine Bahn nach der anderen zu ziehen, kann Aquafitness eine Alternative sein. Es wird mittlerweile von vielen Schwimmbädern und auch Sportvereinen angeboten. Sogar Aerobic oder Zumba sind im Rahmen von Aquafitness möglich. Aquafitness vereint die Vorteile von Fitnesstraining und Bewegungen im Wasser; es trainiert sowohl Ausdauer als auch Kraft. Dabei ist es einerseits fordernd für das Herz-Kreislauf-System und andererseits schonend für Gelenke und Wirbelsäule. Sogar Menschen, die bei Gymnastikübungen regelmäßig Schmerzen haben, können Aquafitness oft ohne Probleme durchführen.

## Ballsportarten

Einem Ball hinterherzujagen, übt auf viele einen großen Reiz aus. Ballsportarten haben einen Wettkampfcharakter wie kaum ein anderer Sport. Sogar beim Volleyballspiel im Sommer am Strand entwickelt sich an aller Regel sofort der Wunsch, um Punkte zu spielen, besser zu sein als der andere oder die andere Mannschaft. Wettbewerb in seiner vergnüglichsten Form.

Ich habe mich selbst jahrelang für alle möglichen Ballsportarten begeistert und Verschiedenes ausprobiert: Nachdem ich als Jugendlicher schon über einige Jahre in einem Verein Fußball gespielt hatte, habe ich mit etwa 30 Jahren einen erneuten Anlauf genommen und bin noch einmal in einen Fußballverein eingetreten. Die einzige Position, auf der ich gut war, war im Tor. Und ich hatte viel Spaß. Irgendwie habe ich immer in schlechten Mannschaften gespielt und ich bin auch nicht über die Kreisklasse hinausgekommen. Das hat mir aber nichts ausgemacht.

Mit meiner Frau zusammen habe ich Badminton und Tennis versucht. Beides hat uns aber nicht so begeistert, und wir haben es rasch wieder aufgegeben. Schließlich habe ich – nach Ende meiner Karriere als Kreisklassen-Torwart – angefangen, Golf zu spielen. Das habe ich immerhin fast zehn Jahre gemacht. Wieder zusammen mit meiner Frau. Richtig Freude hatten wir beide nur selten am Golfspiel. Man kann wahrscheinlich lange darüber diskutieren, ob Golf nach meiner Definition für Sport – Schwitzen und deutlicher Pulsanstieg – tatsächlich ein Sport ist wie Tennis oder Joggen. Wer aber jemals neun oder 18 Löcher Golf gespielt hat, weiß, wie anstrengend das ist. Ich kenne keinen Sport, bei dem man mental derart fokussiert sein muss. Mit dem Schläger direkt vor dem Ball zu stehen, sich zu konzentrieren und beim Schlag keine anderen Gedanken zuzulassen, ist eine Herausforderung. Bei Tennis, Squash oder Badminton wird aus der Bewegung heraus geschlagen. Der Spieler oder die Spielerin läuft auf den Ball zu und schlägt. Für Überlegungen bleibt nicht viel Zeit.

Ballsporten aller Art haben bis heute meine Sympathie, auch wenn ich keine mehr betreibe. Wenn Fußball, Handball oder Tennis Ihr Ding ist, dann suchen Sie sich eine Gruppe, einen Verein, eine Partnerin oder einen Partner und beginnen. Angenehmer Nebeneffekt: Man bekommt schnell soziale Kontakte.

## Krafttraining – Fitnessstudio

Kraftsport hatte viele Jahre keinen guten Ruf. Bei Männern und Frauen mit sichtbar trainierten Muskeln haben viele sofort an Doping gedacht. Mit der Förderung und Erhaltung von Gesundheit wurde Krafttraining nur selten in Verbindung gebracht. Genau genommen, ein Vorurteil, das sich bis heute hält. Viele Ärzte empfehlen gern und häufig Ausdauersport, halten sich aber mit einer Empfehlung für Krafttraining zurück. Zu Unrecht: Krafttraining ist ideal für den Aufbau von Muskulatur. Eine starke Muskulatur wiederum ist die Basis für einen gesunden und schlanken Körper. Fett wird von Muskeln abgebaut. Nur von Muskeln. Wer ein paar Kilo Fett verlieren möchte, sollte Krafttraining in sein Konzept zum Abnehmen integrieren. Für Menschen, die viel sitzen müssen, ist ein gezielter Aufbau der Rückenmuskulatur sinnvoll, um Schäden an den Bandscheiben zu vermeiden. Dafür ist Krafttraining wunderbar geeignet – mit einem besonderen Augenmerk auf die Rückenmuskeln.

Was für die vielen kleinen Gelenke in der Wirbelsäule gilt, gilt natürlich auch für größere Gelenke wie Knie- oder Sprunggelenke: Wenn die Muskulatur, die ein Gelenk stützt, kräftig und gut gebaut ist, schont und schützt sie das Gelenk. Wer zum Beispiel als Handwerker häufig kniet, sollte seine Muskeln im Bein besonders trainieren. Und erneut komme ich darauf zurück, dass in dem System Mensch alles miteinander in Verbindung steht. Unser Gerüst ist unser Skelett. Wie gut wir dieses Gerüst bewegen können, wie stabil und wie widerstandsfähig es ist, hängt auch von unserer Muskulatur ab. Ein spezielles Training für die Muskulatur kann also nur förderlich sein. Fast jeder kann Krafttraining machen. Zumindest Patienten mit Bluthochdruck wurde bis vor kurzem vom Krafttraining abgeraten. Die Deutsche Hochdruckliga sieht aber mittlerweile sogar bei Bluthochdruckpatienten positive Effekte durch ein Kräftigungstraining für die Muskulatur.[1]

Interessant ist die Begründung: Durch Muskeltraining kommt es zur Bildung neuer Gefäße in den Muskeln. Dadurch wiederum sinkt der Blutdruck. Menschen mit Bluthochdruck sollten beim (Kraft-)Training aber darauf achten, dass sie gleichmäßig atmen. Bei Pressatmung steigt der Blutdruck kurzzeitig stark an.

Wenn Krafttraining für Sie eine Option ist, dann machen Sie das. Probieren es zumindest aus. Suchen Sie sich ein Fitnessstudio und buchen Sie eine Probestunde. Das Fitnessstudio sollte über geschultes Personal verfügen, das Sie auf die Geräte einweist und Ihnen auch Anleitung zur korrekten Durchführung der Übungen gibt. Es sollte weiterhin die Möglichkeit geben, auch nach der Einweisung jederzeit Hilfe und Tipps für das richtige Training zu bekommen.

Natürlich besteht bei Krafttraining ein Verletzungsrisiko. Um das Verletzungsrisiko möglichst gering zu halten, ist es wichtig, dass Sie sich gut aufwärmen und jede Übung sauber durchführen. Dafür wiederum brauchen Sie die professionelle Anleitung eines geschulten Trainers. Ich habe selbst zusammen mit meiner Frau mehr als zehn Jahre im Fitnessstudio trainiert. Dabei haben wir zwei Studios kennengelernt. Wir haben nur gute Erfahrungen mit den Studios und auch mit den Trainern dort gemacht.

Noch etwas spricht für Krafttraining: Auch Menschen mit körperlichen Einschränkungen können an Geräten trainieren. Wenn Sie

Probleme mit Schulter- oder Ellenbogengelenken haben, können Sie dennoch an den meisten Geräten für die unteren Extremitäten arbeiten. Wenn Sie Probleme mit Sprung- oder Kniegelenk haben, gehen Übungen für Bauch- und Rückenmuskulatur oft ebenso gut wie solche für die Arme. Sogar Menschen, die im Rollstuhl sitzen, können Krafttraining treiben.

Wenn Sie gern Ihre Muskulatur trainieren wollen, aber nicht allein an irgendwelchen Geräten arbeiten möchten, dann suchen Sie sich ein Fitnessstudio, das Kurse anbietet. In Kursen kombinieren Sie die Vorteile eines gezielten Trainings für Ausdauer und/oder Muskulatur damit, mit anderen Sportlern zusammen aktiv zu sein. Dabei in aller Regel unter Anleitung einer Trainerin oder eines Trainers und in Begleitung von motivierender Musik.

## Jetzt sind Sie dran

Was wollen Sie ändern? Berücksichtigen Sie beide Bereiche:

1. Bewegung – also mehr Bewegung und körperliche Aktivität
2. Sport – je nachdem: entweder mit Sport starten oder mehr Sport

Setzen Sie sich konkrete Ziele, die Sie umsetzen möchten. Zum Beispiel: In den Monaten April bis Oktober werde ich – sofern es nicht regnet – mit dem Rad zur Arbeit fahren. Oder: In dem großem Geschäft in der Innenstadt, in dem ich bisher die Rolltreppe benutzt habe, werde ich künftig die Treppe nehmen. Oder: Fahrstühle werde ich gar nicht mehr benutzen. Selbst wenn es vier, fünf oder sechs Stockwerke sind, ich gehe zu Fuß. Bei dem Ziel mehr Bewegung dürfen es mehrere Veränderungen sein. Sie wollen Ihr Leben spürbar ändern. Gesünder sein, fitter werden, mehr Ausdauer haben. Und vielleicht sogar zufriedener mit sich selbst und im Ganzen glücklicher.

Wenn Sie bisher gar keinen Sport getrieben haben, dann beginnen Sie damit. Und ich benutze an dieser Stelle einen Ausdruck, den ich nicht gern verwende: Dann MÜSSEN Sie damit loslegen. Wenn Sie lange und gesund leben wollen, dann kommen Sie um Sport nicht herum. Probieren Sie verschiedene Sportarten aus. Gucken Sie sich an, welche Sportvereine oder Fitnessstudios es in Ihrer Nähe gibt und was diese in ihrem Angebot haben. Sportvereine sind der Rahmen der sportlichen Aktivitäten in unserem Land und gehören unterstützt. Am besten durch eine aktive Mitgliedschaft. Vorteile für Sie: Mit Gleichgesinnten aktiv zu sein, erhöht den Spaßfaktor, motiviert und schafft soziale Kontakte. Sportvereine bieten ebenso wie Fitnessstudios oft Probemitgliedschaften an. Das heißt, Sie können eine Weile ausprobieren, ob der jeweilige Sport zu Ihnen passt oder nicht.

Für welchen Sport Sie sich letztlich entscheiden, ist egal. Wichtig ist, dass er Ihnen Spaß macht, denn Sie sollen ihn im Optimalfall für den Rest Ihres Lebens treiben. Das machen Sie nur, wenn Sie Freude daran haben.

Natürlich kommen auch Sportarten in Betracht, die ich hier nicht abgehandelt habe. Das Angebot ist groß. Vielleicht hat es Sinn, zusammen mit Ihrer Partnerin oder Ihrem Partner nach einem Sport zu suchen. Gemeinsamer Sport kann für die Partnerschaft förderlich sein. Sofern Sie keine Probleme mit Ihren Sprung-, Knie- oder Hüftgelenken haben, sollten Sie in jedem Fall auch Joggen probieren. Alternativ Walking. Fürs Joggen (oder Walking) spricht viel. Nicht zuletzt, dass es völlig unproblematisch ist und Sie es zu jeder Zeit und an fast jedem Ort machen können.

Auch für Sportstarter ist es sinnvoll, sich Ziele zu setzen. Es geht nicht darum, besonders gut zu sein. Aber wenn Sie ein Ziel vor Augen haben, wissen Sie, wofür Sie trainieren. Optimal ist die Kombination von Ausdauersport und Krafttraining. Wenn Sie die Zeit und auch die Lust dazu haben, dann machen Sie beides.

Wenn Sie meinem Vorschlag aus der Einleitung zu diesem dritten Teil des Buches gefolgt sind und sich ein Lebensbuch angeschafft haben, können Sie dort eintragen, was Sie ändern möchten. Machen Sie es konkret. Schreiben Sie nicht: Ich werde mehr Fahrrad fahren. Oder: Ich werde häufiger auf den Fahrstuhl verzichten. Ziele müssen so formuliert sein, dass sie kontrollierbar sind. Wenn Sie formulieren: Ich werde montags, mittwochs und freitags mit dem Fahrrad zur Arbeit fahren, können Sie nach einigen Wochen klar sagen, ob Sie Ihr

Ziel erreicht haben oder nicht. Sie sollten einerseits liebevoll mit sich selbst umgehen, es andererseits aber auch ernst meinen. Dazu kann manchmal auch ein liebevoller Tritt in den Hintern gehören. Den kann man sich auch selbst verpassen. Es kommt auf die Ausgewogenheit an: Ziele sollen erreichbar sein, und Sie sollen Freude daran haben. Ein bisschen Ehrgeiz darf aber dazu gehören.

Wenn Ihnen eine Änderung Ihres Lebensstils am Anfang schwer fällt, liegt das daran, dass nahezu unser gesamtes Leben aus Gewohnheiten besteht. Doch Ihre Gewohnheiten können Sie ändern. Es braucht eine Zeit, bis sich diese im Unterbewusstsein festsetzen und dann so selbstverständlich sind, dass Sie nicht mehr darüber nachdenken müssen. Man geht davon aus, dass eine neue Programmierung des Unterbewusstseins etwa drei Wochen dauert.

Kontrollieren Sie, ob Sie Ihre Veränderungen auch tatsächlich umsetzen. Wenn Sie ein Lebensbuch anlegen, ist es sinnvoll, regelmäßig hineinzusehen. Möglichst jeden Tag. Lesen Sie, was Sie sich für Ziele gesetzt haben und sehen Sie sich die Bilder an. Aber seien Sie dann auch ganz dabei – und nicht gedanklich schon bei Ihrer nächsten Verpflichtung. Visualisieren Sie. Das heißt, stellen Sie sich vor Ihrem geistigen Auge vor, Sie hätten Ihre Ziele bereits erreicht. Wie fühlt es sich an? Erspüren Sie die positiven Gefühle, die Sie empfinden. Wenn Sie sich angewöhnen, jeden Tag – zumindest von Montag bis Freitag – in Ihr Lebensbuch zu gucken, dann haben Sie eine automatische Kontrolle. Machen Sie das möglichst morgens vor der Arbeit. Damit programmieren Sie sich automatisch für den Tag. So, wie Sie es möchten! Deshalb sollten die Dinge, die Sie in Ihr Lebensbuch schreiben oder die Bilder, die Sie reinmalen oder reinkleben, positiv sein. Für Sie motivierend.

Noch einmal zurück zum Sport: Ich gehe davon aus, dass Sie eine Hausärztin oder einen Hausarzt haben. Bevor Sie mit dem Training beginnen, sollten Sie sie oder ihn konsultieren und Ihren Plan zum Sporttraining vorstellen. Das gilt besonders, wenn Sie sich ein ehrgeiziges Ziel gesetzt haben. Eventuell ist vorher ein Gesundheitscheck sinnvoll, um zum Beispiel einen Bluthochdruck nicht zu übersehen. Bei Diabetikern, die Insulin spritzen, muss die Menge Insulin vor dem Sport oft reduziert werden.

Bewegung ist klasse. Und Sport ist hervorragend. Sport ist gesund. Er stärkt das Immunsystem, baut Stress ab, hält Herz und Kreislauf fit und beugt vielen Krankheiten vor. Darüber hinaus pusht er die geistige Leistungsfähigkeit, weil auch das Gehirn besser durchblutet wird und hat eine positive Wirkung auf unser psychisches Wohlbefinden. Machen Sie was. Machen Sie mehr als bisher. Jeder kann seinen Körper fordern!

Wenn Ihnen jetzt spontan Dinge einfallen, die Sie umsetzen möchten oder an die Sie im Rahmen Ihrer Veränderung denken möchten, dann nehmen Sie sich einige Minuten Zeit und schreiben Sie sich diese auf.

_____

_____

_____

_____

_____

_____

_____

_____

_____

_____

_____

_____

_____

_____

_____

_____

_____

_____

_____

_____

_____

_____

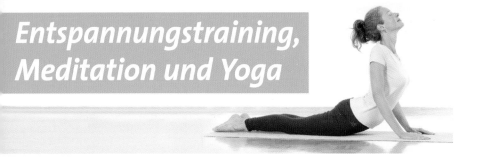

# Entspannungstraining, Meditation und Yoga

Im vorigen Kapitel habe ich Sie ermuntert, mehr Bewegung in Ihr Leben zu bringen und einen Sport zu treiben, der Ihnen Spaß bringt. Beides ist wichtig für Ihre Gesundheit. Sport und Bewegung wirken sich vor allem dann positiv auf die körperliche Verfassung aus, wenn auch Geist und Seele davon profitieren. Körper, Geist und Seele brauchen ein Miteinander im Gleichgewicht oder in Harmonie, damit der Mensch gesund bleibt.

In unserer westlichen Welt ruht das Hauptaugenmerk meist auf dem Körper. Unser Inneres, also Seele und Geist, wird gern ausgeklammert. Sogar einige Ärzte tun sich schwer damit, über den „Tellerrand Körper" hinauszublicken. Das ist nachvollziehbar: Es ist einfacher, die Ursachen von Beschwerden ausschließlich auf körperlicher Ebene zu suchen und dort zu behandeln.

So entstehen Rückenschmerzen dann einfach dadurch, dass die Muskulatur verspannt ist. Eine Schmerztablette oder notfalls Massage werden das Ganze schon richten, und alles ist wieder gut. In Wahrheit aber ist gar nichts gut. Eventuell wird es sogar noch schlimmer, weil die wahre Ursache vielleicht gar nicht die verspannte Muskulatur im Rücken ist, sondern möglicherweise in einer Disharmonie zwischen Körper und Seele begründet liegt. Vielleicht drücken uns Sorgen nieder oder eine starke Arbeitsbelastung, auch familiäre Probleme und Ängste vor der Zukunft können Rückenschmerzen zur Folge haben. Körper und Seele gehören zusammen. Oft geben wir alles, doch Belohnung oder Lob bleiben aus. Die Seele wird nicht gestreichelt. So kommt es zum Ungleichgewicht. Wie eng Körper und Seele zusammenhängen, können Sie bei Berührungen erkennen. Liebevolle Berührungen sind Nahrung für die Seele. Aber auch der Körper entspannt sich dabei.

Es ist ein ständiges Miteinander zwischen Körper und Seele: Ein gesunder Körper wird – früher oder später – erkranken, wenn die

Seele krank ist. Ein Mensch, der regelmäßig Sport treibt und sich gut ernährt, aber jeden Tag mit Angst beladen zur Arbeit geht, wird irgendwann Bauch-, Kopf- oder Rückenschmerzen bekommen. Hört er dann nicht auf die Signale seines Körpers, bekommt er vielleicht sogar einen Bandscheibenvorfall. Das Umgekehrte gilt ebenso: Ist die Seele gesund, der Körper aber krank, dann wird – erneut früher oder später – der kranke Körper für Beschwerden in der Seele sorgen. Wer zum Beispiel immer wieder Schmerzen hat, kann nicht jeden Tag gute Laune haben. Deshalb ist es wichtig, dass Sie sich um beides kümmern: um Ihren Körper und um Ihre Seele.

## Geist und Seele und Psyche

Der Mensch besteht aus Körper, Geist und Seele, zusammen bilden sie eine Einheit. Was unter dem Körper zu verstehen ist, ist klar. Aber was sind Geist und Seele? Ich verwende eher den Begriff der Seele, statt von Psyche zu sprechen. Das hat einen ganz praktischen Grund: In meinen täglichen Gesprächen mit Patienten habe ich oft den Eindruck, dass der Begriff Psyche abgegriffen wirkt. Und nicht selten reagieren Menschen darauf mit Befremden, gerade diejenigen, die sich gern auf rein körperliche Funktionen reduzieren, tun sich mit dem Ausdruck schwer. Das Wort Seele ruft deutlich weniger Abwehr hervor. Ich bin mir bewusst, dass man darüber streiten kann, ob es korrekt ist, Seele und Psyche gleichzusetzen. Andere Autoren und Ärzte stellen die Psyche mit dem Geist auf eine Ebene und betrachten die Seele als unser tiefstes Inneres. Dass wir neben unserem Denken, unseren Gefühlen und Emotionen noch einen inneren Kern haben, etwas, das ganz tief in uns steckt und vielleicht unser wahres Ich, ist auch meine Vorstellung. Dieses ganz tiefe Innere ist das, was für Menschen, die an Wiedergeburt glauben – also an Reinkarnation –, unseren Körper im Augenblick des Todes verlässt, um im nächsten Leben seinen Platz in einem anderen Körper wiederzufinden.

Wenn Menschen oder auch Tiere sterben, verändern sich im Moment des Übergangs vom Leben zum Tod Gesicht und Gesichtsausdruck. Unmittelbar nach Eintritt des Todes hat man oft das

Gefühl, der soeben Verstorbene würde plötzlich Jahre oder gar Jahrzehnte älter aussehen als noch kurz zuvor. Der Gedanke, dass den
Menschen im Moment des Sterbens irgendetwas verlassen hat, ist so
fernliegend nicht. Ich habe viele Gespräche mit einem guten Freund
geführt, der als Allgemeinmediziner seit Jahren mit Hypnose arbeitet.
Dazu gehören auch Rückführungen in vorhergehende Leben. Eine
dieser Rückführungen, bei der der Patient sich im Zweiten Weltkrieg
als Besatzungsmitglied eines Flugzeuges wiedergefunden hat, hat der
Freund von mir von einem Historiker überprüfen lassen. Tatsächlich:
Das Flugzeug, in dem sich der Patient erlebt hat, hat es gegeben,
und auch der Absturz, den er in der Hypnose gesehen hat, hat so
stattgefunden. Alle Besatzungsmitglieder sind bei diesem Absturz
umgekommen. Und genau das hat der Patient in der Hypnose erlebt.

Aber auch Berichte von Hinterbliebenen, die beim Sterben von Angehörigen dabei gewesen sind, lassen mich glauben, dass unser Innerstes
unseren Körper mit dem Tod verlässt. Die Berichte ähneln sich. Immer
wieder ist die Rede von Helligkeit und von Licht, auf das die oder der
Betreffende im Moment des Sterbens zugeht. So habe ich es auch beim
Tod meines Vaters erlebt: Meine Mutter, mein Bruder und ich waren
dabei, als er starb. Er konnte bis zuletzt sprechen. Zum Schluss fragte
meine Mutter ihn: Was siehst du? Und er hat geantwortet: Es ist hell
und warm, aber es ist anders, als wir es uns vorgestellt haben.

Vielleicht kann man die Begriffe Geist, Seele und Psyche so defi-
nieren: Im Geist ist das Denken. Unser Verstand. Die Psyche ist der
Ort, in dem Gefühle und Emotionen entstehen. Und die Seele ist
unser tiefstes Inneres. Alle drei beeinflussen einander gegenseitig. Das
Denken hat viel mit Gefühlen zu tun. Wenn Sie enttäuscht oder traurig sind, wird Ihr Denken in eine ähnliche Richtung gehen wie Ihre
Gefühle. Denken Sie überwiegend an Negatives, hat das seinerseits
Auswirkungen auf Ihre Gefühle und Emotionen. Das Umgekehrte
gilt natürlich auch: Wenn Sie Freude erleben oder stolz auf sich sind,
werden Ihre Gedanken entsprechend sein. Und jemand, der viel über
Dinge nachdenkt, über die er sich freut und an denen er Spaß hat,
wird auch überwiegend positive Gefühle und Emotionen empfinden.

Schließlich unser innerer Kern, unser tiefstes Ich: Auch das können Sie beeinflussen – mit Ihren Gedanken und damit wiederum

durch Ihre Gefühle. Und wenn die Vorstellung von Reinkarnation stimmt, also von Wiedergeburt, dann beeinflussen wahrscheinlich auch Erfahrungen aus vorhergehenden Leben unser jetziges Denken und Fühlen. Wenn Sie nicht an Reinkarnation glauben, bleibt die gegenseitige Beeinflussung der drei Ebenen Geist, Seele und Psyche dennoch bestehen. Und damit ist es, genau genommen, auch nicht entscheidend, die drei Begriffe exakt voneinander zu trennen. Das, wofür sie stehen, geht ineinander über und bildet Schnittmengen.

## *Finden Sie Ihren Weg, sich zu entspannen*

Kürzlich hatte ich ein Gespräch mit einer Patientin, die seit Jahren unter Nervosität und geringem Selbstwertgefühl leidet und schnell aufbraust. Sie kommt immer wieder in Situationen, in denen sie die Kontrolle über sich selbst verliert, laut wird und Gegenstände zerschlägt. Weil sie selbst unter ihrem Verhalten am meisten leidet und einen Ausweg aus dem Dilemma sucht, hat sie angefangen, Seminare zu besuchen. Seminare, in denen die Teilnehmer motiviert werden und ihnen ein positives Selbstbild vermittelt wird. Diese haben ihr geholfen, und die Übungen, die dort vermittelt wurden, hat sie regelmäßig umgesetzt. Es ist ihr gelungen, an sich zu arbeiten. Sie hat gelernt, was ihre Talente sind. Sie denkt von sich selbst besser, und sie achtet sich mehr als zuvor.

Nur: In diesen Seminaren ging es nie um innere Ruhe und um inneren Frieden. Genau das fehlt ihr bis heute. Der Bluthochdruck, den die schlanke und sportlich aktive, 40 Jahre alte Frau hat, besteht nach wie vor und wird mit zwei Medikamenten behandelt. Bluthochdruck ist nichts anderes als Druck. Innerer Druck. Wenn sie den verringern möchte, muss sie lernen, sich zu entspannen. Dabei wird es ganz sicher nicht reichen, einmal in der Woche zum Autogenen Training in die Volkshochschule zu gehen oder hin und wieder progressive Muskelrelaxation auszuüben. Wesentlicher wird sein, mit welcher Intensität und wie regelmäßig sie eine Entspannungstechnik erlernt und dann auch praktiziert.

Alle Entspannungsübungen basieren auf ähnlichen Vorstellungen und verfolgen dieselben Ziele: Gedanken sollen zu Ruhe kommen, innerer Frieden und Entspannung die Folge sein. Es ist unumstritten:

Aktive Entspannungstechniken, wie das Autogene Training oder die Progressive Muskelentspannung, wirken gezielt auf den Organismus. Verspannungen lösen sich, Stress wird abgebaut und selbst körperliche Beschwerden, die ihre Ursache in der Psyche haben, sogenannte psychosomatische Beschwerden, werden gelindert. Im Studium habe ich mich einer Yogagruppe angeschlossen, leider nur für ein Jahr. Das aber hat gereicht, mir die Bedeutung von innerer Ruhe und Entspannung für Gesundheit und Wohlbefinden zu vermitteln. Später als Arzt habe ich mich eine Zeitlang mit Progressiver Muskelrelaxation beschäftigt und diese meinen Patienten gern empfohlen. Ich habe mehrere Fälle erlebt, in denen sich zu hoher Blutdruck dadurch gebessert oder sogar vollständig normalisiert hat. Das hat mich so begeistert, dass ich das Thema Entspannungsübungen weiterverfolgt habe und schließlich wieder beim Yoga gelandet bin.

Einmal mehr gilt: Es ist zweitrangig, für welche Technik Sie sich entscheiden.

Probieren Sie verschiedene aus. Gucken Sie, was Ihre Volkshochschule oder auch Sportvereine in Ihrem Umkreis anbieten. Praktizieren Sie regelmäßig, egal wofür Sie sich letztlich entscheiden. Die Methode sollte zwei Bedingungen erfüllen: Training für Psyche und für Geist. Übungen für ein positives Weltbild, für gute, schöne und angenehme Emotionen und Gedanken. Für jeden Tag. Besonders auch für schwierige Situationen und schwierige Tage.

## Meditation: in die Stille gehen

Einer unserer größten Unruheherde ist das Denken. Bei den meisten springen die Gedanken im Kopf hin und her. Dafür gibt es eine Bezeichnung: Monkey Mind. Springender Affe. Der Monkey Mind, also die ständig hin- und herspringenden Gedanken, rauben uns Energie. Wenn es Ihnen gelingt, Ihre Gedanken unter Kontrolle zu bringen, haben Sie eine wesentliche Grundlage für Ruhe, Frieden und Energie geschaffen, für mehr Lebensfreude und vielleicht sogar für mehr Erfolg. Ein Zur-Ruhe-Kommen des Geistes ist Bestandteil praktisch aller Entspannungstechniken.

Eine besondere Technik für den Geist ist die Meditation. In der Meditation geht es in der Hauptsache darum, Gedanken zu kontrollieren, das heißt Gedanken zur Ruhe zu bringen, Gedanken ziehen zu lassen und schließlich einen Zustand der Gedankenlosigkeit zu erreichen. Das geht tatsächlich: An nichts denken. Ein sehr angenehmer Zustand voller Leichtigkeit. Im Optimalfall sitzen Sie bei der Meditation, möglichst auf einem Sitzkissen auf dem Fußboden. Wenn Sie können, im Schneidersitz, aber es geht auch jede andere Position. Sie schließen Ihre Augen und lassen die Gedanken ziehen. Für Anfänger kann es hilfreich sein, zwei bis drei Meter vor sich eine Kerze aufzustellen und bei der Meditation in das Kerzenlicht zu sehen. Die beste Zeit für Meditation ist morgens direkt nach dem Aufstehen oder abends vor dem Zubettgehen.

Ich selbst meditiere regelmäßig mehrmals pro Woche. Jedes Mal bin ich fasziniert davon, wie viel Ruhe und letztlich Kraft mir die Meditation vermittelt. Wenn Sie noch nie meditiert haben, wird es für Sie am Anfang wahrscheinlich ungewohnt sein, in eine Kerze zu schauen oder die Augen zu schließen und Ihre Gedanken ziehen zu lassen. Wahrscheinlich werden sich immer wieder Gedanken in Ihrem Kopf festsetzen. Das ist normal, lassen sie diese einfach vorbeiziehen.

Es kann gerade für Anfänger hilfreich sein, mit dem einfachen Mantra-OM aus dem Yoga zu arbeiten. Sie können es leise vor sich hin murmeln. Das OM hat eine ganz eigene Kraft. Es hilft, Gedanken nicht festzuhalten, sondern ziehen zu lassen, und es sorgt für eine sehr angenehme Vibration des Brustkorbs.

Verzagen Sie nicht, wenn es nicht auf Anhieb klappt. Wie immer im Leben gilt: Übung macht den Meister bzw. die Meisterin. Es ist sinnvoll, sich in die Meditation einführen zu lassen und anfangs vielleicht sogar in einer Gruppe zu meditieren. Übrigens: Um zu meditieren, müssen Sie weder religiös noch esoterisch sein. Die Methode ist universell und vielfältig, das heißt, sie ist unabhängig von jeder Glaubensrichtung, Religion oder Kultur und überall zu finden: in den fernöstlichen Traditionen genauso wie in den westlich christlichen Traditionen. Meditation, der Blick in sein Inneres, scheint ein urmenschliches Bedürfnis zu sein, das allerdings bei vielen in Vergessenheit geraten ist.

## Yoga – die Verbindung von Körper, Geist und Seele

Yoga ist für mich die ideale Methode, um innere Ruhe und inneren Frieden zu erlangen, um in unserer von hoher Geschwindigkeit geprägten Zeit Kraft zu tanken und zu entschleunigen. Yoga, eine rund 3000 Jahre alte philosophische Lehre mit Ursprung in Indien, bedeutet in etwa „Verbindung" (von Körper, Geist und Seele) und möchte unsere Einstellung zum Leben so verändern, dass ein freudvolles und intensives Leben möglich wird. Für Patanjali, einer der bekanntesten Yoga-Gelehrten, ist Yoga „das Zur-Ruhe-Bringen aller Aktivitäten des Geistes". Für mich bedeutet Yoga Einheit und Harmonie zwischen Körper, Seele und Geist, und wenn Sie wollen auch Psyche – also zwischen allen Elementen, die uns Menschen ausmachen. Damit sind wir wieder bei der Basis von Gesundheit.

Wenn zwischen Körper, Seele und Geist ein harmonisches Miteinander besteht, befinden wir uns im Gleichgewicht. Dann sind wir gesund. Oder haben zumindest die entscheidende Voraussetzung für Gesundheit geschaffen. Yoga gibt uns die Werkzeuge, mit uns selbst und unserem Leben in allen Bereichen in Einklang zu bleiben, oder wenn uns dieser Einklang abhandengekommen ist, wieder dahin zurückzufinden.

Yoga setzt sich aus mehreren Komponenten zusammen: Körper- oder Yogastellungen, Atemübungen und Tiefenentspannung. Schließlich ist Yoga ein philosophisches System oder, etwas einfacher formuliert, gibt Wege an die Hand, um zu einem leichteren und glücklicheren Leben zu finden. Durch Achtsamkeit und die Koordination von Atem und Bewegung üben Sie die Selbstwahrnehmung und schaffen dadurch die Voraussetzung, Verhaltensmuster zu ändern und persönlich zu wachsen.

Es gibt mehrere Yoga-Wege, unter anderem: Karma-Yoga, das Yoga des Dienens, Raja-Yoga, das Yoga des Geistes oder Kundalini-Yoga, das Yoga zur Steigerung der Energie. Sollten Sie tiefer in die Materie einsteigen, werden Sie irgendwann auch diesen Formen begegnen. Zunächst reicht es aber, Yoga in die Komponenten Körperstellungen, Atemübungen, Tiefenentspannung und Weg zum leichteren und glücklicheren Leben aufzuteilen.

## *Yoga-Übungen*

Wenn Sie Yoga ausprobieren möchten, sollten Sie das in einer Gruppe unter Anleitung einer Yoga-Therapeutin oder eines Yoga-Lehrers machen. Eine klassische Yogastunde setzt sich aus mehreren Einheiten zusammen:

1. Anfangsentspannung
2. Atemübungen (Pranayama)
3. Aufwärmphase
4. die eigentlichen Yogaübungen, die Körperstellungen (Asanas)
5. Tiefenentspannung und kurze Meditation

Bei der **Anfangsentspannung** (siehe Foto) liegt die oder der Praktizierende auf dem Rücken und schließt die Augen. Arme und Beine sind etwas abgespreizt vom Körper, die Handinnenflächen zeigen nach oben. Gerade Anfänger schlafen bei dieser Übung häufig ein. Das ist aber nicht das Ziel. Vielmehr soll ein entspannter, aber wacher Zustand erreicht werden.

Nach der Anfangsentspannung folgen **Atemübungen** (siehe Foto), die eine beruhigende oder aktivierende Wirkung haben können.

Bevor es zu den eigentlichen Körperübungen geht, zu den Asanas, wird der **Bewegungsapparat aufgewärmt**, mit dynamischen und fließenden Bewegungen, die alle Muskelgruppen, alle Gelenke, alle Sehnen und Bänder dehnen und aufwärmen.

Danach ist Ihr Bewegungsapparat durchblutet und locker, sodass Sie alle anderen Yogastellungen durchführen können.

Viele Yogastunden variieren. Das hat Sinn, weil verschiedene Asanas unterschiedliche Wirkungen auf Körper, Seele und Geist haben. Der **Schulterstand** zum Beispiel (siehe Foto) kann helfen, sich mit Energie aufzuladen. Er ist meine Lieblingsstellung. Ich stelle mir dabei vor, die Welt andersherum zu sehen. Wenn Sie so wollen, verkehrt herum.

Beim **Fisch** (siehe Foto) weiten Sie Ihren Brustkorb und damit auch Ihr Herz. Das dürfen Sie natürlich doppeldeutig verstehen. Eine Herzöffnung ist beispielsweise in beengenden Lebenssituationen wichtig.

Auch die **Kobra** (siehe Foto) weitet den Brustkorb und damit das Herz. Verspannungen können gelöst werden.

Eine wunderbare Übung für die gesamte Rückenmuskulatur ist der **Drehsitz** (siehe Foto). Für mich persönlich eine Übung, bei der ich innerlich große Ruhe verspüre und die ich genau deswegen ebenfalls regelmäßig praktiziere.

Die Yogastunde endet mit einer Tiefenentspannung in Rückenlage und einer kurzen Meditation. Dabei werden alle Körperteile und der Geist entspannt.

*Übungen aus der Yoga-Vidya-Reihe Mittelstufe*

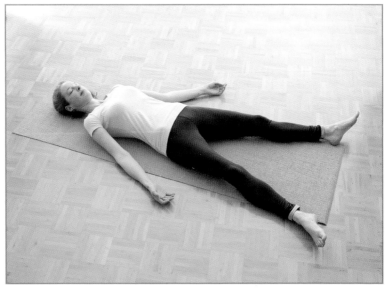

*Anfangsentspannung und Tiefenentspannung am Ende der Yogastunde*

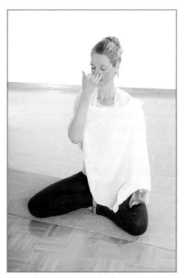

*Atemübung. Hier: Wechselatmung.*

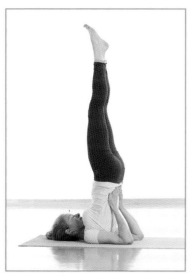

*Schulterstand*

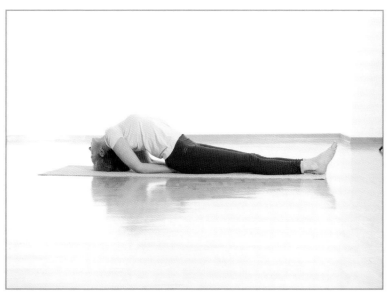

*Fisch*

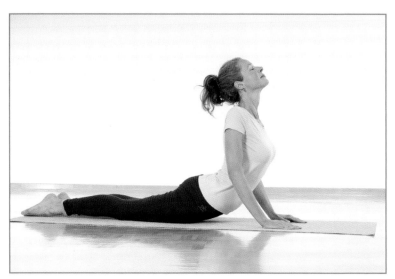

*Kobra*

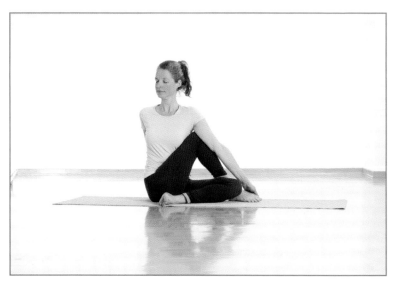

*Drehsitz*

*Mit freundlicher Genehmigung von Yoga Vidya e.V. – www.yoga-vidya.de*
*Die Yoga-Vidya-Reihe Mittelstufe beinhaltet Yogaübungen für Praktizierende, die bereits*
*Erfahrung haben. Diese Übungen bitte nicht ohne Anleitung einer Yogalehrerin oder eines*
*Yogalehrers ausführen.*

Jeder kann Yoga machen: Sportler, Nichtsportler, junge und alte Menschen, gut bewegliche und weniger gut bewegliche. Lassen Sie sich von den Fotos nicht irritieren. Einige Stellungen setzen eine starke Muskulatur, eine ausgeprägte Beweglichkeit und eine gute Balance voraus. Aber es gibt eine Reihe von Übungen, die leicht durchzuführen sind und die auch Menschen mit körperlichen Einschränkungen praktizieren können. Es ist sogar möglich, Yoga auf einem Stuhl sitzend zu üben.

Für Sportler ist Yoga eine ideale Ergänzung. Besonders beim Laufen, aber auch bei anderen Sportarten kommt es oft zu Muskelverkürzungen. Die wiederum können die Basis für Verletzungen bilden. Bei den diversen Yogaübungen werden verschiedene Muskelgruppen gedehnt.

## Yoga – Wege zu einem leichteren und glücklicheren Leben

In den Gesprächen mit meinen Patienten stelle ich häufig die Frage: „Was ist Ihnen wichtig?" Oft erhalte ich als Antwort: „Liebe". Und ebenso oft: „Frieden". Gemeint ist dabei meist zuallererst der innere Frieden. Frieden mit sich selbst. Genau genommen, hat auch Liebe mit Frieden zu tun. Wer Frieden mit sich selbst schließen oder auch erhalten will, kommt nicht daran vorbei, sich selbst zu lieben. Beides geht Hand in Hand. Und weil wir Menschen Fehler machen, gehört dazu auch, sich selbst zu verzeihen, falsch empfundene Handlungen und Worte aus der Vergangenheit als Fehler auf unserem Lebenspfad des Lernens zu akzeptieren und es dann besser zu machen. Sich dabei aber immer bewusst zu sein, dass neue Fehler passieren. Sie sollten sich klar darüber werden, wie Sie sein möchten. Wie Sie gegenüber sich selbst und gegenüber anderen auftreten wollen. Es ist sinnvoll, auch das in Ihrem Lebensbuch zu notieren. Als eine Art Grundgesetz Ihres persönlichen Seins und Handelns. Es gilt: Sie sind ein Mensch. Sie haben Gefühle. Sie werden nicht immer so sein, wie Sie es eigentlich möchten. Deshalb kann Ihr persönliches Grundgesetz vielleicht so beginnen: „Ich liebe mich selbst. Ich ehre und achte mich so, wie ich bin. Ich habe klare Wertvorstellungen, aber ich weiß, dass ich immer wieder Fehler machen werde. Das akzeptiere ich und ich verzeihe mir meine Fehler. Nur wenn ich mich selbst akzeptiere, schätze und liebe, bin ich in der Lage, auch andere Menschen zu akzeptieren, zu schätzen und zu lieben."

Der Yoga-Mönch Swami Vishnu Devananda hat einmal gesagt: „Gesundheit ist Reichtum, innerer Frieden ist Glück. Yoga zeigt den Weg." Es geht um zwei Dinge: in einem gesunden Zustand möglichst alt zu werden und dabei mit sich selbst im Reinen zu sein. Auch wenn Ihnen das sehr spirituell erscheinen mag, lassen Sie sich versuchsweise darauf ein. Die Ruhe und Ausgeglichenheit, die Meditation und Yoga-Übungen vermitteln, ist phänomenal. Egal, ob Sie in eine spirituelle Welt eintauchen möchten oder nicht, Sie werden von dieser inneren Ruhe profitieren und sie als sehr angenehm empfinden.

Eine der faszinierendsten Erkenntnisse ist für mich ist, dass jeder Mensch seine eigene Wahrheit im Kopf hat. Wenn zum Beispiel zwei

Menschen in derselben Straße derselben Stadt leben, vielleicht sogar direkt nebeneinander, kann es dennoch sein, dass beide ihre Umwelt völlig verschieden wahrnehmen: der eine sie als bedrohlich empfindet, Angst vor Einbruch hat oder davor, in anderer Form Opfer von Gewalt zu werden, der andere wiederum über solche Dinge gar nicht nachdenkt. Er erfreut sich stattdessen daran, dass er in einer schönen Stadt lebt. Wer von beiden hat nun recht? Wer von beiden hat „die" Wahrheit in seinem Kopf?

Ich habe auf dieser Welt eine Reihe von Ländern gesehen. Ich war des Öfteren in Südamerika, in Asien und natürlich auch in Europa unterwegs. Dabei bin ich immer einfach gereist – mit Rucksack. Übernachtet habe ich in günstigen Hotels und hier oder da auch in Privatunterkünften. Je mehr ich auf dieser Welt unterwegs war, desto mehr hat sich in meinem Kopf „meine Wahrheit" gebildet, dass ich in einem wunderbaren, vergleichsweise sicheren Land leben darf. Ich weiß aber, dass viele Deutsche und Österreicher eine andere Wahrheit ihr Eigen nennen: eine Wahrheit, die ihr Land als unsicher sieht und ihre eigene Sicherheit bedroht. Wessen Wahrheit stimmt? Meine Wahrheit oder die Wahrheit derjenigen, die völlig anders denken?

Vielleicht wird Sie meine Antwort verblüffen: beide. Ich habe recht, aber jeder, der es anders sieht als ich, hat auch recht. Es gibt keine absolute Wahrheit. Eben weil jeder seine eigene hat, geformt von den eigenen Gedanken. Wenn das aber so ist, kann Wahrheit verändert werden. Und damit sind wir wieder beim innerem Frieden: Wenn Sie in Ihrem Kopf eine Wahrheit haben, die bei Ihnen für Unfrieden sorgt, dann verändern Sie diese. Ändern Sie Ihre Gedanken. Ich weiß, das schreibt sich so leicht, ist aber schwer umzusetzen.

Versuchen Sie es. Ersetzen Sie negative Gedanken durch das Gegenteil. Ersetzen Sie Gedanken voller Groll, Ablehnung und eventuell sogar Hass durch Gedanken von Zuneigung und Sympathie. Negative Gedanken schaden Ihnen selbst am meisten. Wenn Sie Groll gegen jemanden hegen, dann merkt der- oder diejenige das wahrscheinlich gar nicht. Sie merken es schon: durch höheren Blutdruck oder einen schnellen Herzschlag. Ich ärgere mich über dieses oder jenes. Das sagt sich ganz einfach, aber der Satz ist spannend: Wen ärgere ich? Mich! Eigentlich ziemlich blöd, oder?

Im Talmud heißt es:

*Achte auf deine Gedanken, denn sie werden Worte.*
*Achte auf deine Worte, denn sie werden Handlungen.*
*Achte auf deine Handlungen, denn sie werden Gewohnheiten.*
*Achte auf deine Gewohnheiten, denn sie werden dein Charakter.*
*Achte auf deinen Charakter, denn er wird dein Schicksal.*

Einfacher formuliert: Achte auf deine Gedanken, denn sie werden dein Schicksal.

Aus guten und positiven Gedanken folgen gute Dinge, aus negativen und schlechten Gedanken folgen schlechte Dinge. Klar, für die Situation, in der wir leben, können wir nichts. Niemand kann etwas dafür, in was für einer Familie oder in welchem Land er geboren wird. Aber die Einstellung zum eigenen Leben hat jeder selbst in seiner Hand.

Unsere Gedanken sind ein wesentlicher Teil unseres Geistes. Und deshalb mitentscheidend für unseren inneren Frieden. Beim Yoga geht es immer auch um die Frage, wie möchte ich leben? Wie finde ich zu innerer Harmonie und zu innerem Frieden? Die Kontrolle über die eigenen Gedanken, die Fähigkeit, die eigenen Gedanken zur Ruhe zu bringen und sie in die gewünschte, positive Richtung zu lenken, gehört dazu.

## Jetzt sind Sie dran

Sofern Sie sich ein Lebensbuch zugelegt haben, ist es wieder an der Zeit, es hervorzuholen. Steht schon darin, welche Haltung Sie sich selbst gegenüber einnehmen wollen und wie Sie mit sich selbst umgehen möchten? Falls nicht, ist jetzt der richtige Moment, um das nachzuholen. Ich habe Ihnen vorgeschlagen, eine Art Grundgesetz für Ihr persönliches Sein und Handeln zu entwickeln. Dabei sollten Sie daran denken, dass Sie der wichtigste Mensch in Ihrem Leben sind. Das ist tatsächlich so: Nicht Ihre Kinder, Ihre Lebenspartnerin oder Ihr Lebenspartner oder Ihre Eltern sind der wichtigste oder die wichtigsten Menschen in Ihrem Leben, sondern Sie! Deshalb habe ich Ihnen folgenden Beginn für Ihr persönliches Grundgesetz vorgeschlagen: „Ich liebe mich selbst. Ich ehre und achte mich so, wie ich bin. Ich habe klare Wertvorstellungen, aber ich weiß, dass ich immer wieder Fehler machen werde. Das akzeptiere ich und ich verzeihe mir meine Fehler. Nur, wenn ich mich selbst akzeptiere, schätze und liebe, bin ich in der Lage, auch andere Menschen zu akzeptieren, zu schätzen und zu lieben."

Notieren Sie zusätzlich, welche zentralen Dinge oder auch zentralen Werte für Sie wichtig sind. Das können zum Beispiel sein: Interesse an anderen Menschen, eine optimistische Lebenshaltung, Lachen, Freude oder auch Vermehrung Ihres Wissens zum Beispiel über andere Länder oder Kulturen. Ihr Grundgesetz soll die Eckpfeiler Ihres Lebens bzw. Ihrer Haltung zum Leben beschreiben. Machen Sie sich aber in keinem Fall zum Sklaven Ihres Grundgesetzes. Es soll Ihnen Hilfe zur Selbstorientierung bieten. Sie sind ein Mensch. Und Sie werden erleben, dass Sie Dinge tun, die nicht im Einklang mit Ihrem Grundgesetz stehen. Gerade dann ist es wichtig zu sagen: Okay, das habe ich jetzt nicht so gut gemacht. Aber ich weiß, wie ich eigentlich sein und handeln möchte. Nächstes Mal werde ich es anders machen.

Ihr Grundgesetz hilft Ihnen also, auf Ihrem Weg zu bleiben. Es ist, wenn Sie so wollen, Ihr Kompass. Ihr Lebensbuch muss im Übrigen keineswegs mit Ihrem persönlichen Grundgesetz beginnen. Sie können es an irgendeine Stelle schreiben. Entscheidend ist nicht, wo es steht, sondern welche Bedeutung es für Sie hat, und inwieweit es Ihnen helfen kann, klarer und leichter durch Ihr Leben zu gehen.

Nachdem Sie sich über die Grundregeln Ihres Seins und Handelns klar geworden sind, und nachdem Sie für sich formuliert haben, wie Sie mehr Bewegung und mehr Sport in Ihr Leben einbauen wollen, sollten Sie für sich entscheiden, in welcher Form Entspannungsübungen künftig in Ihrem Leben eine Rolle spielen. Wollen Sie verschiedene Entspannungstechniken wie Autogenes Training, Progressive Muskelrelaxation oder Meditation ausprobieren? Oder möchten Sie Yoga versuchen? Treffen Sie für sich eine klare Entscheidung.

Vielleicht ist es sinnvoll, in verschiedene Techniken hineinzuschnuppern. Planen Sie konkret, bis wann Sie Informationen eingeholt haben, wo in Ihrer Nähe was angeboten wird. Wenn Sie sich darüber klar sind, was Sie wo ausprobieren möchten, dann planen Sie ebenfalls konkret, bis wann Sie eine Entscheidung getroffen haben, welche Entspannungstechnik für Sie die richtige ist. Setzen Sie sich nicht unter Druck. Es geht um Sie. Es geht um Entspannung, um Freude am Leben, um inneren Frieden. Zur Ernsthaftigkeit mit sich selbst gehört aber auch, die Dinge, die wichtig sind für Sie, dann auch tatsächlich umzusetzen. Nicht unbedingt schnell, aber nachhaltig und dauerhaft.

Im Folgenden haben Sie wieder etwas Platz. Notieren Sie sich, was wichtig für Sie ist, was Sie ändern möchten oder womit Sie starten wollen. Gehen Sie dafür einen Moment in sich und nehmen sich ein paar Minuten Zeit.

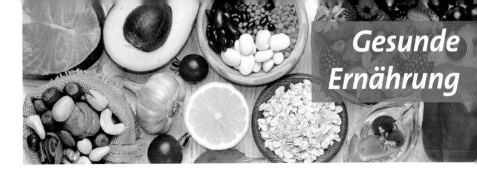

Essen ist Genuss. Essen ist Lebensfreude. Essen hilft uns, gesund zu bleiben, die Abwehrkräfte zu stärken, Energie und Lebensfreude zu bewahren – zumindest, wenn wir das Richtige essen und das Falsche meiden.

Essen Sie sich satt. Das klingt banal, aber viele Nahrungsmittel, die wir zu uns nehmen, sättigen nicht. Ein einfaches Brötchen aus Weizenmehl, mit Butter bestrichen und mit Käse belegt, stillt nur kurz das Hungergefühl. Das Gleiche gilt für Laugenstange, Croissant, Milchbrötchen oder Schokoriegel, um nur einiges zu nennen. Der Grund, weshalb all das nicht wirklich den Hunger stillt: Es fehlen fast vollständig Ballaststoffe. Für eine nachhaltige Sättigung spielen diese aber eine elementare Rolle. Hinzu kommt, dass viele Menschen einfach zu wenig essen, weil sie abnehmen oder ihr Gewicht halten möchten. Damit erreichen sie jedoch das Gegenteil.

Wer auf seine Pfunde achtet, sollte so essen, dass seine Muskulatur ausreichend „Futter" bekommt. Das heißt viele Eiweiße. Wer vor allem auf einfache Kohlenhydrate wie etwa Zucker und Weißmehlprodukte setzt, „füttert" in erster Linie seine Fettpolster. Unsere Muskulatur wird von Eiweißen aufgebaut. Also: Wenn Sie abnehmen möchten, essen Sie wenig einfache Kohlenhydrate und ausreichend Eiweiße.

Wer wenig isst, führt seinem Körper auch nur begrenzt Kraftstoff zu. Fehlt jedoch für die Alltagsaufgaben Brennstoff, also Eiweiße, gute Fette und komplexe Kohlenhydrate, geht unser Körper an seine Reserven. Die liegen größtenteils in den Muskeln. Braucht unser Körper „Futter" und es wird ihm nicht genug bereitgestellt, „knabbert" er die eigene Muskulatur an, die schließlich schrumpft. Wer Muskelmasse verliert, setzt aber leichter Fett an. Wer wenig isst, wird also im Ergebnis dicker. Denn es verschiebt sich das Verhältnis zwischen Muskeln und Fett zu Gunsten des Fettes.

Wir brauchen eine funktionierende Muskulatur. Einerseits, damit wir dynamisch durch den Alltag gehen können, andererseits, um Fett abzubauen. Wer abends das Essen nachholt, dass er seinem Körper tagsüber versagt hat, sorgt nicht nur dafür, dass die ganze Nacht viel vom Dickmacherhormon Insulin (siehe auch Kapitel 7) in seinem Stoffwechsel unterwegs ist, sondern behindert auch noch das nachtaktive Wachstumshormon, das Zellstrukturen repariert, die tagsüber kaputtgegangen sind. Dafür braucht es Kraftstoff, genauer gesagt: **Adenosintriphosphat** (ATP), das Energie für jede Zelle im menschlichen Körper liefert. Das Wachstumshormon holt sich diese Energie normalerweise aus dem Fettgewebe, das geht aber nur, wenn wenig Insulin unterwegs ist. Das Dickmacherhormon blockiert nämlich die Fettzellen, verriegelt sie regelrecht. Wer abends also ordentlich reinhaut, sorgt dafür, dass seine Bauchspeicheldrüse jede Menge Insulin ausschüttet. Über Stunden kommt das Wachstumshormon deshalb nicht an den Kraftstoff aus dem Fettgewebe. Den holt es sich dann woanders. Und zwar aus den Muskeln.

## Kohlenhydrate, Eiweiße und Fette

Lebensmittel bestehen aus Nährstoffen. Diese liefern uns den nötigen Treibstoff, sorgen dafür, dass Hormone und Enzyme gut arbeiten, bauen Muskeln und Fett auf, halten Sehnen und Bänder elastisch. Es gibt große Nährstoffe und kleine, Makro- und Mikronährstoffe. Die großen, also die Makronährstoffe, können in drei Gruppen unterteilt werden: Kohlenhydrate, Fette und Eiweiße (Proteine). Das heißt, alles was Sie essen, können Sie einer dieser drei Gruppen zuordnen, manches auch zwei Gruppen zugleich. Etwas vereinfacht lässt sich sagen: Kohlenhydrate, Eiweiße und Fette liefern Kraftstoff und letztlich Energie.

Kohlenhydrate sind aber nicht gleich Kohlenhydrate. Die Kohlenhydrate, die sehr schnell vom Mund über Speiseröhre, Magen und Dünndarm ins Blut gelangen, sind die eigentlichen Dickmacher (siehe auch Kapitel 7). Kohlenhydrate, die langsam verdaut werden, also Zeit brauchen, um vom Mund ins Blut zu kommen, sind kaum oder gar keine Dickmacher. Dazu gehört vor allem Gemüse. Es ist lebenswichtig, und unserem Immunsystem verleiht es Flügel.

Dass Eiweiße unsere Muskeln ernähren, wissen Sie bereits. Die Bausteine, aus denen Eiweiße bestehen, heißen Aminosäuren, und

| KOHLENHYDRATE | | FETTE (siehe S. 38) | |
|---|---|---|---|
| **Hoher Insulinanstieg** | **Mittlerer bis niedriger Insulinanstieg** | **Tierische Fette** | **Pflanzliche Fette** |
| z. B. | z. B. | z. B. | z. B. |
| Zucker | Pellkartoffeln | Butter | Olivenöl |
| Weißbrot | mit Schale | Wurst | Rapsöl |
| Weißmehl | Natur- bzw. | Käse | Leinöl |
| süße Säfte | Vollkornreis | Fleisch | Sonnenblumenöl |
| Süßigkeiten | viele Obstsorten | Fisch | Distelöl |
| Marmelade | (z. B. Äpfel, Beeren | Wild | Weizenkeimöl |
| Nougatcreme | aller Art Apfelsinen, | Schmalz | Sojaöl |
| Honig | Mandarinen) | Sahne | Nussöle |
| Sirup | Vollkornbrot | | |
| weißer Reis | Vollkorngetreide | | |
| Nudeln | Gemüse | | |
| Kartoffelpüree | | | |

| EIWEIßE | |
|---|---|
| **Tierische Eiweiße** | **Pflanzliche Eiweiße** |
| z. B. | z. B. |
| Eier | Hülsenfrüchte, z. B.: Erbsen, Linsen, Bohnen, Soja |
| Milchprodukte, z. B. Joghurt, Quark, Buttermilch, Sahne, Dickmilch ... | Getreide, z. B.: Hafer, Weizen, Roggen, Reis, Mais, Gerste, Hirse |
| Fleisch, z. B.: Schwein, Rind, Lamm ... | Pseudo-Getreide, z. B.: Quinoa, |
| Geflügel, z. B.: Ente, Huhn, Pute ... | Amarant, Buchweizen, Hanf |
| Wild, z. B.: Reh, Wildschwein, Hase ... | Sprossen, z. B.: Bambussprossen |
| Fisch, z. B.: Lachs, Hering, Scholle ... | Nüsse und Samen, z. B.: Walnuss, |
| Meeresfrüchte, z. B.: Krabben, Muscheln, Hummer ... | Haselnuss, Mandeln, Kürbiskerne |
| | Algen, z. B.: Spirulina |

diese haben vielfältige Aufgaben. Sie wirken etwa als Transporter von Hormonen und als Helfer bei wichtigen Stoffwechselprozessen.

Dass es mit den Fetten so eine Sache ist, habe ich Ihnen in Kapitel 2 bereits ausführlich beschrieben. Einige von ihnen sind so wichtig, dass wir ohne sie nicht leben können. Andere spielen eine wesentliche Rolle, wenn es darum geht, unsere Gesundheit im Gleichgewicht zu halten. Wieder andere beschleunigen Alterungsprozesse.

Man kann darüber streiten, ob es für den Alltag von Bedeutung ist, Nahrungsmittel in Kohlenhydrate, Eiweiße und Fette einzuteilen. Insbesondere, weil es eben nicht richtig ist zu sagen, Kohlenhydrate sind gut oder schlecht, Eiweiße sind gut oder schlecht und Fette sind gut oder schlecht. Es gibt Kohlenhydrate, die sollten Sie nur selten oder am besten gar nicht essen und trinken. Dazu gehören Zuckerprodukte wie Gummibärchen oder billige Schokolade, aber auch Softdrinks wie Cola. Andere Kohlenhydrate sind ausgesprochen gute Lebensmittel, die den Namen „Mittel zum Leben" in jeder Form verdienen, denn sie sind für unsere Existenz von allergrößter Bedeutung. Dazu gehören beispielsweise Obst, Gemüse, Haferflocken, Kamut, Amaranth, Quinoa und Hirse. Auch gegen ein gutes Dinkelvollkornbrot spricht nichts, während ein Brot aus Weißmehl ein Produkt ist, das Ihrem Darm und Ihrer Darmflora nicht guttut, aber Ihre Fettpölsterchen ernährt.

Ähnlich schwierig ist die Einteilung in Gut und Böse bei den Eiweißen. Dass ich kein Fleisch esse, habe ich an anderer Stelle schon erwähnt. Und Sie machen sicher keinen Fehler, wenn Sie Ihren Eiweißkonsum überwiegend aus pflanzlichen Produkten decken.

Auch wenn es bei den Kohlenhydraten solche und solche gibt, auch wenn es tierische und pflanzliche Eiweiße gibt und auch wenn es Fette gibt, die ohne jeden Zweifel positiv wirken und solche, die eher ungünstige Wirkungen haben, so sind die Makronährstoffe aus jeweils einer Gruppe immer verwandt. Alle Kohlenhydrate erhöhen den Zuckerspiegel in unserem Blut, auch wenn sie das in dramatisch unterschiedlicher Ausprägung machen. Und alle Eiweiße versorgen unseren Körper mit Aminosäuren, auch wenn verschiedene Eiweiße unterschiedliche Aminosäuren haben. Das Wissen, in welche Gruppe ein Nahrungsmittel gehört, erleichtert das Verständnis, und wenn es zunächst nur um die Sortierung geht.

## *Sekundäre Pflanzenstoffe*

Dass Obst und Gemüse farbig sind, haben sie den sekundären Pflanzenstoffen zu verdanken. Wie viele sekundäre Pflanzenstoffe es gibt, ist bis heute ungeklärt. Wissenschaftler gehen von etwa 100.000 aus, von denen wahrscheinlich etwa 10.000 in Pflanzen vorkommen, die wir Menschen essen. Von diesen 10.000 sind wiederum rund 3000 bisher bekannt. Die Pflanzen schützen sich mithilfe dieser Stoffe vor Bakterien und Pilzen. Auf uns Menschen haben sekundäre Pflanzenstoffe verschiedene positive Wirkungen: Sie blockieren Entzündungen, halten Blutgefäße elastisch, stärken das Immunsystem und können sogar Krebszellen angreifen und vernichten. Deshalb haben sie sowohl eine Schutzwirkung vor Krebserkrankungen als auch positive Wirkungen bei Tumorbehandlungen wie etwa einer Chemotherapie. Sekundäre Pflanzenstoffe scheinen in ihrer Kraft für den Schutz unseres Stoffwechsels und für die Stärkung unseres Immunsystems um ein Vielfaches stärker zu sein als Vitamine und Mineralstoffe.

Sekundäre Pflanzenstoffe kommen ausschließlich in Pflanzen vor! Sie sind ein wesentlicher Grund dafür, dass Pflanzen den weit überwiegenden Teil unserer Ernährung ausmachen sollten. Unterschiedliche Farben weisen auf den Gehalt verschiedener sekundärer Pflanzenstoffe hin. Essen Sie deshalb möglichst bunt. Ihre Gemüsepfanne mittags kann zum Beispiel Brokkoli, gelbe und rote Paprika, Aubergine und Zwiebeln sowie Kurkuma enthalten. Bei aller Euphorie für die Kraft der Pflanzen: Sekundäre Pflanzenstoffe werden innerhalb weniger Stunden in unserem Körper abgebaut. Deshalb müssen Sie bei ihnen immer wieder zugreifen. Mehrmals am Tag. Tipp: Streuen Sie häufig Pfeffer übers Gemüse und gern auch übers Obst. Der Pfeffer-Wirkstoff Piperin ist ein natürlicher Verstärker und verlängert die Wirkung von sekundären Pflanzenstoffen in unserem Körper.

Sekundäre Pflanzenstoffe sind leider sensible Kameraden: Langes Kochen, Schutz vor UV-Licht in Glashäusern und Pestizide sorgen dafür, dass sie zerstört bzw. unzureichend gebildet werden. Auch deshalb sollten Sie gerade bei Obst und Gemüse Produkte in Bioqualität bevorzugen. Essen Sie Gemüse immer mal wieder roh. Paprika,

Gurke und auch Brokkoli schmecken mit einer Soja-Joghurt-Creme ganz hervorragend.

Tomaten hingegen sollten Sie in verarbeiteter Form zu sich nehmen. Lykopin heißt der sekundäre Pflanzenstoff, vor dem Tomaten nur so strotzen. Aber richtig freigesetzt aus den Zellen der Frucht wird er erst im Zuge der Verarbeitung. Neben frischen Tomaten sollten deshalb Tomatensaft, Tomatenmark oder getrocknete Tomaten regelmäßig auf Ihrem Speiseplan stehen.

Damit sind wir bei einem grundsätzlichen Problem von sekundären Pflanzenstoffen. Sie sind auf der einen Seite nicht nur sensibel, sie müssen auf der anderen Seite aus Obst und Gemüse freigesetzt werden, damit Sie im menschlichen Stoffwechsel ihre volle Kraft entfalten können. Auch deshalb sollten Sie immer gut und lange kauen.

Beispiele für Obst und Gemüsesorten, die Sie regelmäßig essen sollten: Kohl wie Blumenkohl, Rosenkohl oder Rotkohl und besonders Brokkoli (weil die sogenannten Glukosinolate im Brokkoli eine besondere Kraft zu haben scheinen, sollten Sie Brokkoli mehrmals pro Woche essen), Tomaten (auch in verarbeiteter Form), Rote Bete, Brunnenkresse, Kurkuma, Möhren, Kürbis, Zwiebeln, (vor allem dunkelgrünes) Blattgemüse, Paprika, Brombeeren, Blaubeeren und andere Beeren, Bananen, Äpfel, Zitrone. Gesund sind auch die Polyphenole in der Kakao- und in der Kaffeebohne. Genießen Sie Ihren Kaffee also mit gutem Gewissen (und bitte ohne Zucker), und gönnen Sie sich gern auch ab und zu ein Stück Schokolade mit einem hohen Kakaoanteil von mindestens 70 Prozent.

Die folgende Tabelle zeigt Ihnen einen Überblick über die wichtigsten sekundären Pflanzenstoffe, ihre nachgewiesenen und möglichen Wirkungen sowie wichtige Lieferanten:

| Sekundärer Pflanzenstoff | Mögliche Wirkungen | Wichtige Lieferanten |
|---|---|---|
| Carotinoide (z. B. Betacarotin, Lykopen) | Krebsvorbeugend (speziell Lykopin wird eine vorbeugende Wirkung gegen Prostatakrebs nachgesagt), können Entzündungen hemmen, das Immunsystem stärken, das Risiko für Herz-Kreislauf-Erkrankungen senken. Ebenso wird eine Risikoverminderung für Rheuma und sogar Demenz diskutiert. | Möhren, gelbe oder rote Paprika, Süßkartoffeln, Tomaten, Spargel, Orangen, Grünkohl, Spinat, Feldsalat, Pfirsiche. Carotinoide sind vor allem in rotem und gelbem Gemüse und Obst enthalten. Man kann dem Gemüse und Obst die Carotinoide also ansehen. Aber auch grünes Gemüse und Obst liefert Carotinoide, etwa Grünkohl und Spinat. |
| Phytosterine | Können Cholesterin senken, haben eventuell auch krebsvorbeugende Wirkungen, können Prostatavergrößerungen zurückbilden. | Kürbiskerne, Sojaprodukte, Sonnenblumenkerne |
| Flavonoide (gehören zu den Polyphenolen) | Im Mittelpunkt ihrer Wirkungen steht das verringerte Risiko für Herz-Kreislauf-Erkrankungen und besonders Herzinfarkt, sie wirken zudem entzündungshemmend und stärkend auf das Immunsystem, dabei werden auch antivirale und antibakterielle Wirkungen diskutiert. | Kommen in allen Gemüsearten und in den meisten Obstsorten vor. Besonders viele Flavonoide enthalten Zwiebeln, Grünkohl, Brokkoli, Trauben, schwarzer Tee, grüner Tee, Tomaten, Paprika. Auch Ingwer enthält Flavonoide. |
| Glucosinolate | Entzündungshemmende und dabei auch krebsvorbeugende Wirkungen (auch eine Ernährung bei Krebserkrankung sollte reich an Glucosinolaten sein). | Alle Kohlsorten wie Grünkohl, Rosenkohl, Blumenkohl, Brokkoli (Brokkoli scheint den anderen Kohlsorten in seiner positiven Wirkung dabei noch etwas überlegen zu sein), auch Radieschen, Meerrettich |

| Monoterpene | Entzündungshemmende und wahrscheinlich auch krebsvorbeugende Wirkung. | Minze, Zitrone, Kümmel, Fenchel |
|---|---|---|
| Protease-Inhibitoren | Entzündungshemmende und krebsvorbeugende Wirkung. | Hülsenfrüchte, Kartoffeln |
| Phytoöstrogene (sind keine Östrogene. Sie haben lediglich- eine chemische Verwandtschaft mit den Östrogenen. Deswegen heißen sie so.) | Entzündungshemmende Wirkung, möglicherweise schützend vor Herz-Kreislauf-Erkrankungen. Hilfe bei Wechseljahrbeschwerden ist umstritten. | Soja, Tofu, Linsen, Bohnen, Erbsen, Blaubeeren, Himbeeren, Stachelbeeren, Fenchel, Rhabarber |
| Polyphenole (gehören zu den „Musketieren" unter den sekundären Pflanzenstoffen. Flavonoide bilden eine Gruppe der Polyphenole. Ein prominenter Vertreter ist Resveratrol.) | Entzündungshemmende und krebsvorbeugende Wirkung, Schutz vor Herz-Kreislauf-Erkrankungen und hier besonders Herzinfarkt (s.o. bei den Flavonoiden), leichte Blutdrucksenkung, Stärkung des Immunsystems, möglicherweise Vorbeugung von Demenz. | Granatapfel, Trauben, Rotwein, Kakao, dunkle Schokolade, Kaffee, Äpfel, grüner Tee, Heidelbeeren, Brombeeren, Himbeeren, Erdbeeren, Pflaumen, Mandeln, Walnüsse, Zwiebeln, Spinat, Kurkuma |
| Saponine | Cholesterinsenkend, antibiotisch, eventuell auch krebsvorbeugend | Erbsen, Linsen, Spinat, Spargel, Tomaten, Kartoffeln |
| Sulfide | Krebsvorbeugende, entzündungshemmende Wirkung, cholesterinsenkend, wahrscheinlich auch blutdrucksenkend, möglicherweise auch thrombosevorbeugend. | Knoblauch, Zwiebeln, Schnittlauch |

## Vitamine, Mineralstoffe und Spurenelemente

Im Unterschied zu den Makronährstoffen werden die Vitalstoffe als Mikronährstoffe bezeichnet, also als „kleine Nährstoffe". Sie sind kein Kraftstoff wie Kohlenhydrate, Eiweiße und Fette. Sie sind aber unabdingbar, damit die vielen Stoffwechselkreisläufe in unserem Körper ablaufen können. Anders gesagt: Sie regulieren das System Mensch, sorgen dafür, dass unser Blutdruck die richtige Höhe hat, helfen dabei, dass die Hormone, die wir gerade brauchen, aktiv sind, spielen eine wesentliche Rolle bei der Organisation unserer Verdauung und lassen uns in den wichtigen Momenten geistesgegenwärtig sein. Ohne Vitamine, Mineralstoffe und Spurenelemente sind wir nicht leistungsfähig und letztlich nicht lebensfähig.

Die meisten von ihnen kann unser Körper nicht selbst produzieren. Das heißt, wir müssen sie mit der Nahrung aufnehmen. Sie kommen sowohl in pflanzlichen als auch in tierischen Lebensmitteln vor. Auch als Vegetarier bzw. Veganer können Sie sich mit nahezu allen wichtigen Vitalstoffen versorgen. Ein besonderes Augenmerk sollten Sie dann jedoch auf folgende Vitalstoffe legen: Eisen, B-Vitamine und hier besonders Vitamin B12, Zink, Selen, L-Carnitin (siehe auch Kapitel 12 und 13).

Bei den sekundären Pflanzenstoffen habe ich Ihnen beschrieben, dass Sie möglichst bunt essen sollten. Auf die Vitalstoffe übertragen heißt das, essen Sie variantenreich, abwechslungsreich. Auch hier machen Sie keinen Fehler, wenn Ihr Essen viele (natürliche) Farben enthält. Und auch wenn tierische Lebensmittel Vitalstoffe enthalten, sollte der Schwerpunkt Ihrer Ernährung auch in Bezug auf Vitamine, Mineralstoffe und Spurenelemente stets auf pflanzlicher Kost liegen. Essen Sie möglichst drei Portionen Gemüse und zwei Portionen Obst am Tag. Eine Portion ist eine Handvoll, gern bis zum Rand gefüllt. Dabei können Sie immer ihre eigene Hand als Maßstab nehmen.

## Ballaststoffe

Bis vor einigen Jahrzehnten war man der Meinung, Ballaststoffe seien überflüssig. Deshalb heißen sie auch so: Ballast eben. Heute wissen wir, dass Ballaststoffe sättigen, Übergewicht vorbeugen, damit auch eine blutdrucksenkende Wirkung haben, Blutzucker und Cholesterin verringern und sogar das Risiko für Darmkrebs vermindern. Dass Menschen, die mehr Ballaststoffe essen, seltener an Darmkrebs erkranken, ist dabei nur die eine Seite der Medaille. Etwa 10 Prozent mehr Ballaststoffe heißt 10 Prozent weniger Risiko für Darmkrebs. Die andere Seite der Medaille ist, dass Darmkrebspatienten sogar dann eine bessere Prognose haben, wenn Sie mehr Ballaststoffe essen. Heißt: Wenn Sie mehr Ballaststoffe essen, ist die Wahrscheinlichkeit, an Darmkrebs zu erkranken, niedriger. Erwischt es Sie aber trotzdem, haben Sie, wenn Sie viele Ballaststoffe essen, eine bessere Chance auf eine normale Lebenserwartung.[2]

Ballaststoffe sind nahezu ausschließlich in pflanzlichen Lebensmitteln enthalten und damit erneut ein Argument dafür, überwiegend Pflanzen und deren Produkte zu essen. Ballaststoffreich sind beispielsweise Gemüse wie Kartoffeln (besonders mit Schale), Möhren, Brokkoli und anderen Kohlarten wie Rosenkohl oder Blumenkohl, Hülsenfrüchte wie Erbsen, Bohnen oder Linsen, Obst wie Äpfel, Birnen oder Beeren aller Art, Walnüsse, Mandeln, Cashewkerne, Haselnüsse, Haferflocken, Vollkornbrot aus zum Beispiel Dinkel-Vollkorn. Jede Ihrer Mahlzeiten sollte Ballaststoffe enthalten.

## Snacks, Süßes und andere Sünden

Gutes, natürliches und ausgewogenes Essen sorgt dafür, dass wir Energie besitzen, klar denken, jederzeit Spitzenleistungen von Körper und von Geist abfordern können und langsamer altern. Essen ist aber weitaus mehr. Essen ist Kultur, ein Stück Lebensfreude, Begleiter bei Feiern oder offiziellen Anlässen. Für die meisten gehört dazu, sich auch mal Dinge zu gönnen, die nicht voller sekundärer Pflanzenstoffe stecken und keine geballte Menge an Vitalstoffen enthalten.

Das ist völlig in Ordnung! Sie werden nicht krank, wenn Sie sich hin und wieder mal ein Stück Torte gönnen oder wenn Sie bei einer Feier auch mal auf den Teller greifen, auf dem die Chips liegen oder die Schokolade, die garantiert keinen Kakaoanteil von 70 Prozent enthält. Entscheidend für die Frage nach Ihrer Gesundheit und danach, ob Sie schnell oder langsam altern, ist nicht, ob Sie auch mal bei Süßem oder bei Salzgebäck schwach werden, entscheidend ist, wie Sie sich im Alltag ernähren.

Klar: Transfette, wie sie in billiger Schokolade oder in Chips stecken, und Zuckerbomben in Form von einfachen Süßigkeiten, Kuchen, in Ketchup oder anderem, sollten die Ausnahme sein. Aber Sie sind ein Mensch. Dazu gehört auch, sich Schwächen zu erlauben. Wenn Sie schon sündigen, dann mit gutem Gewissen. Machen Sie es bewusst. Und genießen Sie es. Ich würde Ihnen die Unwahrheit erzählen, wenn ich behaupten würde, immer wie ein Asket zu leben. In meinem Freundeskreis weiß natürlich jeder, dass ich mich intensiv mit dem Thema Ernährung beschäftige. Umso mehr wird bei mir hingesehen, was ich esse. Und wenn ich mir erlaube, bei einer Feier mal etwas zu naschen, was nicht in die Rubrik gesund passt, wird darüber ausführlich gesprochen.

Dass ich mit meinem Bruder häufiger reise, wissen Sie bereits. Eine Episode, die sich in Peru bei einer Zugfahrt in die alte Inkastadt Machupicchu zugetragen hat, erzählt mein Bruder bis heute gern: Unser Zug stand in einem Bahnhof. Kurz vor unserer Abfahrt ging eine Indigene, also eine Frau, die mutmaßlich zu den Nachfahren der Ureinwohner gehört, auf dem Bahnsteig entlang und verkaufte selbstgebackenen Kuchen. Weil bei den Reisen mit meinem Bruder das Thema Ernährung regelmäßiger Gegenstand unserer Gespräche ist, lag es nahe, in dem Moment darüber zu diskutieren, wie viel Zucker der Kuchen wohl enthalten würde und dass wir – und insbesondere ich – natürlich kein Stück davon essen würden. Dabei sah der Kuchen ziemlich verlockend aus. Hunger hatten wir auch ein wenig. Als der Zug schon fast anrollte, lief die Frau – wie der Zufall es wollte – noch einmal an unserem geöffneten Abteilfenster vorbei. Und plötzlich hörte ich mich zwei Stücke ordern, eins für mich und eins für meinen Bruder. Rasch bekamen wir unseren Kuchen, ebenso schnell ging die entsprechende Menge Geld durch das Fenster in die andere Richtung. Der Kuchen war übrigens sehr lecker.

Snacks zwischendurch gehören dazu. Verkneifen Sie sich diese nicht, sich zu kasteien, raubt Ihnen die Lebensfreude. Greifen Sie jedoch im Alltag zu hochwertigen und natürlichen Produkten, die wenig Zucker, wenig Palmöl, wenig Zusatzstoffe enthalten. Geeignet sind: Datteln, Nüsse, auch mal mit Rosinen, Cashew-, Erdnuss-, Haselnuss- oder Mandelmus. Datteln esse ich regelmäßig als Snack am Vormittag zwischendurch. Sie schmecken wunderbar zu Walnüssen oder Cashewkernen. Ein Löffel reines Cashew-, Erdnuss- oder Mandelmus zum Kaffee oder Espresso am Nachmittag ist ein Genuss. Achten Sie darauf, dass das Nussmus tatsächlich ein reines Produkt ist, also keinen Zusatz von Zucker oder Ölen enthält. Schließlich spricht nichts gegen Schokolade mit einem hohen Kakaoanteil von möglichst 70 Prozent oder mehr. Je höher der Kakaoanteil in der Schokolade ist, desto weniger Zucker steckt darin. Reiner Kakao ist sogar vegan. Auch wenn Sie Veganer sind, müssen Sie also nicht auf Schokolade verzichten. Auch bei den Snacks zwischendurch gilt: natürlich besser essen. Je natürlicher ein Produkt, desto hochwertiger ist es. Wenn Ihre regelmäßigen kleinen Sünden aus Datteln bestehen, aus Cashew-, Erdnuss- oder Mandelmus, nimmt Ihr Körper es Ihnen auch nicht übel, wenn Sie bei einer Feier oder in einer anderen Situation mal bei den Dingen schwach werden, die nicht nur natürlich sind und die überwiegend aus Zucker bestehen.

Eine Falle sind Snacks im Supermarkt: Sie liegen pfiffig sortiert an der Kasse, sodass Sie schnell zugreifen können, bevor es ans Bezahlen geht. Das ist durchaus trickreich, weil Sie sich in dieser Situation gerade gedanklich intensiv mit Essen beschäftigt haben. Wenn Sie Ihre Einkaufsliste theoretisch und praktisch durchgegangen sind, ist es wahrscheinlich, dass Sie Hunger oder mindestens Appetit haben. Schokoriegel oder Gummibärchen versprechen schnelle Sättigung. Das halten sie sogar. Sie stecken voller Zucker. Der verschafft rasche Befriedigung und kurzzeitige Sättigung. Zudem leider auch sofortige Gewichtszunahme. Ihr Körper wandelt den Zucker in Fett um. In Körperfett. Das merken Sie natürlich nicht gleich. Insbesondere die Schokoriegel, die Sie an der Kasse anlächeln, bestehen neben Zucker aus gehärteten Fetten und Palmöl. Also lauter Dingen, die eigentlich wenig appetitlich sind.

Wenn Sie sich im Supermarkt immer wieder dabei ertappen, dass Sie an der Kasse bei Schokoriegel und Co. schwach werden, steuern Sie künftig vor der Kasse das Fach mit den Nüssen an. Viele Supermärkte erheben keine Einwände, wenn Sie sich während Ihres Einkaufs eine Tüte aufreißen und schon einige Nüsse naschen. Sofern Sie auch diese Tüte am Ende Ihres Einkaufs mitbezahlen, sollten Sie keine Probleme bekommen. Und Appetit auf ungesundes Junkfood bekommen Sie so auch nicht.

Eine andere kleine oder auch größere Sünde ist Alkohol. Ich gestehe, dass ich gern Wein trinke und dabei eine besondere Vorliebe für gute Rotweine habe. Ein gemütlicher Abend mit Freunden und anregenden Gesprächen bei dem einen oder anderen Glas Rotwein und dazu passenden Speisen ist für mich ein Genuss. Eben weil ich gerne Wein trinke, mache ich das selten. Dadurch bleibt das Gefühl, dass es etwas Besonderes ist. Sofern Sie nur hin und wieder Alkohol trinken, ist aus meiner Sicht nichts dagegen einzuwenden. Sie sollten aber immer wieder Phasen von mehreren Wochen haben, in denen Sie auf Alkohol ganz verzichten. Und wenn es nur darum geht zu kontrollieren, dass Sie genauso gut ganz ohne Alkohol leben können (siehe auch Kapitel 4).

## *Ohne Wasser läuft nichts!*

Ohne Flüssigkeit können wir nur wenige Tage überleben. Schließlich besteht unser Körper zu mehr als 60 Prozent aus Wasser. Es befindet sich in Körperzellen, Blutgefäßen, Gelenken, sogar im Gehirn. Auch unsere Verdauung ist auf Flüssigkeit angewiesen. Nur wenn der Speisebrei im Darm schön flüssig ist, können die Verdauungsenzyme ihre Arbeit ohne Probleme verrichten. Ohne Wasser läuft im System Mensch nichts. Da wir ständig Wasser verlieren, braucht der Körper regelmäßig Nachschub.

Bei der Frage, wie viel wir jeden Tag nachfüllen, also trinken sollen, schwanken die Angaben zwischen anderthalb und drei Litern.

Wenn man ehrlich ist, muss man sagen, es gibt keine wissenschaftlich abgesicherte Angabe, welche Menge an Flüssigkeit wir jeden Tag zu uns nehmen sollen.

Deshalb orientiere auch ich mich an der allgemeinen Empfehlung von etwa zwei Litern.

Trinken Sie überwiegend Wasser. Wenn Sie etwas Geschmack im Wasser haben wollen, träufeln Sie sich ein paar Spritzer Zitronensaft rein. Trinken Sie Schorlen nur ausnahmsweise und in keinem Fall regelmäßig. Auch wenn Sie eine Schorle noch so verdünnen, sie enthält zu einem Großteil Zucker.

Eine gute Alternative zu Wasser sind Tees. Wenn Sie kein Tee-Fan sind, dann versuchen Sie, einer zu werden. Sie wissen ja: Der Mensch ist ein Gewohnheitstier. Wenn Sie sich angewöhnen, regelmäßig eine große Kanne Tee mit zur Arbeit zu nehmen, wird das nach kurzer Zeit selbstverständlich werden. Dass Sie keinen Zucker in den Tee rühren, versteht sich von selbst. Es gibt diverse Teevarianten. Probieren Sie sich durch: Orangen- oder Zimttee, Grüner Tee, Tee mit Zitrone, Kurkuma, Hibiskus oder Minze. Sie werden die Sorten finden, die Sie mögen. Achten Sie darauf, dass Sie Tee ohne künstliche Aromen kaufen. Mein persönlicher Favorit ist Ingwer-Zitronen-Tee, den ich mir selbst zubereite. Dafür benötige ich Ingwer, Zitrone und heißes Wasser. Ich nehme jeden Tag eine Kanne Ingwer-Zitronen-Tee mit zur Arbeit. Der Tee schmeckt nicht nur gut, er verbreitet in meinem Sprechzimmer auch einen angenehmen Geruch. Ingwer wird eine kräftigende Wirkung auf das Immunsystem nachgesagt. Zudem kann er Muskelschmerzen wie Muskelkater reduzieren und eignet sich deshalb besonders für Sportler.

Gegen Gemüsesäfte ist nichts einzuwenden. Achten Sie darauf, dass sie keine Zusätze enthalten. Möhrensaft, Möhren-Sanddornsaft, Rote-Bete-Saft, Tomatensaft oder ein Saft aus einer Gemüsemischung kann eine gute Ergänzung zu Wasser und Tee sein. Und eine Variante im Geschmack zudem. Wenn Sie Bluthochdruck haben, trinken Sie ein- bis zweimal am Tag ein großes Glas Rote-Bete-Saft. Rote-Beete senkt den Blutdruck (siehe auch Kapitel 14).

Kaffee können Sie guten Gewissens trinken. Es gibt mittlerweile eine ganze Flut von Studien, die die positiven Wirkungen von Kaffee belegen. Einmal mehr sind die sekundären Pflanzenstoffe verantwortlich dafür. Auch die aus der Kaffeebohne blockieren Entzündungen und haben positive Wirkungen auf unsere Blutgefäße und unsere Nerven. Kaffeetrinker leben länger, war im November 2015 in einem Artikel im Deutschen Ärzteblatt zu lesen![3]

## Frühstück, Mittagessen, Abendessen

Der Tag sollte mit einem ordentlichen Frühstück beginnen, denn Ihr Körper braucht Kraftstoff. Ich weiß, dass viele Menschen nicht frühstücken, weil sie so früh nichts herunterbekommen oder lieber etwas länger schlafen. Wer morgens aber nichts isst, kann im Laufe des Vormittags nur eingeschränkt Leistung abrufen. Die Energie, die der Körper trotzdem benötigt, holt er sich dann, zumindest teilweise, aus der Muskulatur. Nach meiner Erfahrung sind es besonders oft übergewichtige Menschen, die morgens nicht frühstücken. Für sie ist es besonders fatal, wenn ihr Körper sich die nötige Energie aus den Muskeln holt. Denn gerade die Muskeln sind es, die das Fett verbrennen. Wer also nicht frühstückt, legt schon am Morgen den Grundstein für Gewichtszunahme.

Unsere Großeltern sind noch mit dem Spruch aufgewachsen: Frühstücken wie ein Kaiser, Mittagessen wie ein König, Abendessen wie ein Bettler. Frühstücken wie ein Kaiser muss dabei nicht unbedingt heißen, dass Sie sich stundenlang Zeit dafür nehmen. Aber Sie sollten schon in Ruhe und bewusst frühstücken.

Ein empfehlenswertes Frühstück sind Haferflocken mit Milch und dazu Obst. Die Milch darf gern eine Pflanzenmilch sein, etwa Hafer-, Soja-, Reis- oder Mandelmilch. Leider versetzen einige Hersteller ihre Pflanzenmilch mit Zucker oder Agavendicksaft und/oder Sonnenblumenöl. Werfen Sie vor dem Kauf einen Blick auf das Etikett. Kaufen Sie nur Pflanzenmilch, der weder Zucker noch Agavendicksaft noch Sonnenblumenöl zugesetzt ist. Variieren Sie beim Obst. Essen Sie mal eine in Scheiben geschnittene Banane (Banane ist ein prima Lieferant von B-Vitaminen), mal einen klein geschnittenen

Apfel, mal Brombeeren, Heidelbeeren oder Erdbeeren. Bevorzugen Sie Obst, das gerade Saison hat. Ein schönes Haferflockenrezept mit Apfel, Zimt und Leinöl finden Sie im Rezeptteil auf Seite 355. Wer keine Haferflocken mag, kann alternativ ein Dinkel-, Kamut-Amaranth- oder Hafervollkornbrot essen. Bestreichen Sie es mit Butter (oder einer hochwertigen veganen Margarine, die im Wesentlichen aus zum Beispiel Rapsöl, eventuell auch Kokosöl, Mandelmus und/oder Möhrensaft besteht) und belegen Sie es mit Käse, in Scheiben geschnittener Avocado, Tomate oder Gurke. Einen Rezeptvorschlag für einen Brotaufstrich aus getrockneten Tomaten und Kidneybohnen finden Sie ebenfalls im nächsten Kapitel. Besonders lecker finde ich Cashewmus als Brotaufstrich, belegt mit Bananenscheiben. Eine weitere Frühstücksvariante kann Rührei mit Tomaten sein. Wie man veganes Rührei zubereitet, lesen Sie auf den Seiten 356 und 357. Für den Extra-Vitamin- und Mineralstoff-Kick bieten sich Smoothies an. Zwei Beispiele für gesunde Power-Smoothies finden Sie ebenfalls im nächsten Kapitel.

Das Mittagessen sollte in der Hauptsache aus Gemüse bestehen. Variieren Sie bei der Art des Gemüses und wählen Sie Sorten in verschiedenen Farben: Brokkoli, Blumenkohl, Rosenkohl und andere Kohlarten, Hülsenfrüchte wie Bohnen, Linsen und Kichererbsen, Pilze, Spargel, gelbe, rote und grüne Paprika, Kürbis, Tomaten, Auberginen, Zwiebeln. Schnell zubereitet sind Gemüsepfannen. Spannend für den Gaumen wird das Essen, wenn Sie unterschiedliche Gewürze und Kräuter verwenden. Vielleicht haben Sie sogar Platz für ein kleines Kräuterbeet in Ihrem Garten oder Sie haben frische Kräuter auf der Fensterbank in Ihrer Küche. Hervorragend und lecker sind Kräuter wie Oregano, Thymian, Basilikum, Petersilie, Schnittlauch, Minze, Salbei und Rosmarin. Gewürze, die Sie immer zu Hause haben sollten, sind: schwarzer Pfeffer aus der Mühle, gemahlene oder frische Kurkuma, Zimt, getrocknete Chilischoten (eventuell auch aus der Mühle), Kreuzkümmel, Kardamom, Muskatnuss.

Natürlich können Sie gelegentlich auch Fleisch oder Fisch zum Gemüse essen oder als vegane Variante Tofu. Tofu gibt es in verschiedenen Arten, zum Beispiel mit diversen Gewürzen oder geräuchert. Lecker und gesund ist auch Tempeh, fermentiertes Soja, das viele

Eiweiße und Ballaststoffe liefert. Auch wenn Sie zur Fraktion der Fleischesser gehören, sollten Sie Tofu und Tempeh einmal probieren, etwa zu einer Gemüsepfanne. Auch Kartoffeln, Naturreis, Hirse oder Vollkornnudeln passen dazu. Die meisten Nudeln werden aus Hartweizengrieß hergestellt, besser sind Nudeln aus roten Linsen, Bohnen oder Vollkornreis. Die sättigen nicht nur gut, sondern versorgen Ihren Körper auch mit einer Extraportion Eiweiß.

Das Abendessen sollte die kleinste Mahlzeit des Tages sein und Sie sollten es zudem möglichst früh einnehmen. Nachts möchte Ihr Körper sich erholen. Je später Sie essen und je üppiger das Abendessen ausfällt, desto mehr werden die Reparatur- und Regenerationsprozesse im Körpers gestört. Wann Sie zu Abend essen, hängt natürlich von Ihrem Tagesablauf ab. Zwischen Abendessen und Zubettgehen sollten mindestens vier Stunden liegen. Und, gehen Sie so ins Bett, dass Sie zwischen sechs und acht Stunden Schlaf bekommen. Wenn Sie also um 22 Uhr schlafen gehen, sollten Sie spätestens um 18 Uhr essen. Arbeiten Sie im Schichtdienst, kann es bei Spätschicht sinnvoll sein, während der Arbeit zu essen, zum Beispiel in einer Pause.

Ideal als Abendessen ist wieder einmal Gemüse. In allen Varianten. Gebraten, gedünstet oder auch roh als Salat, wenn Sie das abends vertragen. Dazu können Sie sich einen leckeren Quark- oder Soja-Quark-Dip machen. Als Abendessen ist auch Tofu geeignet, ebenso Eier. Wenn Sie weder Veganer noch Vegetarier sind, hin und wieder auch Fisch und/oder Fleisch.

Damit das Dickmacherhormon Insulin abends nicht ansteigt, sollten Brot, Reis oder Kartoffeln beim Abendessen eher die Ausnahme bilden. Oliven, eingelegte Tomaten, Artischocken, Avocado und Gemüse wie Gurke, Paprika oder Radieschen sind auch ohne Brot lecker. Zum Beispiel wieder mit einem Quark- oder Soja-Quark-Dip.

Einige einfache und schnell zuzubereitende Rezepte finden Sie im nächsten Kapitel.

## Jetzt sind Sie dran

Wenn Sie damit begonnen haben, ein Lebensbuch zu führen, ist es jetzt wieder Zeit, einiges darin festzuhalten. Vielleicht ein paar allgemeingültige Dinge, die für Sie wichtig sind. Zum Beispiel: Ich werde jeden Tag mindestens zwei Liter Flüssigkeit trinken, vornehmlich Wasser und ungesüßten Tee.

Wenn Sie zu den vielen Menschen gehören, die gern weniger wiegen möchten, bisher Ihren Tag aber ohne Frühstück begonnen haben, ist es sinnvoll, sich vorzunehmen (und dann auch umzusetzen): Ich werde ab sofort jeden Tag mit einer Mahlzeit beginnen. Denn ich weiß, dass mein Körper, der mir jeden Tag treu dient, Kraftstoff braucht, damit ich leistungsfähig bleibe.

Wenn Sie weniger Alkohol trinken möchten, könnten Sie aufschreiben: Ab sofort werde ich nur noch an maximal zwei Tagen in der Woche Alkohol trinken. Ich weiß, dass Alkohol ein Genussmittel ist. Ich werde nur noch dann Alkohol trinken, wenn ich mit guten Freunden zusammen bin oder wirklich Lust darauf habe. Ich werde aber auch immer wieder bewusst einige Wochen ganz ohne Alkohol auskommen und in dieser Phase auch auf Feiern nichts trinken.

Wenn bisher regelmäßig Fleisch und Wurst auf Ihrem Speiseplan stand, könnten Sie sich als Ziel setzen, das deutlich zu reduzieren. Eine Notiz in Ihrem Lebensbuch könnte eventuell so aussehen: Wurst werde ich nur noch bei Einladungen oder in Hotels essen, wenn das Frühstücksangebot ansonsten ziemlich übersichtlich ist. Auch Fleisch werde ich nur noch ausnahmsweise essen und in keinem Fall jeden Tag. Vielleicht möchten Sie auf Wurst – also verarbeitetes Fleisch – auch ganz verzichten. Dann formulieren Sie das entsprechend. Und möglicherweise reizt es Sie sogar, Ihren Fleischkonsum auf ein Minimum zu reduzieren und immer wieder einige Wochen ganz ohne Fleisch auszukommen. Dann formulieren Sie auch das entsprechend.

Was Sie sich weiterhin vornehmen können, ist, jeden Tag mittags und abends Gemüse zu essen, vielleicht auch zwischendurch roh als Snack. Essen Sie bunt und greifen Sie zu Gemüse mit ganz unterschiedlichen Farben.

Als Snack zwischendurch eignen sich Nüsse oder die leckeren Power-Balls aus Mandeln und Datteln, die Sie auf Seite 384 finden. Verzichten Sie möglichst auf Junkfood. Diese Nahrungsmittel machen Sie müde, statt Ihnen Energie zu schenken. Vielmehr werden Sie davon saft- und kraftlos, dafür aber dick und krank. Meiden Sie zumindest weitgehend TK-Pizza, Fertig-Saucen und -Dressings, auch industriell gefertigte Kuchen und Kekse, Schokoriegel, Gummibärchen, Wurst (auch nur ein Fertigprodukt), Streichkäse, Ketchup, Fruchtjoghurts. Diese Produkte sind vollgestopft mit Zucker, schlechten Fetten und diversen Zusatzstoffen.

Vergessen Sie bei all dem aber nicht, dass Sie ein Mensch sind. Sie werden weder dick noch krank, wenn Sie bei einer Feier mal Pommes mit Ketchup essen, einige Schokoriegel oder ein Stück Kuchen. Die Frage, ob Essen und Trinken Ihre Gesundheit unterstützen oder eher als Krankmacher für Ihren Körper wirken, hängt nicht von dem ab, was Sie ausnahmsweise einmal essen und trinken, sondern davon, was Sie regelmäßig essen und trinken. Eventuell ist auch dies ein Satz in Ihrem Lebensbuch wert: Ich ernähre mich so, dass mein Körper mit Kraftstoff versorgt wird, und ich führe meinem Stoffwechsel jeden Tag mehrmals Lebensmittel zu, die den Namen „Mittel zum Leben" verdienen. Dadurch unterstütze ich meine Gesundheit. Ich erlaube es mir aber auch, bei Feiern oder zu anderen schönen Anlässen Dinge zu essen (und zu trinken), die für mich Genuss sind.

Wenn Ihnen Dinge einfallen, die Ihnen besonders wichtig, dann notieren Sie die jetzt auf den folgenden beiden Seiten. Nehmen Sie sich dafür ein paar Minuten Zeit.

# Rezepte

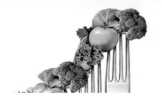

Die folgenden Rezepte kommen von meiner Frau Ingrid Jahn. Die Rezepte sind schnell zubereitet und somit auch gut in den Alltag integrierbar. Sie sind vegan, enthalten also keine tierischen Produkte. Natürlich können Sie einige Rezepte auch mit Fleisch oder Fisch ergänzen.

Die Zutaten, die wir bei uns zu Hause verwenden, sind alle in Bio-Qualität. Aus unserer Sicht spricht viel dafür, seine Ernährung zumindest weitestgehend aus Bio-Produkten zusammenzustellen. Und wenn Sie nur einen Teil Ihrer Lebensmittel als Bio-Produkte kaufen möchten, dann sollten das besonders Obst und Gemüse sein.

Sie finden in diesem Kapitel Rezeptvorschläge für Frühstück, Salate, Suppen, Hauptgerichte, Smoothies und Tee, Snacks und Eis sowie ein Rezept für einen selbst gemachten Brotaufstrich.

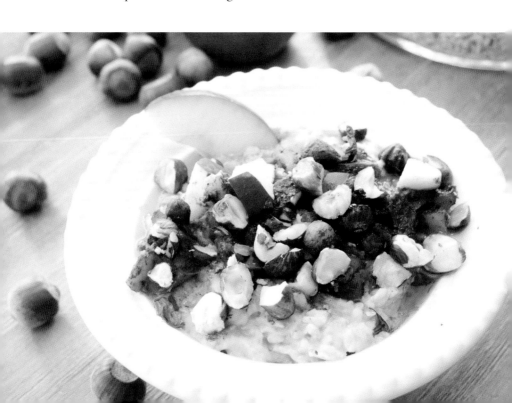

# Frühstück

## HAFERFLOCKEN MIT APFEL, ZIMT UND LEINÖL
Für 2 Portionen

**Zutaten:**
500 ml Hafermilch
8 EL Vollkornhaferflocken
1 Apfel
2 TL Zimtpulver
1 Handvoll Haselnüsse
etwa 4 TL natives Leinöl

**Zubereitung:**
Hafermilch und Haferflocken in einen kleinen Topf geben und unter Rühren auf-
kochen lassen. Bei niedriger Temperatur etwa 3–5 Minuten ziehen lassen, dabei
regelmäßig umrühren, damit nichts anbrennt.
Den Apfel waschen, entkernen und mit Schale in kleine Stücke schneiden. Die
Apfelstückchen mit 5 Esslöffel Wasser und Zimt in einen kleinen Topf geben und
so lange köcheln lassen, bis die Apfelstückchen weich werden, aber noch etwas
Biss haben. Haselnüsse grob hacken.
Brei, Apfelstückchen und gehackte Haselnüsse in Schälchen füllen. Mit etwas
Leinöl übergießen.

**Hinweise**
Haferflocken sind so ziemlich das Beste, was man seiner Leber „servieren" kann.
Sie enthalten unter anderem Cholin, das der Leber hilft, sich zu regenerieren.
Nennenswert ist auch noch der Ballaststoff Beta-Glucan, der den Cholesterin-
spiegel senkt. Überdies enthalten Haferflocken jede Menge Mineralstoffe und
Vitamine. Leinöl ist ein wertvoller Omega-3-Fettlieferant. Mit diesem Frühstück
bleiben Sie lange satt, leistungsfähig, konzentriert und fit.

# VEGANES RÜHREI MIT TOMATE
Für 2 Portionen

**Zutaten:**
200 g fester Tofu
200 g Seidentofu
1 gestr. TL Schwarzsalz (Kala Namak)
2–3 TL gemahlene Kurkuma
1 EL Hefeflocken
1–2 EL Rapsöl (mit Buttergeschmack)
Salz und schwarzer Pfeffer aus der Mühle
etwa 20 Kirschtomaten
Schnittlauchröllchen zum Bestreuen

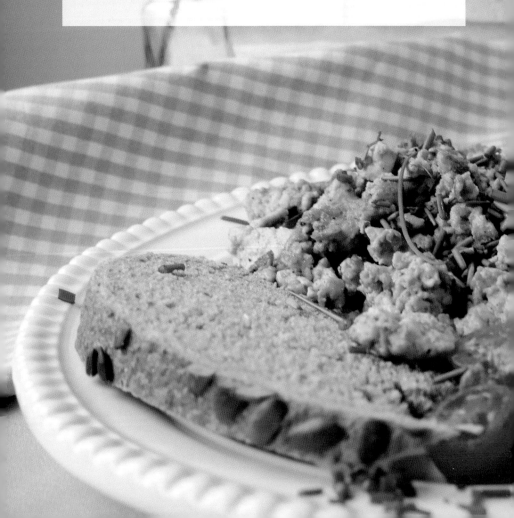

**Zubereitung:**
Festen Tofu und Seidentofu in eine Schüssel geben und mit einer Gabel oder den Händen zerbröseln. Schwarzsalz, Kurkuma und Hefeflocken untermischen. Öl in einer großen Pfanne erhitzen und den gewürzten Tofu darin von allen Seiten gut anbraten. Dabei häufig wenden, damit er nicht anbrennt. Bei mittlerer Temperatur so lange braten, bis die Flüssigkeit verdampft ist und das vegane Rührei eine schöne Konsistenz hat. Mit etwas Salz und schwarzem Pfeffer aus der Mühle abschmecken.
Die Kirschtomaten waschen und je nach Größe halbieren oder vierteln. Tofu-Rührei an den Rand der Pfanne schieben und die Tomaten kurz von allen Seiten anwärmen und ebenfalls mit Salz und Pfeffer würzen.
Auf Tellern anrichten und mit Schnittlauchröllchen bestreuen.

**Hinweise:**
Rührei mit Tomaten und frischen Kräutern sind für uns ein klassisches Urlaubsfrühstück. Früher mit Ei, heute mit Tofu! Das Tofu-Rührei schmeckt nicht nur lecker, es liefert auch eine Extraportion Eiweiß. Das Schwarzsalz (Kala Namak) verleiht dem Gericht den typischen Ei-Geschmack und Ei-Geruch. Das Gewürz soll Agni, das Verdauungsfeuer und die Lebenskraft, anregen.
Tomaten enthalten Lykopin. Der sekundäre Pflanzenstoff zählt zur Gattung der Carotinoide und ist ein Antioxidans. Ihm wird unter anderem eine krebsvorbeugende Wirkung – besonders vor Prostatakrebs – zugeschrieben. Durch das Erhitzen der Tomaten wird Lykopin besser freigesetzt und kann so seine gesundheitsfördernde Wirkung in unserem Körper entfalten.

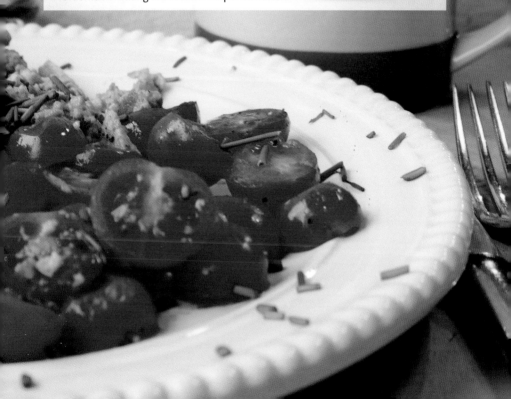

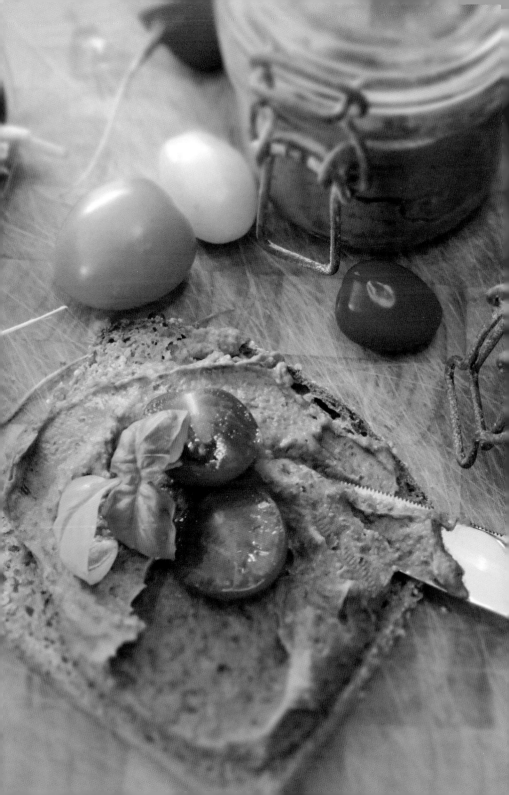

# WÜRZIGER BROTAUFSTRICH MIT SONNENGETROCKNETEN TOMATEN UND KIDNEYBOHNEN

Für 2 mittelgroße Gläser

## Zutaten:

275 g in Olivenöl eingelegte sonnengetrocknete Tomaten (aus dem Glas)
220 g Kidneybohnen (aus der Dose)

## Zubereitung:

Tomaten in ein Sieb geben, das Öl dabei in einer Schüssel auffangen. Kidney-bohnen in ein zweites Sieb geben, abspülen und abtropfen lassen.
Tomaten und Bohnen mit der Hälfte des aufgefangenen Öls in einen Mixer geben und zu einer streichfähigen, cremigen Paste verarbeiten. Wird die Paste zu fest, etwas mehr vom Öl zugeben, bis der Aufstrich die gewünschte Konsistenz hat. Aufstrich in verschließbare Gläser füllen. Im Kühlschrank hält er einige Tage.

## Hinweise:

Der Aufstrich eignet sich auch sehr gut als Dip für Cracker oder Gemüse-Sticks. Es ist schwierig, hochwertige Brotaufstriche zu kaufen. Denn meistens enthalten sie Zutaten wie Palmöl, Sonnenblumenöl, Zucker und/oder Konservierungs-stoffe. In diesem Aufstrich befinden sich nur gesunde Zutaten. Die getrockneten Tomaten liefern eine ordentliche Ladung des wertvollen sekundären Pflanzen-stoffs Lykopin, die Kidneybohnen Eiweiße und jede Menge Ballaststoffe.

# Salate

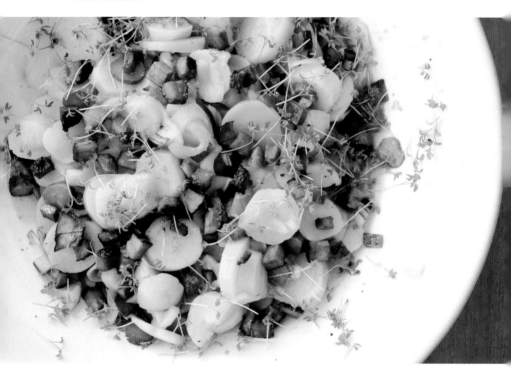

## KARTOFFELSALAT AUF BAYERISCHE ART
Für 4 Portionen

**Zutaten:**

800 g festkochende Kartoffeln
150 ml Gemüsebrühe
Salz und schwarzer Pfeffer aus
 der Mühle
2 EL Weißweinessig
2 EL Olivenöl
1–2 TL Senf
1 kleine rote Zwiebel

250 g Cornichons oder andere Essiggurken
1 Salatgurke
200 g Räuchertofu
1 EL Rapsöl (mit Butteraroma)
Rauchsalz
Schnittlauchröllchen, gehackte Petersilie
 oder Kresse zum Bestreuen

**Zubereitung:**

Die Kartoffeln mit Schale gründlich waschen und in einem Topf mit Wasser bedeckt in ca. 20 Minuten gar kochen. Kochwasser abgießen und die Kartoffeln etwas abkühlen lassen.

Die Gemüsebrühe in einem Topf erhitzen, Salz, Pfeffer, Essig, Öl und Senf einrühren.

Kartoffeln pellen, in Scheiben schneiden und in eine Salatschüssel geben. Das warme Gemüsebrühe-Dressing über die noch warmen Kartoffeln gießen. Gut umrühren und beiseitestellen.

Die Zwiebel schälen und in feine Würfel schneiden. Cornichons oder andere Essiggurken ebenfalls würfeln. Beides zu den Kartoffeln geben und vorsichtig – damit die Kartoffeln nicht zerfallen – unterheben. Die Salatgurke schälen, längs durchschneiden, Kerne herauskratzen und die Gurke fein hobeln.

Falls noch zu viel Brühe im Salat ist, also die Kartoffeln sie nicht aufgenommen haben, die überschüssige Brühe abgießen. Salatgurke unter den Kartoffelsalat ziehen und diesen einige Stunden in den Kühlschrank stellen.

Bevor Sie den Salat servieren, bereiten Sie die Räuchertofu-Speckwürfelchen zu. Dafür den Tofu in kleine Würfel schneiden und in einer Pfanne mit etwas Öl und Rauchsalz kräftig anbraten.

Den Salat noch mal mit Essig, Pfeffer und Salz abschmecken. Die Räuchertofu-Würfelchen und nach Belieben noch Schnittlauchröllchen, Petersilie oder Kresse über den Salat geben.

**Hinweise:**

Dieser Kartoffelsalat schmeckt würzig. Sie können ihn einen Tag im Voraus zubereiten, er schmeckt nämlich erst richtig, wenn er gut durchgezogen ist. Die Menge der benötigten Brühe variiert etwas und ist von der Kartoffelsorte abhängig. Es kann also gut sein, dass Sie etwas mehr oder weniger Brühe brauchen, als im Rezept angegeben.

Der Salat ist gut für den Darm. Das liegt an der in den Kartoffeln enthaltenen Stärke, die – besonders durch das Abkühlen – wie ein Ballaststoff wirkt. Man spricht von resistenter Stärke. Aus der Stärke wird zudem Butyrat (Buttersäure) gebildet, die hervorragend für die Darmflora ist. Butyrat dient den guten Darmbakterien als Nahrung und wirkt gegen Entzündungen und ist auch gut für Diabetiker: Es hilft, den Blutzuckerspiegel auf einem relativ konstanten Niveau zu halten und Blutzuckerspitzen zu vermeiden. Resistente Stärke bildet sich auch, wenn Nudeln, Reis oder Hülsenfrüchte gekocht werden und danach wieder abkühlen. Es befindet sich zudem in grünen, also nicht ganz reifen Bananen.

# BROKKOLISALAT MIT HASELNÜSSEN UND SENF-VINAIGRETTE

Für 4 Portionen

## Zutaten:

| Für den Salat: | Für die Vinaigrette: |
|---|---|
| 300 g Brokkoli | 6 EL Olivenöl |
| 1 kleine Stange Lauch | 3 EL Aceto Balsamico |
| 1 kleine Fenchelknolle | 1 EL Ahornsirup |
| 1 rote Spitzpaprika | 2–3 TL Senf |
| 80 g Haselnüsse | Salz und Pfeffer aus der Mühle |

## Zubereitung:

Für den Salat den Brokkoli waschen und in kleine Röschen teilen. Lauch und Fenchel putzen, waschen und in Streifen schneiden. Paprika, halbieren, Kerne und Trennwände entfernen, waschen und trocken tupfen. Paprika in Streifen oder Würfel schneiden. Alles in eine Salatschüssel geben.

Für die Vinaigrette Olivenöl, Balsamico-Essig, Ahornsirup, Senf, Salz und Pfeffer mit dem Schneebesen gut verrühren und über den Salat geben. Gut mit den Zutaten vermengen.

In einer Pfanne die Haselnüsse ohne Fett rösten. Dabei gelegentlich wenden, damit sie nicht anbrennen. Die Nüsse dann auf dem Salat verteilen.

## Hinweise:

Dieser Brokkoli-Salat schmeckt knackig und frisch. Er steckt zudem voller Vitamine, Mineralstoffe und sekundärer Pflanzenstoffe. Brokkoli gehört zu den gesündesten Gemüsesorten. Er enthält neben diversen Vitaminen und Mineralstoffen Sulforaphan, das krebsvorbeugend wirkt. Es aktiviert ein Entgiftungsenzym in den Zellen. Lauch enthält unter anderem Vitamin C und Kalium. Auch Fenchel steckt (unter anderem) voll damit. Vitamin C ist ein wahres Multitalent und wirkt an diversen Orten unseres Stoffwechsels. So ist es wichtig für die Neubildung von Haut, Haaren, Nägeln und auch Knorpeln in unseren Gelenken. Für unser Immunsystem ist es wesentlich. Kalium spielt eine Rolle für die Erregung unseres Herzens und senkt den Blutdruck. Darüber hinaus ist Fenchel auch für seine wohltuende Wirkung auf den Magen bekannt und hilft bei Blähungen.

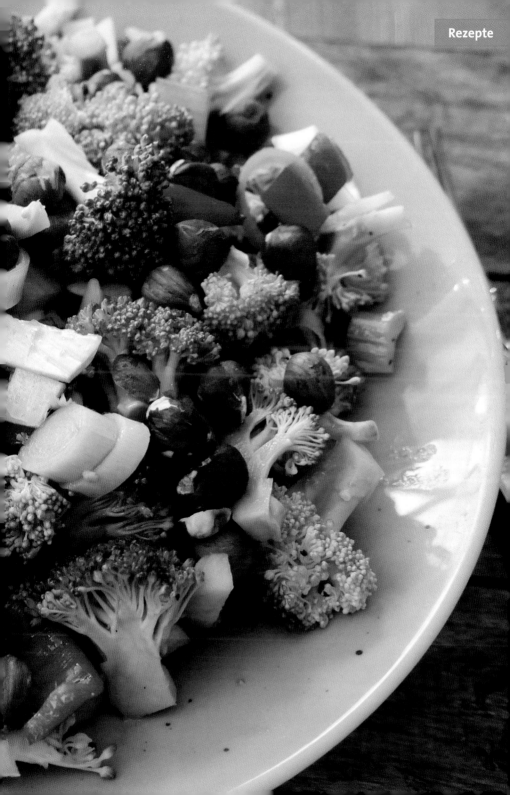

# Suppen

## BROKKOLI-SÜSSKARTOFFEL-CREMESUPPE
Für 2–4 Portionen

**Zutaten:**
1 große Süßkartoffel (etwa 500–600 g)
500–600 g Brokkoli
1–2 EL Kokosöl
500–700 ml Gemüsebrühe (Menge je nach gewünschter Konsistenz)
400 ml Kokosmilch
Salz
Ras el Hanout (orientalische Gewürzmischung aus u. a. Kurkuma,
Kreuzkümmel, Bockshornklee, Muskat, Zimt)
Kresse oder Brokkolisprossen zum Bestreuen
Kürbiskern- oder Chili-Olivenöl zum Beträufeln

**Zubereitung:**
Die Süßkartoffel schälen, waschen und in gleich große Stücke
schneiden. Brokkoli waschen und ebenfalls in Stücke schneiden,
auch die oberen Teile vom Stiel mitverwenden.
Kokosöl in einem großen Topf erhitzen und Süßkartoffel und Brokkoli von allen Seiten 3–4 Minuten anbraten. Mit Gemüsebrühe ablöschen. Soll die Suppe nicht zu dünn werden, (nur) etwa 250–350 Milliliter Brühe verwenden. Mit Deckel bei mittlerer Hitze gar köcheln.
Kokosmilch hinzugießen und die Suppe mit dem Stabmixer pürie-
ren. So viel weitere Gemüsebrühe zugeben, bis die Suppe die
gewünschte Konsistenz hat. Die Suppe mit Salz und Ras el Hanout
abschmecken und mit etwas Kresse und Kürbiskern- oder Chiliöl
servieren.

**Hinweise:**
Brokkoli gehört wie Chinakohl, Rosenkohl und Blumenkohl zu den
Kreuzblütengewächsen. Diese Pflanzen enthalten Sulforaphan,
das vorbeugend gegen zum Beispiel Darm-, Brust- oder Prostatakrebs wirkt. Es ist wahrscheinlich sogar in der Lage, Krebszellen
aktiv zu bekämpfen. Brokkoli sollte deshalb möglichst oft auf
dem Speiseplan stehen. Die größte Menge Sulforaphan liefern
Brokkolisprossen.
Selbst wenn Sie nicht so auf den leicht bitteren Kohlgeschmack
stehen, werden Sie diese Suppe wahrscheinlich trotzdem mögen.
Süßkartoffel und Kokosmilch mildern den Kohlgeschmack sehr
schön ab. Das Ras el Hanout verleiht ihr einen orientalischen, warm-
milden Geschmack.

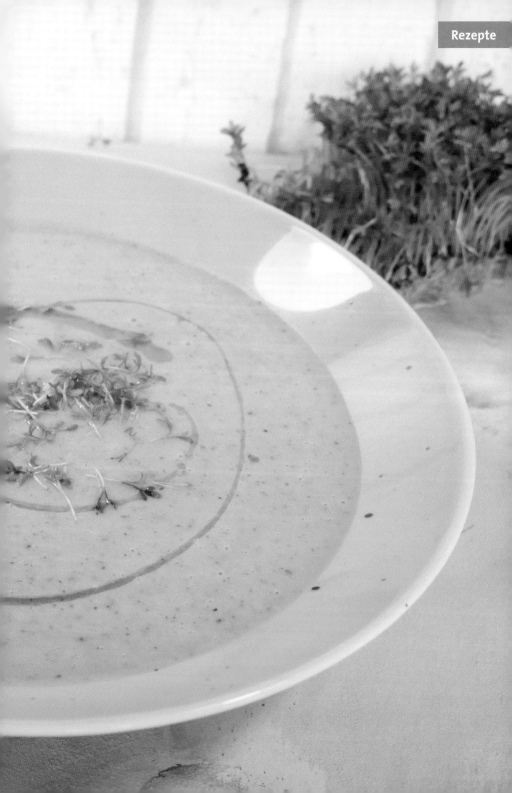

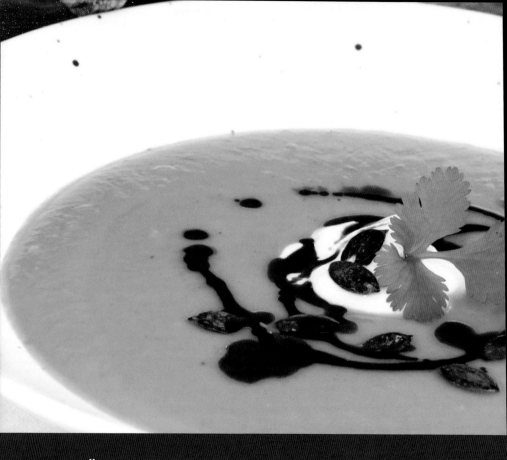

## KÜRBIS-INGWER-KOKOSSUPPE
Für 6 Portionen

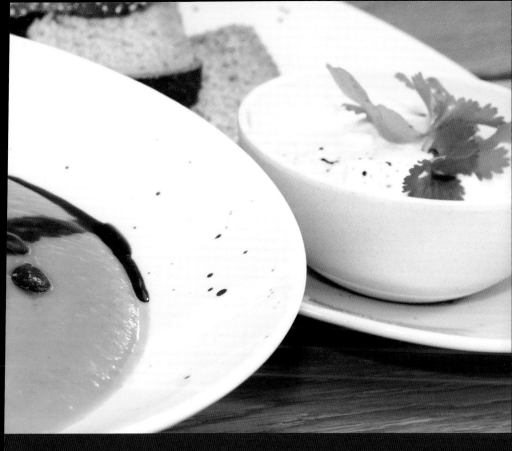

## Zubereitung:

Hokkaido gründlich waschen (er muss nicht geschält werden). Den Kürbis halbieren und die Kerne herauskratzen. Kürbis in grobe Stücke schneiden. Ingwer schälen und sehr fein schneiden.

Kürbisstücke und Ingwer mit der Gemüsebrühe in einen großen Topf geben und so lange köcheln, bis beides weich ist. Die Kokosmilch hinzufügen und mit Salz, Kurkuma, Chili und Muskatnuss würzen. Jetzt alles mit dem Pürierstab zu einer cremigen Suppe verarbeiten. Ist die Suppe zu dick, etwas mehr Gemüsebrühe oder Wasser zugeben.

Kürbiskerne in einer Pfanne ohne Fett anrösten. Vorsicht, sie brennen leicht an. Die Suppe abschmecken und in Tellern anrichten. Mit den gerösteten Kürbiskernen, Kürbiskernöl und je nach Geschmack einem Löffel Sojaquark, Petersilie und/oder Brot servieren.

## Hinweise:

Diese Suppe ist ein Genuss, gerade wenn es draußen kalt ist. Sie wärmt von innen. Dabei heizen besonders Ingwer und Chili ordentlich ein. Darüber hinaus versorgt sie Sie mit wertvollen Vitaminen, Mineral- und Ballaststoffen. Hokkaidokürbisse enthalten besonders viel Betacarotin. Das ist gut für die Sehkraft und hilft, dass Ihre Haut glatt und rein ist.

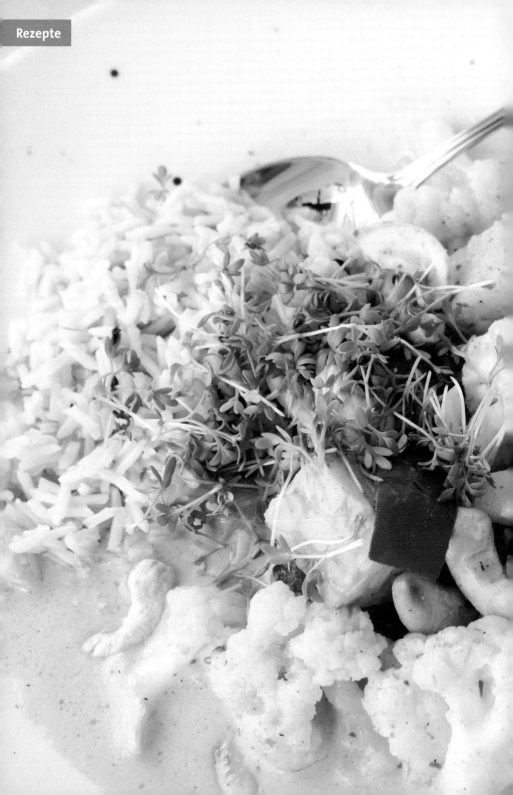

# Hauptgerichte

## BLUMENKOHL-CURRY MIT TEMPEH

Für 4 Portionen

**Zutaten:**
1 kleiner Blumenkohl
400 g Tempeh mit Curry
1 Spitzpaprika
1–2 EL Kokosöl
400 ml Kokosmilch
Salz
englisches Curry
gemahlene Kurkuma
Harissa
200 g Cashewkerne
nach Belieben Natur-Basmatireis, Kresse zum Bestreuen

**Zubereitung:**
Den Blumenkohl putzen und in kleine Röschen teilen, Tempeh in etwa 1,5 x 1,5 cm
große Würfel teilen. Spitzpaprika der Länge nach aufschneiden, Kerne und
Stängelansatz entfernen, waschen und in Streifen schneiden.
Kokosöl in einem großen Topf erhitzen und darin Blumenkohl, Tempeh und Paprika von allen Seiten unter gelegentlichem Wenden 3–4 Minuten anbraten. Mit
der Kokosmilch ablöschen. Kräftig mit Salz, Curry, Kurkuma und Harrisa würzen.
Das Ganze mit Deckel bei niedriger bis mittlerer Temperatur so lange köcheln
lassen, bis der Blumenkohl noch etwas Biss hat.
Cashewkerne in einer Pfanne ohne Fett leicht anrösten, damit sie ihr Aroma entfalten können. Das fertige Curry dann pur oder mit Reis auf Tellern anrichten, mit
den Cashewkernen bestreuen und nach Belieben mit etwas Kresse garnieren.

**Hinweise:**
Blumenkohl steckt voller gesunder Inhaltsstoffe wie Vitamine und Mineralstoffe. Seine Ballaststoffe bringen Darm und Verdauung in Schwung. Darüber
hinaus enthält er Sulforaphan, einen sekundären Pflanzenstoff, der krebsvorbeugend wirkt. Das sind gute Gründe, öfter mal Blumenkohl zu essen. Dabei
ist das Gemüse sehr vielfältig. Man kann daraus viele herrliche Gerichte zau-
bern. Tempeh ist fermentiertes Soja. Es enthält viele Ballaststoffe und Eiweiße.
Tempeh ist gut für den Magen-Darm-Trakt.

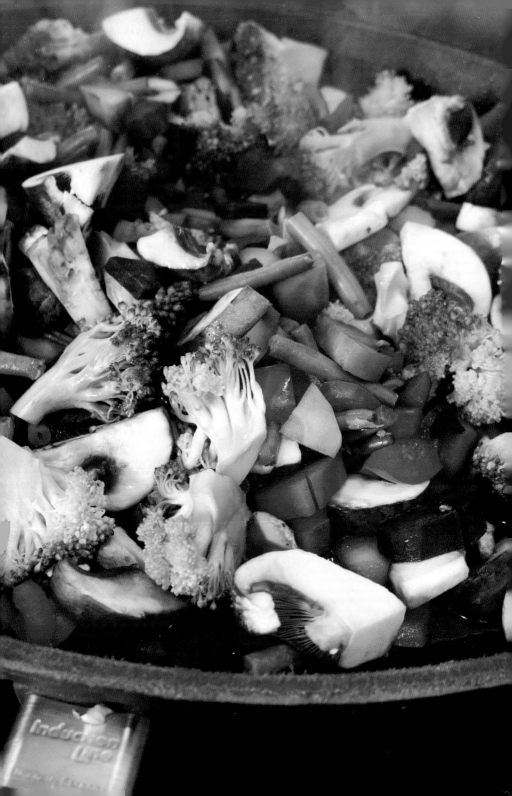

# BUNTE GEMÜSEPFANNE MIT SOJAQUARK-DIP
Für 4 Portionen

**Zutaten:**
1 kleiner Brokkoli
3 Möhren (z. B. je 1 gelbe,
 orangefarbene und rote)
200 g Champignons
1 kleine Zucchini
1 rote oder gelbe Paprika
200 g grüne Bohnen oder
 grüner Spargel
1–2 EL Kokos- oder Olivenöl
italienische Kräutermischung
 (getrocknet oder frisch)
Salz und schwarzer Pfeffer aus der
 Mühle

**Für den Dip:**
800 g Sojaquark (ohne Zucker)
1–2 TL Senf
Saft von Zitrone oder Limette
Salz und schwarzer Pfeffer aus der Mühle

**Zubereitung:**
Brokkoli putzen, waschen und in Röschen teilen. Möhren putzen und waschen.
Pilze säubern. Zucchini waschen, die Enden abschneiden. Paprika halbieren,
entkernen, Trennwände entfernen und waschen. Bohnen putzen und ebenfalls
waschen (alternativ Spargel putzen, im unteren Drittel schälen und holzige
Enden abschneiden). Gemüse in mundgerechte Stücke schneiden.
Das Öl in einer großen Pfanne erhitzen. Brokkoli und Möhren 2–3 Minuten
anbraten, dabei gelegentlich wenden. Paprika, Zucchini und Bohnen oder Spargel hinzugeben und kurz mit anbraten. Pilze hinzufügen. Nach insgesamt etwa
5 Minuten das Gemüse mit etwas Wasser ablöschen. Bei mittlerer bis schwacher
Hitze das Gemüse so lange ziehen lassen, bis es noch etwas Biss hat. Mit italieni-
schen Kräutern, Salz und Pfeffer würzen.
Für den Dip den Sojaquark in eine Schüssel geben und mit den restlichen Zutaten gut verrühren.
Die Gemüsepfanne auf Tellern anrichten und dazu den Dip reichen.

**Hinweise:**
Die Zubereitung geht schnell, und Sie können im Grunde alles nehmen, was Sie
an Gemüse zu Hause haben. Es passt eigentlich jedes Gemüse. So können Sie
Reste verwerten und müssen keine Nahrungsmittel wegwerfen. Bei uns gibt
es diese einfache Gemüsepfanne bestimmt einmal pro Woche. Die Gemüsesorten richten sich nach der Jahreszeit und nach dem, was im Kühlschrank ist.
Der Dip gibt dem Gericht eine angenehm frische Komponente. Die Gemüsepfanne strotzt natürlich nur so von Vitaminen und Mineralstoffen.

# PASTINAKEN-KARTOFFEL-STAMPF MIT WÜRZIGER PILZPFANNE

Für 2–3 Portionen

**Zutaten:**

Für den Pastinaken-Kartoffel-Stampf:
3 große Pastinaken (etwa 600 g)
etwa 750 g mehligkochende Kartoffeln
Salz
3–4 EL Rapsöl (mit Buttergeschmack)
etwas Hafermilch (oder eine andere Pflanzenmilch)
geriebene oder gemahlene Muskatnuss

Für die Pilzpfanne:
1 große gelbe Zwiebel
250–300 g Champignons
250–300 g Kräuterseitlinge
1–2 EL Kokosöl nativ
etwa 4 EL Sojasauce
1 TL Ahornsirup
schwarzer Pfeffer aus der Mühle
Petersilie oder Kresse nach Belieben

**Zubereitung:**

Für den Stampf Pastinaken waschen, dünn abschälen und in grobe, etwa gleich große Stücke schneiden. Kartoffeln schälen, waschen und in Stücke schneiden. Pastinaken und Kartoffeln in Salzwasser weich garen. Kochwasser abgießen. Rapsöl und nach und nach die Pflanzenmilch zugeben und die Kartoffeln mit einem Kartoffelstampfer zu einem geschmeidigen Püree verarbeiten. Nur so viel Pflanzenmilch verwenden, bis der Stampf die gewünschte Konsistenz hat. Mit Salz und Muskat abschmecken.

Für die Pilzpfanne die Zwiebel schälen und in dünne Streifen schneiden. Pilze säubern, schlechte Stellen mit einem Messer entfernen und in nicht zu dünne Scheiben schneiden.

In einer großen Pfanne das Kokosöl erhitzen und zunächst die Zwiebelstreifen darin glasig anschwitzen. Die Pilze hinzugeben und alles unter gelegentlichem Wenden einige Minuten braten lassen. Sind die Pilze von allen Seiten gut angebraten, Sojasauce und Ahornsirup einrühren.

Die Pilzpfanne mit schwarzem Pfeffer aus der Mühle und mit Salz abschmecken. Das Pastinaken-Kartoffel-Stampf zusammen mit den Pilzen auf einem Teller anrichten und eventuell mit etwas Petersilie oder Kresse dekorieren.

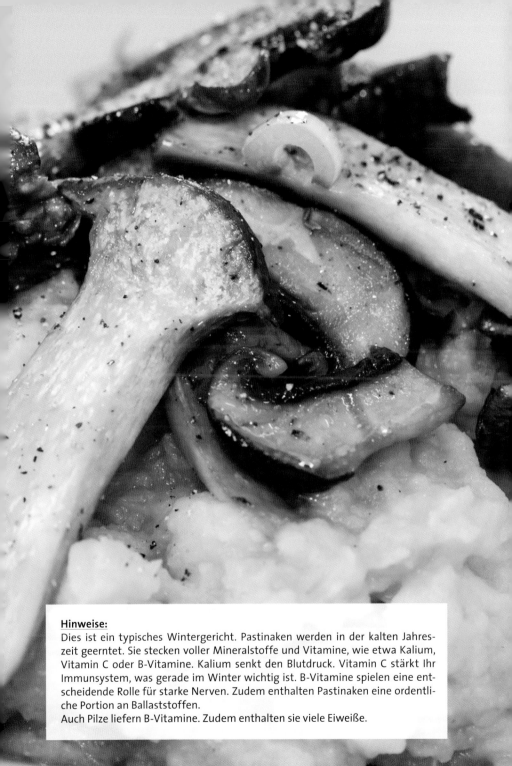

**Hinweise:**
Dies ist ein typisches Wintergericht. Pastinaken werden in der kalten Jahres-
zeit geerntet. Sie stecken voller Mineralstoffe und Vitamine, wie etwa Kalium,
Vitamin C oder B-Vitamine. Kalium senkt den Blutdruck. Vitamin C stärkt Ihr
Immunsystem, was gerade im Winter wichtig ist. B-Vitamine spielen eine ent-
scheidende Rolle für starke Nerven. Zudem enthalten Pastinaken eine ordentli-
che Portion an Ballaststoffen.
Auch Pilze liefern B-Vitamine. Zudem enthalten sie viele Eiweiße.

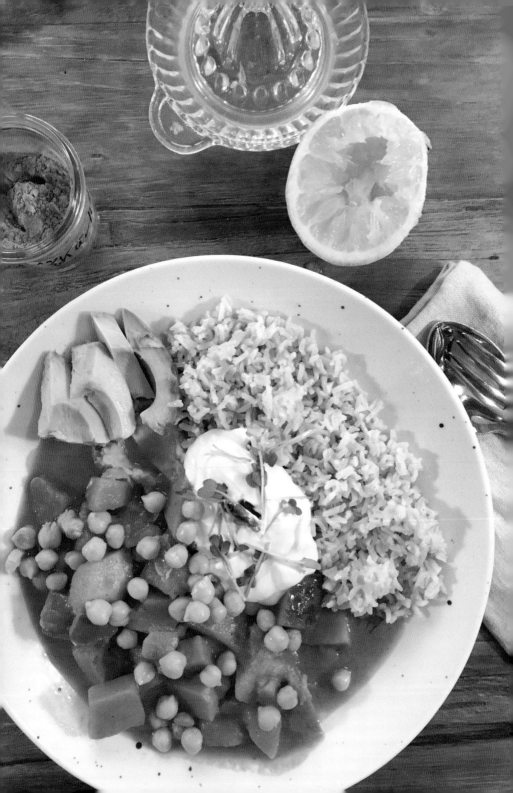

# HOKKAIDO-BUTTERNUT-KÜRBIS-CURRY
Für 6 Personen

## Zutaten:
1 Hokkaidokürbis
1 kleiner Butternut-Kürbis
1 große Süßkartoffel
2 EL natives Kokosöl
800 ml Kokosmilch
2 Gläser Kichererbsen (je 230 g Abtropfgewicht)
1–2 TL gemahlene Kurkuma
1–2 TL Curry
Salz
gemahlene, scharfe Chilischoten aus der Mühle
3–4 EL Tomatenmark
etwas Zitronensaft

## Zubereitung:
Den Hokkaidokürbis gründlich waschen, aber nicht schälen. Hokkaido halbieren und die Kerne entfernen. In ca. 2 cm große Würfel schneiden. Den Butternut-Kürbis schälen, halbieren, Kerne und faserigen Innenteil entfernen und ebenfalls in 2 cm, große Würfel schneiden. Süßkartoffel schälen, waschen und würfeln.
In einem großen Bräter oder einer großen, tiefen Pfanne das Kokosöl zerlassen. Zuerst die Hokkaido-Würfel von allen Seiten anrösten. Nach etwa 3 Minuten Butternut- und Süßkartoffelwürfel hinzufügen. Nach weiteren 1–2 Minuten mit Kokosmilch ablöschen.
Tomatenmark und Gewürze einrühren. Das Curry bei niedriger bis mittlerer Temperatur so lange köcheln, bis Kürbisse und Süßkartoffel gar sind. In der Zwischenzeit Kichererbsen in einem Sieb abtropfen lassen.
Kurz vor Ende der Garzeit Kichererbsen unter das Curry rühren. Das Curry noch einmal mit den Gewürzen und Zitronensaft abschmecken. Chili sparsam dosieren. Das Curry schmeckt gut zu Reis. Sie können es aber auch pur oder mit etwas Brot servieren.

## Hinweise:
Kürbisse enthalten unter anderem Betacarotin, eine Vorstufe von Vitamin A. Vitamin A ist wichtig für die Augen und gilt als Radikalenfänger. Ihm wird eine krebsvorbeugende Wirkung zugeschrieben. Außerdem liefern Kürbisse Vitamin C und E, dazu Mineralstoffe wie Magnesium, Zink und Kalium. Kurkuma gilt seit einiger Zeit als Superfood. Dabei spielt es in der ayurvedischen Ernährung schon seit langem eine große Rolle. Der in der Kurkuma enthaltene sekundäre Pflanzenstoff Curcumin hat eine entzündungshemmende Wirkung und kann deshalb Schmerzen zum Beispiel bei rheumatischen Gelenkbeschwerden bessern. Zudem gilt Curcumin als krebshemmend.

# Smoothies und Getränke

## ROTE-BETE-SMOOTHIE
Für 2 Portionen

**Zutaten:**
80 g roter Feldsalat
250 g Heidelbeeren
250 g vorgekochte Rote Bete (vakuumverpackt)
150 ml Wasser

**Zubereitung:**
Den Salat abspülen. Schlechte Blätter entfernen. Heidelbeeren ebenfalls abspülen und verlesen.
Rote Beete, Salat, Heidelbeeren und Wasser in einen Mixer oder Smoothiemaker geben und alles auf höchster Stufe 20–30 Sekunden mixen. Eventuell mit dem Stößel nachhelfen, damit das Messer des Mixers alle Zutaten erfasst.
Smoothie in Gläser füllen und sofort genießen.

**Hinweise:**
Dieser Smoothie sieht nicht nur klasse aus, sondern schmeckt auch so. Er steckt voller Vitamine und Mineralstoffe. Außerdem sind in ihm jede Menge sekundärer Pflanzenstoffe enthalten. Das sieht man schon an der kräftigen Farbe. Rote Bete sind Powerknollen, die Eisen, Jod, Magnesium, Kalium, Kalzium, die Vitamine A und C sowie B-Vitamine wie Folsäure bereitstellen. Die sekundären Pflanzenstoffe der Roten Bete wirken blutdrucksenkend und entzündungshemmend.
Heidelbeeren enthalten ebenfalls viele wertvolle Inhaltsstoffe. Unter anderem sind sie gut für die Haut und beugen der Faltenbildung vor.
Feldsalat enthält unter anderem viel Jod, das wichtig für eine gute Schilddrüsenfunktion ist.

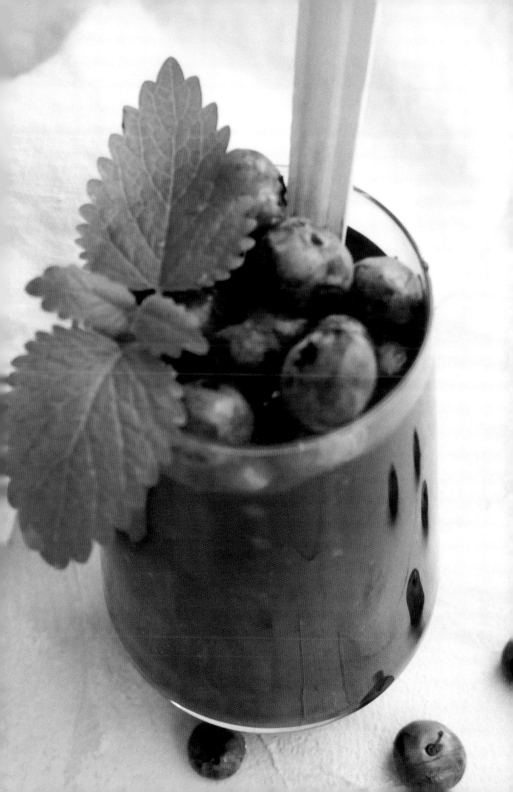

# GRÜNER-POWER-SMOOTHIE
Für 2 Portionen

## Zutaten:
1 Grapefruit
125 g junge Spinatblätter
1 Salatgurke
1 kleine reife Banane nach Belieben

## Zubereitung:
Grapefruit schälen und grob zerteilen. Spinat in ein Sieb geben und abspülen. Schlechte Blätter entfernen. Die Gurke ebenfalls waschen und in grobe Stücke schneiden. Wer es süßer mag, nimmt eine Banane dazu. Diese schälen und grob zerkleinern. Zutaten in einen Mixer oder Smoothiemaker geben und auf höchster Stufe etwa 20 Sekunden mixen. Smoothie in Gläser füllen, eventuell mit einer Gurkenscheibe oder einem Spinatblatt dekorieren.

## Hinweis:
Dieser Smoothie schmeckt erfrischend. Seine vielen guten Inhaltsstoffe schenken Power und Energie. Spinat enthält Eisen und Zink. Das in ihm reichlich enthaltene Vitamin C stärkt das Immunsystem. Und Vitamin K1, das in Spinat ebenfalls in großer Menge vorhanden ist, ist wichtig für die Blutgerinnung. Zudem liefert er Ballaststoffe.
Die Grapefruit steuert ebenfalls reichlich Vitamin C bei. Gurken sind unter anderem gut für die Haut und wirken leicht entwässernd.

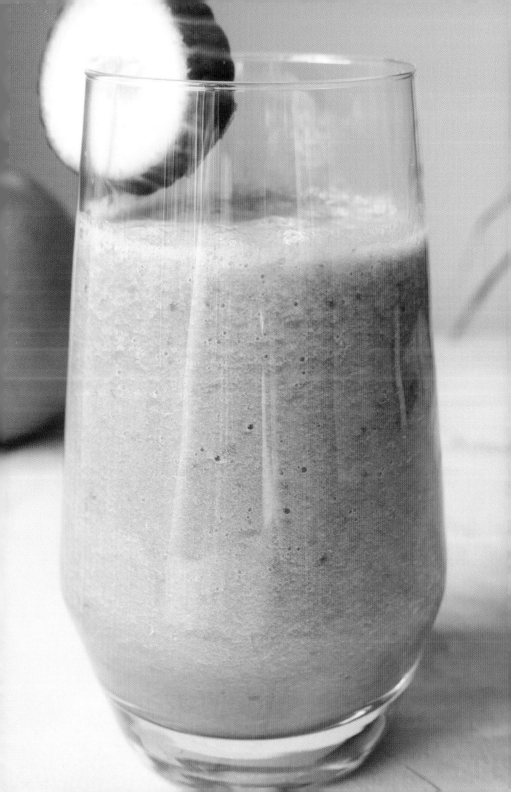

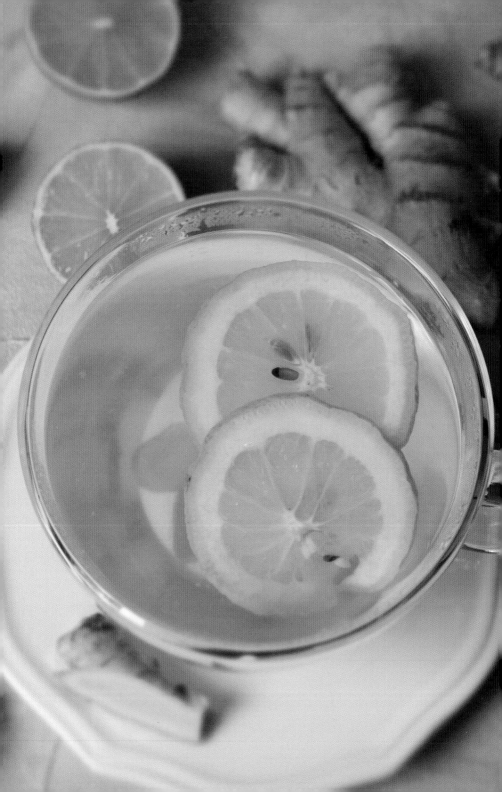

# INGWER-ZITRONEN-TEE
Für 2 Portionen

### Zutaten:
(Bio-)Zitrone oder 1 (Bio-)Limette
1 daumengroßes Stück (Bio-)Ingwer

### Zubereitung:
Die Zitrone oder Limette und den Ingwer gründlich mit warmem Wasser abspülen.
Etwa 1 Liter Wasser erhitzen.
Zitrone oder Limette und Ingwerknolle in Scheiben schneiden, in eine Kanne geben und mit heißem Wasser übergießen. Den Tee etwa 5 Minuten ziehen lassen, durch ein Sieb abgießen und servieren.

### Hinweise:
Ingwer ist ein altbewährtes Heilmittel bei Übelkeit. Aber nicht nur deswegen ist er so beliebt. Er hilft auch bei Halsschmerzen, Bronchitis und soll sogar bei Arthrose und rheumatischen Beschwerden für Besserung sorgen. Im Ingwer sind diverse ätherische Öle enthalten. Ihnen wird eine schmerzstillende Wirkung nachgesagt. Zudem wirkt Ingwer aktivierend und erhöht die Durchblutung. Er kann so richtig einheizen und von innen wärmen. Deshalb ist Ingwer-Zitronen-Tee gerade in der kalten Jahreszeit beliebt. Probieren Sie Ingwer-Zitronen-Tee auch, wenn sich eine Erkältung anbahnt. Ingwer wird nämlich zudem eine antibiotische Wirkung nachgesagt.

# Desserts und Snacks

### MANGO-KURKUMA-KOKOS-EIS
Für (je nach Größe) 2–4 Portionen

**Zutaten:**
300 g TK- oder frische Mango
150 ml Kokosmilch
1 EL Ahornsirup
1 TL gemahlene Kurkuma
Kokosraspel zum Bestreuen (nach Belieben)

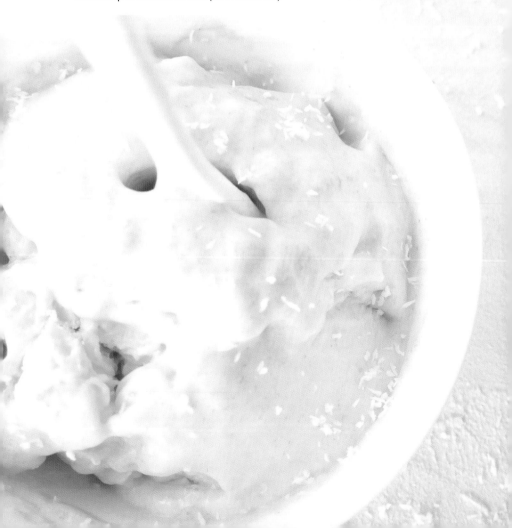

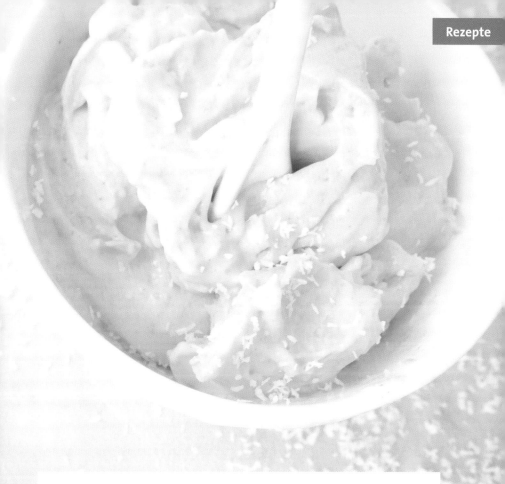

**Zubereitung:**

Frische Mango waschen, schälen und den Kern entfernen. Mango in 2 x 2 cm große Würfel schneiden, in einen Behälter geben und über Nacht in den Gefrierschrank stellen. Sie müssen durchgefroren sein.

Mangostücke, Kokosmilch, Ahornsirup und Kurkuma in einen Mixer oder Smoothiemaker geben und mithilfe des Stößels kurz, aber auf höchster Stufe zu Eiscreme vermischen.

Das Eis in Schälchen füllen, eventuell noch mit Kokosraspeln bestreuen und sofort servieren.

**Hinweise:**

Das industriell hergestellte Eis enthält fast immer eine riesige Menge Zucker sowie viele Zusatzstoffe. Wer sein Eis selbst macht, weiß genau, was er isst, und kann auch den Süßungsgrad selbst bestimmen. Dieses Mango-Kurkuma-Kokos-Eis kommt mit gerade mal vier Zutaten aus. Es ist ganz einfach und schnell gemacht und schmeckt hervorragend.

## POWER-BALLS AUS DATTELN UND MANDELN

Für (je nach Größe) 10–12 Power-Balls

### Zutaten:

100 g entkernte Datteln
2–4 EL geriebene Mandeln
100 g ganze Mandeln
Saft von Orange
Zimtpulver nach Belieben
geriebene Mandeln zum Wälzen

### Zubereitung:

Die Datteln mit den Mandeln in einen Mixer geben und auf höchster Stufe mithilfe des Stößels zu einer Paste verarbeiten. Nach und nach den Orangensaft hinzugeben, bis die Paste eine feste, geschmeidige und marzipanartige Konsistenz hat, aber nicht zu dünn wird. Nach Belieben etwas Zimt untermengen. Aus der Paste Kugeln formen und anschließend in geriebenen Mandeln wälzen, bis die Power-Balls rundum verhüllt sind.

### Hinweise:

Diese Dattel-Mandel-Bällchen können Sie sehr gut in einer Dose oder einem Glas aufbewahren. Sie halten sich im Kühlschrank einige Tage. Sie sind gut geeignet zum Mitnehmen zur Schule oder zur Arbeit. Sie sind nicht nur eine süßer Snack, sondern liefern rasch Energie und geben Power.
Weil die Datteln süß sind, können Sie bei diesem Rezept getrost auf Haushaltszucker verzichten. Die Datteln enthalten jede Menge Ballaststoffe und die Mandeln gesunde Fette. Das macht schnell satt.

Weitere Rezeptvorschläge finden Sie auf:
www.my-happy-yoga-kitchen.de

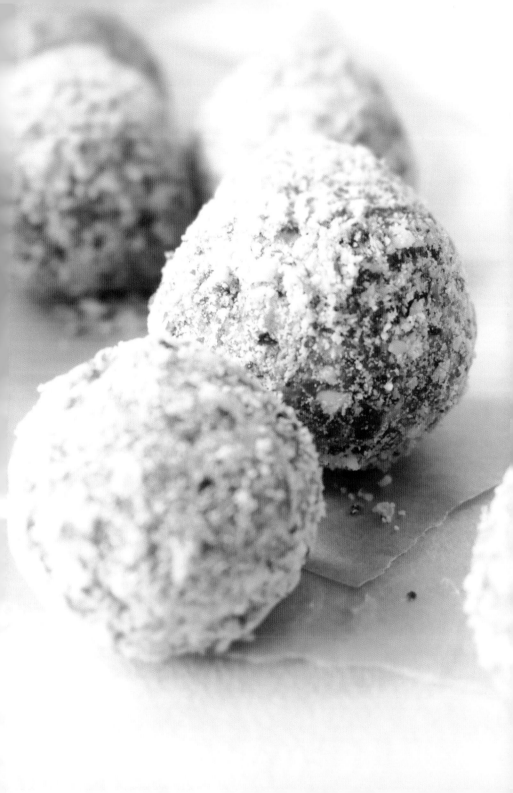

# Anhang

## Danksagung/Bildnachweis

Bei der Entstehung dieses Buch haben mich eine Reihe von Menschen unterstützt.

Ich danke sehr herzlich:

- Meiner Frau Ingrid. Sie hat nicht nur die Rezepte erstellt, die Gerichte wiederholt gekocht und auch fotografiert, sondern mir auch immer wieder bei inhaltlichen Fragen mit Rat, Engagement und Unterstützung zur Seite gestanden. Sie war es auch, die mich vor über 20 Jahren dafür sensibilisiert hat, wie wichtig Ernährung zur Vorbeugung von Krankheiten und für die Erhaltung von Gesundheit ist. Über sie bin ich auch zum Yoga (zurück-)gekommen.
- Meinen Verlegern Konstanze und Bernhard Borovansky. Herr Borovansky hat mich überhaupt erst ermuntert, dieses Buch zu schreiben.
- Anita Luttenberger aus dem Braumüller Verlag. In unzähligen E-Mails und Telefonaten war sie bei Fragen immer für mich da.
- Annerose Sieck, die mit großer Sorgfalt und ebenso großem Engagement lektoriert hat. An einigen Stellen hat sie dafür gesorgt, dass das Buch erst den richtigen Schliff bekommen hat.

Dankbar bin ich auch dafür, dass ich als Hausarzt arbeiten darf. Meine tägliche Arbeit inspiriert mich immer wieder und motiviert mich, mich als Arzt weiterzuentwickeln. In diesem Zusammenhang bin ich einer Reihe von Kollegen dankbar, die mich auf meinem Werdegang begleitet haben. Stellvertretend erwähne ich Dr. Holger Ahlsdorff, zu dem ich seit mittlerweile 25 Jahren eine enge berufliche und persönliche Freundschaft habe.

In diesem Buch erwähne ich vier Tiere, zwei Hunde und zwei Katzen. Auch denen bin ich dankbar, denn sie haben das Leben von meiner Frau und mir bereichert. Wir hatten mit ihnen viel Freude

und viele schöne Erlebnisse. Sie werden uns bis zu unserem Lebensende in unserem Herzen begleiten. Und weil es bei uns offensichtlich nicht ganz ohne Tier geht, haben wir mittlerweile wieder einen
Hund, dieses Mal einen kleinen.

Auch meinem Bruder Kai-Uwe Jahn bin ich dankbar. Nicht nur,
aber auch für viele spannende Gespräche über Ernährung, Sport und
eine gesunde Lebensführung.

Besonders danke ich meinen Eltern. Sie haben mich immer unterstützt und waren stets für mich da. Ohne sie wäre ich nicht, was ich
heute bin.

**Bildnachweis:**
Fotos in Kapitel 19: Yoga Vidya e. V. – www.yoga-vidya.de
Fotos in Kapitel 21: Ingrid Jahn, Melanie Kirschner (S. 364–365)
Restliche Fotos und Grafiken: shutterstock/© Billion Photos (S.6,
S. 14); shutterstock/© New Africa (S.6, S. 29); shutterstock/© Nop-
phon_1987 (S.6, S. 41); shutterstock/© Chinara Guliyeva (S.6, S. 62);
shutterstock/© Emily frost (S.6, S. 78); shutterstock/© Boiarkina
Marina (S.7, S. 93); shutterstock/© THANYAKORN (S.7, S.117);
shutterstock/© Photographee.eu (S.7, S.136); shutterstock/© Dave
Clark Digital Photo (S.7, S.158); shutterstock/© kurhan (S.7, S.174);
shutterstock/© harmpeti (S.7, S.188); shutterstock/© andrewvect
(S.8, S.206); shutterstock/© Sadovnikova Olga (S.8, S.217); shut-
terstock/© Alex Mit (S.8, S.230); shutterstock/© Eviart (S.8, S.249);
shutterstock/© Rido (S.8, S.268); shutterstock/© SvetaZi (S.9, S.280)
shutterstock/© Syda Productions (S.9, S.299); shutterstock/© Craev-
schii Family (S.9, S.333); shutterstock/© Lightspring (S.9, S.354);
shutterstock/© Couperfield (S.12-13); shutterstock/© Soleil Nordic
(S.56); shutterstock/© one photo (S.172-173); shutterstock/© Vector-
Mine (S.195); shutterstock/© MoanaAkasso (S.230); shutterstock/©
Maram (S.292-293)

# Quellen und weiterführende Literatur

Die Quellenangaben wurden sorgfältig geprüft. Bei Redaktionsschluss waren alle folgenden Links erreichbar.

**Zucker, die legale Droge**

1 https://www.wissenschaft.de/umwelt-natur/ratten-studie-bringt-beweis-fuer-zucker-abhaengigkeit/
https://www.dasgehirn.info/denken/motivation/sucht-motivation-zu-schlechten-zielen)
2 https://www.swr.de/odysso/zuckerkonsum-in-zahlen/-/id=1046894/did=18581030/nid=1046894/17x5mpm/index.html)
3 https://www.ages.at/themen/ernaehrung/who-zucker-empfehlungen/
4 https://www.aerzteblatt.de/nachrichten/99074/Zahl-der-Diabetiker-in-Deutschland-geht-auf-die-acht-Millionen-zu
5 https://www.diabetesde.org/pressemitteilung/hohe-diabetes-dunkelziffer-etwa-2-millionen-menschen-deutschland-betroffen
6 https://www.aerzteblatt.de/treffer?mode=s&wo=463&typ=1&nid=24952&s=Alzheimer
7 http://dzd.blog.uni-wh.de/wp-content/uploads/2015/10/Demenz-und-Diabetes.pdf
https://www.frontiersin.org/articles/10.3389/fnagi.2019.00236/full
8 https://www.imd-berlin.de/fachinformationen/diagnostikinformationen/advanced-glycation-endproducts-ages.html
9 https://www.elle.de/glykation
10 https://www.aerzteblatt.de/nachrichten/105658/Zahnmedizin-Gel-laesst-Zahnschmelz-neu-entstehen
11 https://www.sciencedaily.com/releases/2017/08/170814092719.htm
https://www.quintessenz-news.de/prozessierte-einfache-kohlenhydrate-und-parodontale-erkrankungen/
12 https://www.darmflora-ratgeber.de/darmflora-mikrobiom.html?gclid=EAIaIQobChMIvObk8czx5QIVBp3VCh0IvQYjEAAYASAAEgLqLPD_BwE
https://www.zeit.de/2014/12/mikrobiom-bakterien-darm

**Fette: Übeltäter oder nicht?**

1 https://www.aerzteblatt.de/nachrichten/68057/PREDIMED-Studie-Fette-machen-schlanker
https://www.ncbi.nlm.nih.gov/pubmed/12566139
https://www.sciencealert.com/here-s-the-research-why-eating-fat-won-t-make-you-fat-aaron-carroll-2017
https://www.aerzteblatt.de/nachrichten/77869/Neue-Ernaehrungsregeln-Mehr-Fett-weniger-Kohlenhydrate-koennten-Sterblichkeit-verringern
https://www.netdoktor.de/news/diabetes-gesundes-fett-statt-kohlenhydrate/
2 https://academic.oup.com/jn/article/135/3/562/4663700
3 http://www.bund-heidelberg.de/umwelttipps/muell/
4 https://www.ncbi.nlm.nih.gov/pubmed/31336535
5 https://www.ncbi.nlm.nih.gov/pubmed/12442909
6 https://www.nejm.org/doi/full/10.1056/NEJMoa1200303?query=featured_home#t=abstract
7 https://www.online-zfa.de/archiv/ausgabe/artikel/zfa-10-2016/48942-khk-ist-eine-fettarme-diaet-sinnvoll/
8 https://www.nih.gov/news-events/news-releases/higher-brain-glucose-levels-may-mean-more-severe-alzheimers

**Rauchen: der Tod auf leisen Sohlen**

1  https://www.lungenaerzte-im-netz.de/rauchstopp/schadstoffe-in-tabakwaren/
2  https://www.nejm.org/doi/full/10.1056/NEJMsa1211127
3  https://www.dkfz.de/de/rauchertelefon/download/FzR_Hautschaeden.pdf
4  https://www.krebsinformationsdienst.de/tumorarten/grundlagen/krebsstatistiken.php
5  https://www.merkur.de/leben/gesundheit/schwere-krankheiten-durch-e-zigaretten-diesen-gefahren-sollten-sich-beim-rauchen-bewusst-sein-zr-13008087.html
   https://www.lungenaerzte-im-netz.de/news-archiv/meldung/article/das-dampfen-nikotinhaltiger-e-zigaretten-beeintraechtigt-die-selbstreinigung-der-atemwege/

**Alkohol, die (noch immer) verharmloste Alltagsdroge**

1  https://www.dkfz.de/de/tabakkontrolle/download/Publikationen/sonstVeroeffentlichungen/Alkoholatlas-Deutschland-2017_Auf-einen-Blick.pdf
2  https://www.alk-info.com/gesundheit/247-alpha-trinker-beta-trinker-gamma-trinker-delta-trinker-epsilon-trinker-alkoholikertypologie-nach-jellinek-5-trinktypen-vier-phasen-45-stufen-dr-elvin-morton-jellinek
   https://www.gesundheit.gv.at/krankheiten/sucht/alkoholismus/alkoholsucht-phasen-trinktypen
3  https://www.suchtschweiz.ch/fileadmin/user_upload/DocUpload/alkohol_koerper.pdf
4  https://www.aerzteblatt.de/archiv/33845/Haut-und-Alkohol
5  https://www.aerztezeitung.de/medizin/krankheiten/krebs/mamma-karzinom/article/893310/alkohol-krebs-schon-glas-wein-erhoeht-brustkrebsrisiko.html
6  https://www.krebsgesellschaft.de/onko-internetportal/basis-informationen-krebs/krebsarten/brustkrebs/brustkrebs-bei-maennern.html

**Wenn der Darm Löcher hat …**

1  https://www.spiegel.de/gesundheit/schwangerschaft/geburten-in-deutschland-fast-30-prozent-per-kaiserschnitt-a-1052808.html
2  https://www.aerzteblatt.de/archiv/180178/Stillen-und-Beikost
3  https://www.imd-berlin.de/fachinformationen/diagnostikinformationen/zonulin-serummarker-zur-quantifizierung-der-darmpermeabilitaet.html
4  https://www.aerzteblatt.de/archiv/197517/Glutensensitivitaet-Selbstdiagnose-meistens-falsch
5  https://www.aerzteblatt.de/archiv/150736/Diagnostik-und-Therapie-der-Zoeliakie
6  https://www.internisten-im-netz.de/krankheiten/morbus-crohn/morbus-crohn-ursachen-risikofaktoren.html
   https://www.dccv.de/betroffene-angehoerige/medizinische-grundlagen/was-ist-colitis-ulcerosa/
7  https://www.ncbi.nlm.nih.gov/pubmed/25223575
   https://www.mta-dialog.de/artikel/darmflora-als-ursache-chronischer-entzuendungen.html
   https://www.aerzteblatt.de/archiv/188234/Morbus-Crohn-und-Colitis-Ulcerosa-Mikrobiom-des-Kindes-reagiert-auf-Darm%C2%ADer%C2%ADkrank%C2%ADungen-der-Mutter
8  https://www.mikrooek.de/presse/pressemitteilungen/schleimhauternaehrende-bakterien-bei-morbus-crohn-vermindert/
   https://www.pharmazeutische-zeitung.de/ausgabe-162018/chronisch-entzuendliche-darmerkrankungen-artensterben-im-darm/
9  https://www.ncbi.nlm.nih.gov/pmc/articles/PMC5990924/
10 https://www.aerzteblatt.de/archiv/186107/Mikrobiom-und-intestinale-Gesundheit-Eine-hohe-Diversitaet-von-Darmbakterien-ist-guenstig
11 https://www.spektrum.de/news/die-darm-hirn-achse/1378268
12 https://brain-fog.de/

**Krank durch Essen**

1 https://www.bmel.de/DE/Ernaehrung/_Texte/Ernaehrungsreport2019.html
2 https://www.thelancet.com/journals/lancet/article/PIIS0140-6736(19)30041-8/fulltext
3 https://de.statista.com/statistik/daten/studie/768884/umfrage/entwicklung-des-jaehrlichen-fleis-chkonsums-pro-kopf-in-europa/
4 https://www.focus.de/gesundheit/ernaehrung/lebensmittelskandale/tid-15554/lebensmittelschwindel-saegespaene-statt-obst-im-fruchtjoghurt_aid_436664.html
5 https://www.aerztezeitung.de/Medizin/Verkuerzen-Fertiggerichte-das-Leben-254301.html
   https://www.aerztezeitung.de/Panorama/Warum-Fertiggerichte-dick-machen-und-suechtig-255672.html
6 Weitere Informationen finden Sie:
   www.food-detektiv.de
   www.das-ist-drin.de
   www.zusatzstoffe-liste.de
   www.zusatzstoffe-online.de
   https://fet-ev.eu/lebensmittelzusatzstoffe/
7 https://www.agrarheute.com/land-leben/frankreich-parkinson-berufskrankheit-anerkannt-511913
8 Urs Niggli: http://orgprints.org/28031/1/niggli-2015-OEL-173-p39-41.pdf
9 https://www.thelancet.com/journals/lancet/article/PIIS0140-6736(18)31788-4/fulltext
10 https://www.wcrf.org/int/blog/articles/2015/10/red-meat-and-bowel-cancer-risk-how-strong-evidence
   https://www.auckland.ac.nz/en/news/2019/04/17/moderate-meat-eaters-still-at-risk-of-bowel-cancer.html
11 https://de.statista.com/statistik/daten/studie/459142/umfrage/schweineschlachtungen-in-deutschland/
12 Matthias Wolfschmidt/Stefan Scheydt: Das Schweinesystem. Wie Tiere gequält, Bauern in den Ruin getrieben und Verbraucher getäuscht werden. Frankfurt 2016.
13 https://www.sueddeutsche.de/wirtschaft/tiertransporte-eu-1.4326660
14 Matthias Wolfschmidt, a. a. O.
15 https://www.weltagrarbericht.de/aktuelles/nachrichten/news/de/33113.html
   https://de.statista.com/themen/2800/fleisch-in-oesterreich/
16 https://www.aerzteblatt.de/nachrichten/97041/Salz-koennte-weniger-Menschen-schaden-als-bisher-angenommen
17 https://www.hochdruckliga.de/altes-und-neues-vom-salz.html

**Übergewicht: ein Hindernis auf vielen Ebenen**

1 https://www.krebsinformationsdienst.de/aktuelles/2016/news67-uebergewicht-adipositas-krebsrisiko-iarc.php
2 Zur Ernährung bei Krebs siehe auch: Ulrike Kämmerer/Christina Schlatterer/Gerd Knoll: Krebszellen lieben Zucker – Patienten brauchen Fett. München 2017.
   Johannes Coy: Die neue Anti-Krebs-Ernährung – wie Sie das Krebsgen stoppen. München, 2015.
3 Alfred Wirth (Hg.): Adipositas. Ätiologie, Folgekrankheiten, Diagnostik, Therapie. Heidelberg, 2008, S. 171
4 Ebd., S. 171
5 Ebd., S. 177
6 https://www.spektrum.de/thema/epigenetik/1191602
7 Burkhard Jahn: Das dicke Ende. Warum Sie dick sind. Warum es nicht so bleiben darf. Braumüller Verlag 2015.

**Seele krank, Mensch krank**

1 siehe auch:
   https://www.aerzteblatt.de/nachrichten/98193/Psychische-Belastungssituationen-steigern-das-Herzin-farktrisiko-auch-bei-Gesunden
   http://www.aerztliches-journal.de/medizin/kardiologie/herz-kreislauf-krankheiten/herzinfarkt-emo-tionaler-stress-unterschaetzt/71b587e1f7f9ef8bb83b5b4b6f0ae36a/
   https://www.neurologen-und-psychiater-im-netz.org/psychiatrie-psychosomatik-psychotherapie/rat-geber-archiv/meldungen/article/arbeitsleben-psychosoziale-belastungen-koennen-krank-machen/

https://www.diabetesinformationsdienst-muenchen.de/aktuelles/nachrichten/nachrichten-aus-der-dia-betesforschung/news/article/stress-foerdert-diabetes-und-uebergewicht//index.html
2 https://de.wikipedia.org/wiki/Mobbing
3 John T. Cacioppo/William H. Patrick: Einsamkeit, woher sie kommt, was sie bewirkt, wie man ihr entrinnt. Heidelberg 2011.
4 Dr. Manfred Spitzer in: Nervenheilkunde, 11/2016, S. 734 ff.
http://www.znl-ulm.de/Veroeffentlichungen/Geist_und_Gehirn/NHK16_Einsamkeit.pdf
5 Siehe auch:
https://www.gesundheitsinformation.de/was-ist-ein-burnout-syndrom.2125.de.html?part=symptome-5i

**Wir sitzen zu viel und laufen zu wenig**
1 https://www.zeit.de/wissen/gesundheit/2019-11/weltgesundheitsorganisation-jugendliche-sport-bewe-gungsmangel-digitalisierung
2 https://www.welt.de/sonderthemen/deutschland-bewegt-sich/article128922556/So-un-sportlich-sind-die-Deutschen.html
3 https://www.allgemeinarzt-online.de/bewegungsapparat/a/herz-im-stress-so-entsteht-die-kardiale-tin-tenfischfalle-1986788
4 https://www.aerzteblatt.de/nachrichten/58862/Studie-Sport-beugt-Mobilitaetsproblemen-im-Alter-vor
https://www.aerzteblatt.de/archiv/63651/Onkologie-Sport-ist-so-wichtig-wie-ein-Krebsmedikament
https://www.aerzteblatt.de/nachrichten/95458/Sport-senkt-Risiko-fuer-Depressionen
https://www.aerzteblatt.de/blog/99970/Arterielle-Hypertonie-Sport-koennte-Blutdrucksenker-ersetzen

**Vorsorgeuntersuchungen**
1 Die Regelungen für Österreich finden Sie auf:
https://www.krebshilfe.net/information/krebs-vorsorge/mammografie-screening/
2 https://www.prostata.de/psa-screening-senkt-sterblichkeit-prostatakrebs

**Die Krankblutwerte**
1 https://www.aerzteblatt.de/nachrichten/43460/Fructose-Suessgetraenke-als-Gichtrisiko
2 https://dgk.org/pressemitteilungen/2016-ht-pm/2016-ht-aktuelle-pm/2016-ht-aktuelle-pm-tag2/unter-schaetzter-risikofaktor-harnsaeure/

**Die Gesundblutwerte: Vitamine**
1 https://www.dge.de/ernaehrungspraxis/vollwertige-ernaehrung/5-am-tag/
2 https://jech.bmj.com/content/68/9/856

**Die Gesundblutwerte: Mineralstoffe und Coenzyme**
1 https://www.aerzteblatt.de/nachrichten/57751/Vegetarische-Kost-senkt-Blutdruck

**Sie sind so jung wie Ihre Blutgefäße**
1 https://www.hochdruckliga.de/
2 https://www.pharmazeutische-zeitung.de/ausgabe-052017/betablocker-nicht-erste-wahl/
3 https://www.mta-dialog.de/artikel/cholesterolsenker-als-risiko-in-der-schwangerschaft.html
4 https://www.lipid-liga.de/informationen/patienten/bedeutung-des-cholesterins
5 https://www.aerzteblatt.de/archiv/17109/Herz-Kreislauf-Erkrankungen-Entlastung-fuer-das-Fru-ehstueckei
https://www.swr.de/odysso/wie-gesund-sind-huehnereier/-/id=1046894/did=12643252/nid=1046894/c27v5e/index.html
6 https://www.ncbi.nlm.nih.gov/pmc/articles/PMC6251576/
https://www.euractiv.de/section/forschung-und-innovation/linksdossier/herz-kreislauferkrankungen-und-cholesterin-die-unterschatzte-gefahr/
https://www.aerzteblatt.de/nachrichten/107621/Schlaganfall-Niedriges-LDL-Cholesterin-verbessert-Sekundaerpraevention )5

7   https://www.aerztezeitung.de/Medizin/Kardiologen-kritisieren-Sender-ARTE-wegen-gefaehrlicher-Desinformation-298106.html
8   https://www.thelancet.com/journals/lancet/article/PIIS0140-6736(18)31942-1/fulltext
    https://www.aerztezeitung.de/Medizin/Statine-schuetzen-jahrzehntelang-vor-Herzinfarkt-242251.html
    https://www.aerzteblatt.de/archiv/204529/Cholesterinsenker-Statine-in-stetem-Diskurs
9   https://www.lipid-liga.de/wp-content/uploads/Patientenratgeber_Lipoprotein_a.pdf

**Diabetes ist kein Zuckerschlecken**

1    https://www.diabetesstiftung.de/diabetes-was-ist-das-eigentlich
2    https://www.aerzteblatt.de/nachrichten/61736/Typ-1-Diabetes-Verlust-an-Artenvielfalt-in-der-Darmflora
3    https://www.aerzteblatt.de/treffer?mode=s&wo=463&typ=1&nid=24952&s=Alzheimer
4    https://www.frontiersin.org/articles/10.3389/fnagi.2019.00236/full
     http://dzd.blog.uni-wh.de/wp-content/uploads/2015/10/Demenz-und-Diabetes.pdf
5    https://www.tagesspiegel.de/wissen/galaktose-zucker-gegen-die-vergesslichkeit/10334824.html
6    https://www.aerzteblatt.de/nachrichten/32641/ACCORD-und-ADVANCE-Studie-Wie-gefaehrlich-ist-die-aggressive-HbA1c-Reduktion-bei-Typ-II-Diabetes-mellitus
7    http://www.ox.ac.uk/news/2017-06-23-active-sex-life-improves-brain-power-older-adults)
8    https://www.scinexx.de/dossierartikel/jungbrunnen-oxytocin/
9    https://www.deutsche-apotheker-zeitung.de/daz-az/1997/daz-42-1997/uid-2313
10   https://www.diabetes-deutschland.de/archiv/4871.htm
11   https://www.diabetes-news.de/nachrichten/mit-zimt-gegen-hohe-blutzuckerwerte

**Leistungsstark und mit klarem Kopf – jeden Tag und bis ins hohe Alter**

1    https://www.krebsinformationsdienst.de/vorbeugung/risiken/stress.php
     https://www.cancer.gov/about-cancer/coping/feelings/stress-fact-sheet
     https://www.mdanderson.org/publications/focused-on-health/how-stress-affects-cancer-risk.h21-1589046.html)

**Im Zentrum des Körpers: Der Darm und seine Bewohner**

1    Dr. Burkhard Schütz, in OM & Ernährung, 2017, Sonderheft Nr. 4, S. 37 ff.
2    https://reizdarm.one/erkrankungen/dysbiose/

**Mehr Bewegung und Sport**

1    https://www.hochdruckliga.de/krafttraining-fuer-patienten-mit-bluthochdruck.html

**Gesunde Ernährung**

1    Die Tabelle beruht auf folgenden Quellen:
     https://www.gesundheit.gv.at/leben/ernaehrung/richtige-ernaehrung/sekundaere-pflanzenstoffe-tabelle
     http://www.ernaehrung.de/tipps/SPS/SPS11.php#wirkungen
     https://www.verbraucherzentrale.de/wissen/lebensmittel/nahrungsergaenzungsmittel/sekundaere-pflanzenstoffe-warum-sie-wichtig-sind-4946
2    https://www.aerzteblatt.de/nachrichten/83290/Darmkrebs-Ballaststoffreiche-Ernaehrung-verbessert-Ueberlebenschance )
3    https://www.aerzteblatt.de/nachrichten/64824/Kaffeetrinker-leben-laenger

# Register

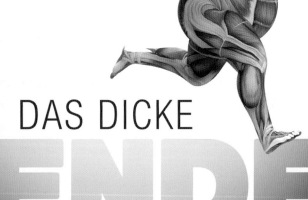

DR. MED. **BURKHARD JAHN**

# DAS DICKE
# ENDE

**Warum Sie dick sind.** Warum es nicht
so bleiben darf. **Wie Sie abnehmen.**

braumüller

Schon wieder ein Buch übers Dicksein? Steht davon nicht schon eine ganze Phalanx in den Buchhandlungen? Eines wie dieses eben nicht. Sonst gäbe es bereits deutlich weniger Dicke.

Ein Leben mit massivem Übergewicht bringt massive Beeinträchtigungen mit sich: Von alltäglicher Diskriminierung und schlechten Chancen auf dem Arbeits- und Partnermarkt bis hin zu ernsten gesundheitlichen Problemen und einer deutlich reduzierten Lebenserwartung.

*Das dicke Ende* nimmt neben der medizinischen auch die soziale, wirtschaftliche und emotionale Komponente ins Visier. Es verbindet den argumentativen Weitblick und die thematische Tiefe eines Sachbuchs mit dem Nutzwert eines Ratgebers, indem es nicht nur zum Umdenken anregt, sondern dort, wo es angebracht und sinnvoll ist, konkrete Hilfestellungen bietet.

Dr. Med. Burkhard Jahn
**Das dicke Ende**
ISBN 978-3-99100-148-5
208 Seiten, Hardcover mit
Schutzumschlag
(D) € 21,90

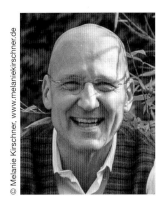

**Dr. Burkhard Jahn** ist Facharzt für Allgemeinmedizin mit den Zusatzbezeichnungen Ernährungsmedizin und Hypertensiologe-DHL (Deutsche-Hochdruckliga) sowie der Qualifikation Diabetologie.

Er ist in seiner eigenen Praxis tätig. Darüber hinaus ist er Lehrbeauftragter an den Universitäten Oldenburg und Hannover.

Seit Jahren ist er für verschiedene Zeitschriften und Radiosender immer wieder Experte für Gesundheitsfragen.

In der Nordwest-Zeitung aus Oldenburg schreibt er regelmäßig eine Gesundheitskolumne.

Zuletzt bei Braumüller erschienen: *Das dicke Ende* (2015).